El milagro metabólico

D1599714

Planeta

DR. CARLOS JARAMILLO

El milagro metabólico

Aliméntate bien, controla tu peso y convierte tu cuerpo en tu mejor aliado

Prólogo del Dr. Santiago Rojas

 Planeta

Obra editada en colaboración con Editorial Planeta – Colombia

Diseño de portada: Ricardo Alarcón Klaussen

© 2019, Carlos Alberto Jaramillo

© 2019, Editorial Planeta Colombiana S. A. – Bogotá, Colombia

Derechos reservados

© 2019, Editorial Planeta Mexicana, S.A. de C.V.
Bajo el sello editorial DIANA M.R.
Avenida Presidente Masarik núm. 111, Piso 2
Polanco V Sección, Miguel Hidalgo
C.P. 11560, Ciudad de México
www.planetadelibros.com.mx

Primera edición impresa en Colombia: marzo de 2019
ISBN: 978-958-42-7695-7

Primera edición en formato epub en México: septiembre de 2019
ISBN: 978-607-07-6180-5

Primera edición impresa en México: septiembre de 2019
Cuarta reimpresión en México: octubre de 2020
ISBN: 978-607-07-6165-2

No se permite la reproducción total o parcial de este libro ni su incorporación a un sistema informático, ni su transmisión en cualquier forma o por cualquier medio, sea este electrónico, mecánico, por fotocopia, por grabación u otros métodos, sin el permiso previo y por escrito de los titulares del *copyright*.

La infracción de los derechos mencionados puede ser constitutiva de delito contra la propiedad intelectual (Arts. 229 y siguientes de la Ley Federal de Derechos de Autor y Arts. 424 y siguientes del Código Penal).

Si necesita fotocopiar o escanear algún fragmento de esta obra diríjase al CeMPro (Centro Mexicano de Protección y Fomento de los Derechos de Autor, http://www.cempro.org.mx).

Impreso en los talleres de Litográfica Ingramex, S.A. de C.V.
Centeno núm. 162-1, colonia Granjas Esmeralda, Ciudad de México
Impreso en México –*Printed in Mexico*

"Carlos Jaramillo encontró la sabiduría de la Medicina Funcional muy joven. Y esa mixtura entre su juventud, su espíritu investigativo y su vocación lo hace brillante, innovador y un gran médico".

DARÍO ARIZMENDI

"Carlos Jaramillo enseña con ciencia cómo vivir en armonía y equilibrio de adentro hacia afuera. Es un ser humano que admiro y de quien espero seguir aprendiendo".

ESTEFI BORGE

"El doctor Jaramillo tiene en su poder el código para descifrar cómo puede funcionar mejor nuestro organismo, y es lo suficientemente generoso y sabio para compartir ese conocimiento. De su mano mi proceso ha venido acompañado de una lucidez maravillosa y por eso le estaré eternamente agradecido".

SANTIAGO CRUZ

Contenido

A ti, mi Mona, a Luciano
y a mis padres, por supuesto

Prólogo

Por el Dr. Santiago Rojas

El metabolismo y su funcionamiento son hoy el punto de mira de la ciencia para comprender el origen y encontrar posibles soluciones a las afectaciones más comunes en la salud de los habitantes de este nuevo milenio. La evidencia investigativa sobre este tópico pone de manifiesto que el estilo de vida actual tiene serias repercusiones en el funcionamiento del metabolismo. Los malos hábitos alimenticios y la vida agitada, entre otras cosas, obligan a nuestro organismo a transitar por caminos antinaturales que tarde o temprano desembocan en padecimientos de toda índole e, incluso, en enfermedades graves. De ahí el incremento en los índices de obesidad, fatiga, estrés, ansiedad, insomnio, depresión, diabetes, cáncer y enfermedades autoinmunes y cardiovasculares, entre muchas afecciones más. Pero no todo está perdido: comprendiendo el origen del problema tendremos la clave para modificar estos efectos.

El entendimiento comienza asumiendo la responsabilidad que cada uno tiene en su propio bienestar, evitando sentirse víctima indefensa de un sistema que crea, fomenta y fortalece la mala salud y, por el contrario, haciéndose parte activa de la solución. Por eso encuentro esencial esta obra del doctor Carlos Jaramillo. En un momento en el que hay una sobreinformación abrumadora sobre el tema del metabolismo, la alimentación y la salud, es necesario tener respuestas claras y contundentes como las que aquí se revelan.

En *El milagro metabólico*, el autor no solo comparte una solución aplicable a la vida de todos, sino que desmonta los mitos y falsas creencias (en gran parte fomentadas por la industria alimentaria y la misma escuela médica) que nos han llevado al momento actual de mala salud generalizada. Con este libro, el lector comprenderá el proceso que lleva a crear enfermedad o salud. Más importante aún, obtendrá las herramientas necesarias para cambiar sus hábitos de vida y empezar a disfrutar los beneficios de esa transformación. Se sentirá alentado a convertir el aprendizaje teórico en un ejercicio cotidiano donde día a día pueda tomar las elecciones correctas, en favor de su salud.

El entendimiento profundo que el lector recibirá de estas páginas y la inspiración que obtendrá para hacerse cargo de sí mismo son dos de los grandes logros de este libro. Dos vertientes innovadoras que harán posible que la salud individual sea mejor y que, en consecuencia, también la sociedad se modifique de manera sustancial. Así le daremos vida a los años y muchos más años a la vida.

Gracias a Carlos por su búsqueda permanente del conocimiento y por el impulso generoso que lo lleva a compartir lo que sabe con todos los que podamos aprender de él. Esta obra es el resultado de ese esfuerzo y estoy seguro de que, sin duda, alcanzará su objetivo.

Dr. Santiago Rojas
Bogotá, febrero del 2019

Introducción
La medicina del futuro

Eran casi las 3:00 de la mañana de un día de agosto del 2011. Era el último turno de mi ciclo como residente en cirugía general. Había estudiado Medicina porque quería ser cirujano; no me interesaba otra especialidad. Ese siempre fue mi sueño. Pero esa madrugada, mientras me tomaba un terrible café azucarado en la estación de enfermería del sexto piso de un conocido hospital de Bogotá, miraba con desaliento la carta con la que presentaba mi renuncia a esa institución, donde había pasado los últimos años de mi vida. Mi sueño dorado se había convertido en una historia dolorosa.

Esa madrugada tuve mucho temor. Me despedía. Ya no sería cirujano. ¿Qué demonios iba a hacer? ¿Para qué podría servir? Mis miedos internos no dejaron de manifestarse cada día, cada semana y cada mes que duré a la deriva. La decisión que tomé no le agradó a mi familia. En ese momento pasé de ser el hijo ejemplar a convertirme en una suerte de pariente que era mejor ocultar en el desván. Con el paso de los años comprendí que sus prevenciones y sus miedos eran tan solo el reflejo o una proyección de los míos.

Empecé una búsqueda que me hizo recorrer un hermoso proceso interior con el que pude entender por qué quería ser cirujano. Comprendí que, además de operar, me atraía: 1) poder sanar a la gente y 2) el encantador universo de la nutrición, que había aprendido en mis días de estudiante en la Universidad de Yale, con mi maestro y mi inspiración, el reconocido doctor Stanley Dudrick, creador de la nutrición parenteral (intravenosa) y eterno candidato al Nobel de Medicina. Busqué entonces un camino que me permitiera poner en práctica esas dos motivaciones, y lo hallé en la Medicina Funcional. Usted se preguntará: "¿Medicina Funcio... qué?". Se lo voy a explicar con mucho más detalle en las próximas páginas.

También me lo preguntaron mis padres cuando les avisé que me iba a Estados Unidos a estudiar Medicina Funcional. "¿Qué es eso? ¿Enloqueciste? ¡Esperamos que cuando regreses a Colombia no vuelvas descalzo, con barba, un turbante y oliendo a incienso!". Usted, que apenas empieza a conocerme, tal vez quiera saber la respuesta. No. Ni turbante. Ni incienso. **La Medicina Funcional es una rama de la Medicina que se pregunta por el origen de las enfermedades y no por sus síntomas.** Quiere hallar la "raíz del problema". Si usted tiene una migraña, por ejemplo, hay que entender de dónde y cómo surgió; la solución del médico funcional no es recetarle un medicamento y darle las buenas tardes para que pase el siguiente paciente. La Medicina Funcional es la medicina de los porqué. Muchas de las personas que atiendo lo explican de una manera más fácil: "Ustedes los 'funcionales' dan en el clavo. Eso hacemos. O al menos lo intentamos. No somos infalibles. Nadie lo es.

Al estudiar Medicina Funcional entendí que no existen las enfermedades, pero sí las disfunciones. Entendí que el ser humano es único en su individualidad fisiológica, en su bioquímica inmune, en su social genética, entre otras características. Cada paciente es una carta irrepetible de navegación. Yo conozco las cualidades de esta profesión porque yo mismo fui mi primer paciente. Después de tomar omeprazol durante 14 años, tratando de calmar un reflujo que me persiguió desde la infancia, pude sanarlo sin pastillas ni pociones. Simplemente puse en práctica lo que había estudiado. ¡Adiós omeprazol! Adiós, reflujo. Ese pequeño logro me animó a seguir aprendiendo, investigando, leyendo y comprendiendo el comportamiento del cuerpo humano. Desde entonces he puesto esas mismas herramientas a disposición de los miles de pacientes que he atendido y con quienes hemos encontrado su curación.

Somos pocos los profesionales sudamericanos que hemos estudiado Medicina Funcional de manera formal en Estados Unidos; somos pocos los que la practicamos en el mundo hispanoparlante, y somos aún menos los que hemos empezado a escribir sobre el tema en español. Por eso este es un libro raro en su especie. Lo comencé a escribir hace casi un año. Y, si no me equivoco, es el primero que aborda desde esta óptica, y en español, la curación del metabolismo.

¿De qué se trata este texto? **Aquí propongo emprender su propia sanación metabólica a partir de los mejores medicamentos que conozco: los alimentos. Si sabe elegirlos, combinarlos y entiende cuándo debería (o no) incluirlos en su dieta, habrá dado un enorme paso hacia la mejoría. Todo comienza por esa elección.** Ese es el principio y el fin, porque, como se lo contaré en la primera parte de este texto, vivimos en un mundo enfermo debido a su apetito voraz, un mundo que no para de comer, de comer mal, de comer chatarra, de comer a todas horas, de comer con el aval de las grandes industrias del sector que impulsan un consumo enfermizo y quieren que todo el planeta devore sus paquetes, enlatados y bebidas gaseosas. Esta manera de alimentarse ha provocado un incremento imparable en las enfermedades de síndrome metabólico y en las víctimas fatales. Un mundo enfermo, por otro lado, beneficia también a otra enorme industria, la farmacéutica, que durante tantos años me dio el omeprazol que ya no necesito.

Para que usted pueda aliviar los trastornos metabólicos que le causan el sobrepeso, los altos niveles de azúcar en la sangre, la elevación del colesterol y los triglicéridos, entre otros desórdenes que, tristemente, pueden conducirlo a un episodio cardiovascular, primero necesita conocer mejor su cuerpo. Aquí le presentaré, de una manera sencilla, a muchas de las estrellas principales de la película de su metabolismo (hormonas, órganos, glándulas), como la insulina, la leptina, el cortisol, el ácido úrico, el hígado, el páncreas, el intestino, el estómago, su sangre, su cerebro y la grasa corporal, entre otros; es un reparto muy variado. Si todos estos "actores" tienen un funcionamiento armónico, su vida será mejor. A todos ellos les aportará armonía su manera de alimentarse.

Por eso vamos a revisar bien las características y cualidades de la comida que usted consume a diario, los famosísimos macronutrientes: los carbohidratos, las proteínas y las grasas –¡saludables!–. Y vamos, juntos, a derribar muchas leyendas y mitos que convertimos en verdad a fuerza de repetición como, por ejemplo, que desayunar es la comida más importante del día, que si nos ejercitamos en ayunas nos "comemos" el músculo, que debemos alimentarnos cada tres horas, que todas las grasas tapan las arterias, que es obligatorio tomar leche para que no se rompan nuestros huesos, que tenemos que contar las calorías de cada plato... Y aquí empiezo a enfadarme porque, ya se lo explicaré muy bien, el conteo calórico no sirve para nada. Al final, cuando entienda cuáles son las bondades de los alimentos y como afectan positiva o negativamente a su organismo, pasaremos a revisar los tres pasos más importantes para lograr el milagro metabólico: qué comer (y qué no), cómo mezclar esos alimentos y cuándo comerlos (o cuándo, simplemente, no comer).

Eso es, en síntesis. Y lo escribo así, como estas líneas que está leyendo, de una manera relajada, sencilla, de la misma forma en que suelo hablar en las conferencias, en las sesiones con mis pacientes, en las charlas con mis amigos y de la misma manera como con frecuencia doy consejos en mis redes sociales, especialmente en mi cuenta de Instagram (@drcarlosjaramillo).

Hoy, cuando recuerdo aquella madrugada en la que me tomaba ese mal café y renunciaba a mi vida de cirujano de *Grey's Anatomy*, le agradezco a la vida por abrirme otro camino. Hoy sí que vivo mi sueño. Hoy practico la medicina que siempre quise y con la que logro corregirles enfermedades crónicas a quienes acuden a mi consultorio, enfermedades que en las aulas de la medicina tradicional me dijeron que no se podían curar (como la diabetes). Hoy les doy a mis pacientes la mejor medicina de todas, les enseño a no necesitarla, les explico que en cada uno existe y vive el poder de la sanación. Hoy, desde el amor a mi hijo Luciano, trabajo por la salud de los niños, por la nutrición infantil y por educar a las madres y los padres para que sean el pilar de sanación en su hogar. Practico la medicina del futuro, pero en el presente.

NOTA

La información presentada en este libro es de carácter divulgativo y no debe tomarse como sustitución de prescripción, diagnóstico o tratamiento médico. Ni el autor ni la editorial se hacen responsables de los perjuicios ocasionados por la omisión de esta advertencia.

Primera parte

El problema metabólico

Capítulo 1

La epidemia

El modelo de salud en el mundo tiene que cambiar. Hoy, como lo menciona el doctor Chris Kresser en su libro *Unconventional Medicine* (2017), se cree que nuestros hijos pueden constituir la primera generación que viva menos que sus padres. Yo comparto su afirmación y me preocupa. La principal causa de este desastre y de millones de muertes en el mundo son las enfermedades metabólicas. No quiero sonar pesimista, pero en mi consultorio atiendo cada día a pacientes de todas las edades con síndrome metabólico. Las evidencias están ahí, pero pareciera que no queremos verlas, o que algunas grandes y poderosas compañías multinacionales no quieren que las veamos. Esta es una problemática que lo incluye a usted, a su familia, a sus amigos, a la gente que quiere y que conoce. Nos incumbe a todos.

Pero comencemos por el principio, ¿qué es el metabolismo? De acuerdo con lo que nos dijo alguna vez nuestra tía Bertha –uso un nombre al azar–, es la cualidad que le permite al ser humano ir al baño todos los días para eliminar lo que su organismo no necesita. Y, además, explicaba ella, había dos clases de metabolismo: el rápido y el lento. El primero es el "bueno", propio de los flacos y una bendición. El segundo es el "lento", que provoca que las personas sean obesas y es una maldición divina (y genética). Pero la tía Bertha, tan querida ella, no tenía razón. Por eso le pido que olvide esas ideas que, por cierto, están muy arraigadas en el imaginario colectivo.

Le propongo una definición más sencilla: **el metabolismo es la capacidad que tienen las células del cuerpo para utilizar adecuadamente el oxígeno y el alimento que entran al organismo con el fin de producir energía.** En este proceso es clave una parte (u orgánulo) de nuestras células, llamada mitocondria. Le sonará familiar porque a todos nos hablaron de esta en las clases de biología en el colegio. Hay millones de mitocondrias en el cuerpo humano. Algunos órganos, como el corazón y el cerebro, tienen 70 % de ellas, porque deben producir energía todo el tiempo, sin parar. Si el oxígeno y el alimento son nuestras fuentes energéticas, si son vitales para el proceso metabólico, entonces comprenderá lo importante que es cada pequeño trozo de comida que llega a su boca, ¿no?

Sin embargo, en los últimos cincuenta años nuestros hábitos alimentarios han tenido una transformación dramática, poco benéfica y causante del aumento de los pacientes con síndrome metabólico en el mundo. La obesidad crece de manera alarmante, basta revisar las noticias. Si se comparan las cifras de los años ochenta con las actuales, se descubrirá que la diabetes se ha quintuplicado, como lo indican los reportes de la Organización Mundial de la Salud (OMS). Hoy se calcula que una de cada cinco, o hasta dos de cada tres personas adultas del planeta –dependiendo del país donde vivan–, pueden tener diabetes o prediabetes, y este es un problema grandísimo.

Pero ¿cuándo comenzó este cambio y por qué se produjo? En 1950, gracias a las mejoras y los avances en la tecnología médica, se llevaron a cabo unos estudios de anatomía que revelaron que en las arterías obstruidas de diversos pacientes había depósitos de grasa. ¡Grasa! Una palabra que desde ese momento se convertiría en la protagonista de las pesadillas de media humanidad. Este temor fue avivado por una investigación llamada *El estudio de los siete países*, publicada en 1958 por el biólogo estadounidense, doctorado en fisiología, Ancel Keys. El documento, que se convirtió en una suerte de biblia alimentaria en el mundo, fue el resultado de varios años de investigación que, lamentablemente, dejó varias conclusiones fallidas. Muchos críticos del trabajo de Keys se han preguntado por qué, si realizó estudios en más de una veintena de naciones, solo incluyó siete en su texto final, que tuvo en cuenta grupos poblacionales de Estados Unidos, Países Bajos, Grecia, Italia, Finlandia, la antigua Yugoslavia y Japón.

En este ensayo el investigador demostraba que en los países donde se consumía una mayor cantidad de grasa había, también, un mayor número de enfermedades cardiovasculares. Y por oposición, en aquellas naciones donde este consumo era bajo, había menos afecciones de ese tipo. Sus conclusiones estaban soportadas por los estudios de anatomía e histología de la época, que consistían en disecar una artería obstruida, revisarla en el anfiteatro y examinarla en el microscopio. Muchas de esas indagaciones revelaban que en estas arterías había acumulación de grasa. Por ende, para este biólogo estadounidense el gran problema de la alimentación en el mundo era ese: el exceso de grasa.

¿Tenía razón Keys? No, y de eso hablaremos ampliamente en las páginas de este libro, pero el alcance de su investigación fue enorme y, por desgracia, nefasto. Sus teorías tuvieron mucho eco en diversos medios de comunicación de la época. El investigador salió en la portada de la revista *Time* del 13 de enero de 1961, dedicada a la "dieta y la salud". En ella se mostraba el esquema alimentario que él proponía, que consistía en 2 300 calorías diarias y se basaba, principalmente, en carbohidratos como el azúcar, la pasta, las papas, el pan y las frutas, que aportaban el 69 % de esa dieta. Así quedó registrado en la página 49 de la revista. Hoy su propuesta suena descabellada, pero en aquella época muchos le creyeron y, lo peor, buena parte del esquema de alimentación del mundo occidental se basó en ella. Es muy posible que, de manera misteriosa, esa dieta sí le haya servido a Keys, quien falleció en noviembre del 2004, dos meses antes de cumplir cien años.

Siempre quedará la duda de por qué solo incluyó en su investigación los hábitos alimentarios de las poblaciones de siete países. ¿Por qué las otras naciones estudiadas fueron excluidas de ese texto? ¿Hubo algún tipo de presión por parte de la industria farmacéutica o de la alimentaria para que eso fuera así? Las respuestas se las llevó Keys a la tumba. Lo único cierto es que, a partir de *El estudio de los siete países*, la manera de alimentarnos cambió para siempre.

Los hallazgos del biólogo mediático sirvieron como fundamento para otros estudios realizados en 1967, 1969 y 1970, que finalmente llevaron a que en 1977 se publicara el documento *Dietary Goals for the United States*, que podría traducirse como los "Objetivos Alimentarios para la Población de los Estados Unidos", que también fue conocido como el "Informe McGovern". Al inicio del texto se advierte: "Estas recomendaciones, basadas en las más recientes evidencias científicas, deberán servir de guía para que cada uno pueda tomar las decisiones sobre su propia alimentación". La intención, seguramente, no era mala, pero las indicaciones que ahí se daban reforzaron la idea de que las grasas son las principales enemigas y el terror del ser humano, mientras que los carbohidratos son la salvación de la especie. ¡Y no!

A partir de ese momento comenzó la locura de la industria alimentaria para tratar de quitarles la grasa a los alimentos, pero cuando se elimina este componente esencial, la comida sabe terrible, sabe a cartón. Entonces, se preguntaban las grandes compañías de alimentos en el mundo, ¿qué hacemos para mejorar el gusto de nuestros productos? Si saben mal, nadie los va a comprar. Y algún genio halló la solución: "¡Pues agreguémosles azúcar!". En ese instante la vida de millones de habitantes del planeta comenzó a cambiar, empezó el gran imperio azucarero –detrás del cual hay muchos intereses económicos, solo basta revisar el poder que tiene este en países como Colombia– y la persecución a las diabólicas grasas.

Una vez solucionada la cuestión del sabor, aún quedaba otro asunto por tratar, el de las calorías. Si usted revisa rápidamente el universo de los macronutrientes, compuesto por las proteínas, los carbohidratos y las grasas, hallará que los dos primeros aportan cuatro kilocalorías por gramo, mientras que las últimas aportan un poco más del doble, nueve kilocalorías por gramo, de tal manera que, aparentemente, si en las "malignas" grasas hay tantas calorías, entonces el problema de la alimentación a nivel mundial estaría relacionado directamente con ellas. Así se llegó a esta genial conclusión: 1) si las grasas tapan arterias, 2) y las grasas tienen más calorías, pues 3) ¡hay que bajar el número de calorías en la dieta! Desde entonces comenzó la tercera guerra mundial, la batalla contra las calorías. Esto se lo debemos a Keys y a los estudios de la época que se basaron en sus conclusiones. De esa forma comenzó a crecer el imperio del azúcar, y con ella la diabetes, el sobrepeso y muchísimas otras enfermedades.

El famoso nutricionista británico John Yudkin (1910-1995) escribió en 1972 uno de los mejores textos sobre el tema: *Pura, blanca y mortal: cómo el azúcar nos mata y qué podemos hacer para detenerla*. ¡Qué título! Estelar, ¿no? Este es un libro que poco se cita, que pareciera que las grandes compañías de alimentos prefieren que se mantenga oculto debido a sus reveladoras conclusiones. Lo invito a que lo lea, puede conseguir la edición en inglés en su tienda virtual favorita o hallar extractos de él en internet. Yudkin describe con maestría todos los problemas que trae el azúcar.

El pan de cada día

Volviendo al inicio, esto tiene que cambiar. Vamos mal. El planeta va mal. La medicina suma muchos desarrollos tecnológicos, se avanza en robótica, en imágenes diagnósticas, en dispositivos quirúrgicos; cada día hay una nueva molécula que reemplaza a otra, que a su vez fue la renovación de la anterior. ¿Tiene gastritis? Tome omeprazol. ¿No le sirvió? Pruebe entonces con el esomeprazol. ¿Quiere otra cosa? Hay lansoprazol. ¿Tampoco? Mire, este es el nuevo: pantoprazol. La idea del sistema es esa: olvide su vieja medicina y cámbiela por una más avanzada, aunque al final sea una variación de lo que ya conoce.

La industria está empeñada en invertir cada día más dinero para seguir inventando lo mismo. Ese es el retrato del sistema de salud que tenemos actualmente y que no conduce a nada. **Vivimos más, sí, pero vivimos peor. Hemos prolongado la expectativa de vida en todo el mundo; sin embargo, ¿cuál es el costo? El precio que estamos pagando es muy alto. Los avances de la medicina nos garantizan una existencia más prolongada, pero, si lo revisamos, las enfermedades crónicas cada día nos afectan más temprano.** Mientras usted lee esto, ya los laboratorios habrán inventado otra supernueva molécula.

Desde los años setenta el terror a las grasas no paró de crecer. El miedo a ellas se expandió gracias a las conclusiones de las investigaciones que mencioné párrafos atrás. A partir de entonces se introdujeron las dietas bajas en grasa y altas en carbohidratos. La teoría indicaba que estos últimos debían ser la principal fuente de la energía que necesitábamos. En otras palabras, la glucosa era la esencia de la vida. Combustible puro. La gasolina del cuerpo. Sí, Daddy Yankee, ese era el lema de la época: "Dame más gasolina". ¡Más azúcar!

Para reforzar esa idea, en 1992 el Departamento de Agricultura de Estados Unidos (USDA) presentó su famosa pirámide de la alimentación. Y si ya veníamos mal, con estas nuevas sugerencias todo se fue al demonio. La recomendación era clara y errónea: se dice que una persona debería comer entre seis y once porciones de carbohidratos al día. Aquí le pongo el gráfico de la bendita pirámide nutricional de principios de los años noventa para que lo revise con atención.

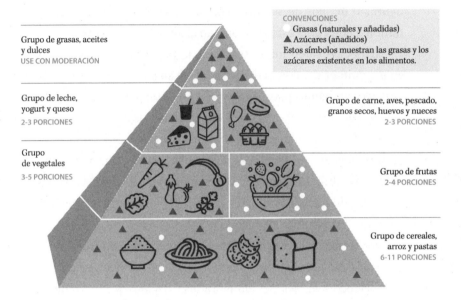

Creo que el dibujo es muy claro. Solo mire la base de la pirámide. Según esta propuesta todos tendríamos que incluir entre seis y once porciones de pasta, papa, yuca, arroz, galletas y cereales, incluyendo los de caja. En otras palabras, azúcar y gluten. Luego encontramos las frutas y los vegetales; más arriba, las carnes, los lácteos, los huevos y los frutos secos. Y, por último, los dulces, los aceites y la condenada grasa. En aquel momento se afirmó que esa era la solución para que nuestra dieta fuera más balanceada –aunque era una mentira–. Detrás de todas estas formulaciones estaban las grandes compañías alimentarias de Estados Unidos. Todas muy felices participando y diciéndole a la gente: "¡Eso, consuman nuestros productos!".

Cabe recordar que en ese momento había tenido un enorme crecimiento la industria del maíz. Los cereales de caja comenzaban a estar presentes en los desayunos de millones de familias en todo el mundo. Era una rutina muy fácil, comprar una caja de cereal, llevarla a la mesa, servirla, comer rápido y listo. Incluso algunas marcas conquistaban a los más jóvenes porque traían figuras o dibujos de sus tiras cómicas favoritas. Y mucha gente también consumía estos cereales en el almuerzo y la cena.

Otro beneficiado fue el sector de la panadería porque, claro, en ese primer escalón de la pirámide se sugería muy claramente que necesitábamos pan. Mucho pan. Ahí estaba buena parte de la "energía de la vida". Pan y cereales, eso debíamos darles a nuestros hijos. Y todos los comimos, y a todos nos gustaron; me incluyo. Pero ¿nos hizo bien seguir ese régimen? De cualquier modo, a las grandes multinacionales poco les importaba, ellas se las arreglaban creando nuevos productos con más colorantes y más azúcar para que todos fuéramos "felices".

Pero faltaba la cereza del pastel. En 1995, la Asociación Americana del Corazón (AHA, por su sigla en inglés) publicó un panfleto con sus recomendaciones alimentarias y declaró que todos deberíamos comer seis o más porciones de cereales, panes, vegetales almidonados (papa, yuca, plátano, camote, entre otros) porque eran bajos en grasa y colesterol. No satisfechos con estas indicaciones, nos sugerían beber jugos y ponches de fruta o refrescos. Suena increíble, lo sé, pero fue cierto. Que la institución de cardiología más respetada del mundo, y la que todos los especialistas del ramo tienen como referente, diera tales instrucciones resultó una calamidad. Pan y refresco. Vaya, ¡qué fenomenales!

La dulce pandemia

En estas últimas décadas todas las enfermedades crónicas han aumentado en el planeta. Cada día hay más cáncer, más diabetes, más infartos. Cada día aumentan las enfermedades no transmisibles, mucho más que la transmisibles. Antes la gente vivía menos, se moría más joven, pero no por culpa de las afecciones crónicas. La mataba el cáncer o las infecciones. No era posible realizar cirugías. Morir era simple. Quizás usted estaba en el río disfrutando un día soleado con su familia y, desafortunadamente, se rompía una pierna, tenía una fractura abierta, no había antibióticos, no había manera de remediarlo y fallecía. Y tal vez ni siquiera había cumplido treinta años. Era normal. Pero eran otros tiempos.

Antes de la invención de los antibióticos, la principal causa de muertes en el mundo eran las enfermedades transmisibles, es decir, todas las infecciosas. Hoy, con todos los avances que ha tenido la medicina, el panorama es otro, pero no mucho más alentador. Las enfermedades no transmisibles (ENT) superan a las transmisibles. El primero de junio del 2018, la Organización Mundial de la Salud recordó que las ENT "matan a 41 millones de personas cada año, lo que equivale al 71 % de las muertes que se producen en el mundo". Entre dichas enfermedades, las que se cobran más víctimas son las cardiovasculares, el cáncer, las afecciones respiratorias y la diabetes.

Vivimos más, pero no vivimos mejor. Y cada día nuestros hijos corren el riesgo de ser parte de esos números fatales. Podemos ayudarlos, podemos evitarlo si cuidamos su alimentación. Las cifras no mienten: en Estados Unidos cada año se reportan 3 000 casos de ataques cerebrovasculares en menores de diez años. **Son niños que desde que nacen toman leche de fórmula, que está plagada de azúcar; que no paran de tomar refrescos porque son "la chispa de la vida", y que desayunan con cereales azucarados de caja.**

Estamos creando un ejército de niños adictos al azúcar que luego serán adultos enfermos. Pero esta tendencia se puede cambiar. Y todos podemos ser parte de ese cambio. Esa es una de las grandes razones por las que escribo el libro que tiene en sus manos.

Volviendo a la historia reciente y al panorama mundial, quiero hablarle del caso de China. En 1980 tan solo el 1 % de su población tenía diabetes tipo 2, que se suele llamar la "diabetes del adulto". Hoy, el 11.6 % de los casi 1 400 millones de habitantes del gigante asiático tienen esta enfermedad (más o menos 160 millones de ciudadanos). Desde el 2007 se cuentan más de 22 millones de diabéticos en ese país, ¡un número muy cercano a la población total de Australia! En una sola generación, el aumento de esta enfermedad en la República Popular China fue de 1 160 %. Leyó bien. Causa escalofríos. ¿Cuál fue la causa de que la diabetes se elevara de esta manera tan alarmante? Los cambios alimentarios en el país, gracias a la entrada masiva en su territorio del veneno de Occidente: el azúcar.

No solo se trata de China. A escala mundial el problema no mejora. Los estudios indican que entre el 2020 y el 2030 uno de cada tres estadounidenses tendrá diabetes. Y para el 2040, uno de cada diez habitantes del planeta la padecería.

Es una "dulce" pandemia que no respeta cultura, sexo, religión, raza, ni clase social.

Así estamos. La diabetes, las enfermedades cardiovasculares, las cerebrovasculares, los infartos, se expanden por el globo. Y todos esos males tienen una relación directa con nuestra alimentación, aunque no queramos verlo o entenderlo. Preferimos creer lo que manda la tradición o lo que nos dice el especialista de cabecera: que se trata de un "problema genético". ¿Colesterol alto? Seguro alguien de su familia lo tuvo y usted lo heredó. ¿Ningún familiar tuvo este problema? Ah, entonces habrá sido que su suegra se lo contagió por hipnosis. **Tenemos que dejar de lado la creencia de que todos los problemas de salud son hereditarios y que la** información genética es como una maldición que se repite de generación en generación. El verdadero enemigo es nuestro estilo de vida. La culpa no es de los genes.

A uno de los investigadores que ayudó a descifrar el genoma humano (a principios de este siglo) le preguntaron que si consideraba que estas revelaciones habían sido exitosas. Él respondió que si por éxito se entendía el haber logrado el desciframiento completo de esa cadena de ADN, entonces sí. Pero si el "éxito" se medía en poder explicar concretamente para qué había servido ese descubrimiento, entonces no; estos hallazgos poco habían conseguido.

Yo diría que sí sirvió para darnos cuenta de que somos muy parecidos a las ratas. Casi igualitos. Así lo explicaba un estudio que se dio a conocer en el 2004 en la revista *Nature*. El 90 % de los genes de estos roedores tienen una correspondencia "más o menos evidente" con los nuestros. Vivimos muy pendientes de un montón de genes que, por supuesto, sí evidencian nuestras predisposiciones a padecer algunas enfermedades, pero lo que olvidan contarnos es que esa información génica puede ser modificada. De eso se ocupa una rama de la ciencia llamada epigenética. Esta nos indica que, más allá de si hemos heredado o no ciertos genes, dependerá de nuestra relación con el entorno que estos se "prendan" o se "apaguen" (como las lucecillas de Navidad). La mala noticia no es haberlos recibido como herencia; en los últimos 4 500 millones de años la genética no ha cambiado prácticamente nada; la mala noticia es que, con nuestros hábitos y nuestra forma de vivir, podemos "prender" un gen "defectuoso" y darle paso a una enfermedad. Pero todo –lo diré mil veces en este libro, no me odie por repetirlo, pero lo haré–, comienza por la alimentación que se elija.

Durante los últimos setenta años nuestros hábitos alimenticios se han transformado. Hemos sido testigos del *boom* de los empaques plásticos, los químicos, los conservadores, la exclusión de la grasa de los productos, la introducción del azúcar, la masificación de los sabores y los colorantes artificiales, y la comida congelada. Vemos cómo cada día crece la productividad de la industria alimentaria. No importa qué tan nociva sea la nueva comida que esta crea, tampoco cuántos químicos contenga para arreglar su sabor y lograr que sea apetecida en Tokio, Nueva York o Bogotá, solo le interesa producir más, con mayor velocidad, expandir sus tentáculos. Son las leyes del mercado. Comer mal, rápido y repetir, esa es la invitación que nos hace este esquema industrial. Si usted y yo aceptamos esta chatarra, ella hará su fatal trabajo en nuestro cuerpo. De nosotros depende decir Sí o No, gracias.

El piso está mojado

En la Medicina Funcional, que es la que practico y en la que me he especializado –la misma que algunos colegas médicos descalifican y tildan erróneamente de "pseudociencia"– no nos enfocamos en las "consecuencias"; estudiamos e investigamos en detalle cada caso para tratar de entender el porqué de las enfermedades de nuestros pacientes. Esta es una medicina que se hace preguntas y no resuelve todo con una pastilla o una fórmula preestablecida, porque cada persona es diferente.

A mí me gusta explicar mi oficio con este ejemplo. Imagínese que usted llega a su casa, nota que el piso de la sala está totalmente lleno de agua y tendrá una visita en unas horas. Lo primero que hará es atender lo inmediato, hay que secar el piso. Sacará varios traperos y toallas, pedirá la ayuda familiar o incluso del vecino, y después de unos minutos de trabajo, el piso estará seco. Cuando llegue la visita todo será una anécdota. Pero al día siguiente, al regresar a su hogar, otra vez el piso de la sala está inundado. Usted repetirá la misma operación: trapero, toallas, familia, vecino, ¡listo! Sin embargo, un día después, al ver el mismo problema, usted hace una indagación más detallada, se da cuenta de que tiene una gotera, que ella es la que causa esta filtración, y llama al plomero y a una compañía especialista en reparación de techos, y el problema quedará solucionado de manera permanente.

En la mayoría de los casos la medicina tradicional sigue el primer camino: ayuda a que el paciente seque el piso de la sala. Si se vuelve a mojar, pues le manda un par de especialistas en secado. Si el problema persiste, enviará a un ejército provisto de traperos de última gama para quitar hasta la última gota del suelo. Y sí, lo urgente queda solucionado. Pero poco tiempo después el agua volverá a caer al piso, y se repetirá la operación una, dos, cien, mil veces.

La Medicina Funcional recorre el segundo camino. ¿Hay agua en su sala? Muy bien, sequemos. Pero ¿por qué se inundó? ¿Dejó alguna llave abierta? ¿Cuál será la causa? ¡Ah! Tiene una gotera en el techo. Habrá que repararlo. Quizás este arreglo se tome algunos días, pero ya sabemos cuál es la causa del problema y trabajaremos para solucionarlo. Tiempo después, al llegar a su casa, su sala estará tal cual como la dejó, y el techo, mejor que nunca. ¡No se trata de tener traperos más modernos! Se trata de hallar el origen de la filtración y hacer la reparación indicada.

Fue en Estados Unidos donde nació esta escuela de la Medicina Funcional. Su padre fundador es Jeffrey Bland (Illinois, 1946), un médico internista, doctor en bioquímica, y mi profesor en The Institute for Functional Medicine (IFM). Ahora está algo alejado de la academia. Él empezó a descubrir la importancia que tienen el intestino y la flora intestinal en el buen funcionamiento de nuestro organismo. Bland hizo un llamado de atención: argumentó que es el intestino el que nos conecta con el medio externo. Por ejemplo, una enfermedad en la piel no se halla realmente en la piel, es la manifestación externa de algo interno. Una afección en la mucosa respiratoria es la prueba de que algo está sucediendo dentro de nosotros y no necesariamente tiene que ver con el aire que respiramos.

Todos estos hallazgos los integró con sus conocimientos de bioquímica. Así encontró respuestas diferentes a las que brindaba la medicina convencional y comenzó a explorar otros rumbos. Organizó muchas reuniones con algunos amigos suyos que eran internistas, cardiólogos, oncólogos o colegas que estaban trabajando en teorías similares. Al principio sus conclusiones solo causaban risa; hoy es el creador de un movimiento que está transformando el mundo y la manera de ejercer la medicina.

No sucedió hace mucho. Bland comenzó a desarrollar sus investigaciones a principios de los años noventa. En 1997 sus estudios empezaron a ser escuchados y en la primera década de este siglo sucedió la "gran explosión". Sus revelaciones han sido divulgadas, aceptadas, estudiadas y continuadas por profesores, doctores y autores reconocidos como Mark Hyman (*Come grasa y adelgaza*), David Ludwig (*¡Siempre tengo hambre!*) o David Perlmutter (*Cerebro de pan*). Son ellos a quienes sigo, son mis maestros en este camino de la Medicina Funcional y su ejemplo es el que me anima a continuar impulsando este movimiento, con un buen norte y un buen fin. No estamos interesados en secar el agua del piso de la sala; buscamos las goteras en el techo y queremos repararlas. Pero es una labor complicada porque en el sistema médico del planeta impera la ley del trapero.

Quizás usted no lo sepa, pero las asociaciones médicas en todo el mundo están patrocinadas por la industria alimentaria o por las grandes farmacéuticas. Y supongo que habrá buenas intenciones por parte de algunas (pocas) compañías, pero es obvio que, si invierten en estos estudios, no esperan que sus hallazgos afecten las ventas de sus productos y sus medicinas. Lo triste es que buena parte de la "evidencia científica" y la "literatura médica mundial" –puse las comillas de manera premeditada– la están escribiendo "especialistas a sueldo", pagados por estas multinacionales. Ellos, en los grandes congresos que reúnen al gremio, y donde se avalan los nuevos avances en medicina, nos darán sus verdades a medias; las promoverán por todo el planeta. Y seguiremos creyendo que la forma correcta de ejercer nuestra profesión es darles más medicamentos a nuestros pacientes. "Doctor, tengo el colesterol alto"; "Tome su pastilla". "Doctor, tengo gastritis"; "Aquí está su pildorita". "Doctor...". Siempre habrá una capsulita para solucionar todo. Una solución que nada soluciona. Un trapero de alta gama para el piso mojado. De esta manera poco ayudamos a quienes acuden a nuestros consultorios para sanarse: no estamos buscando las razones que afectaron su colesterol o les provocaron las gastritis; y así pasa con las demás enfermedades. No vemos la gotera. No la sellamos.

Las farmacéuticas estarán felices porque sus pastillas salvadoras incrementarán sus ventas y los superpoderes de sus medicinas estarán legitimados por los especialistas a quienes apadrinan. Cada día millones de personas estarán comprándolas, de la misma manera como también invertirán su dinero en refrescos, cereales, comidas de caja y diversos congelados. La industria alimentaria tiene un protagonismo enorme en esta ecuación del mundo obeso, enfermo y con alteraciones del metabolismo. ¡Y cómo no lo va a tener si contra ella nadie puede! ¿Qué ha pasado con las demandas interpuestas contra una conocida compañía de bebidas de cola por la cantidad de azúcar en ellas? Nada. Recuerdo que alguna vez la Asociación Americana de Bebidas (ABA, por su sigla en inglés) salió en su defensa afirmando que, al final, los seres humanos necesitamos tomar dos litros de líquido al día y también requerimos algo de carbohidratos en nuestra dieta, así que por eso existen las bebidas azucaradas. Solo les faltó pedirnos que le agradeciéramos a esa compañía por hacerle semejante favor a la humanidad. En su comunicado sobre el tema se decía, palabras más, palabras menos: "Rechazamos cualquier otra objeción que pueda tener alguna persona al respecto". Una cosa miedosa.

Ha habido muchos casos similares en el mundo. Cuando intentaron demandar a una reconocida compañía de comida rápida por fomentar los malos hábitos alimenticios, los defensores de aquella argumentaron que el ícono de su marca, un conocido payaso, nunca había invitado a un niño a que fuera a comer hamburguesas a sus restaurantes. El "payasito" era solo una inspiración de felicidad y alegría para los chicos. Y eso no tiene nada de malo. ¿O sí?

El otro holocausto

En Colombia y en muchos países de Latinoamérica ha sido muy difícil establecer una reglamentación que le permita al consumidor saber, de manera clara y veraz, qué contiene cada producto que lleva a casa. Por eso vale la pena revisar el ejemplo de naciones como Chile. En el país austral, una de cada once muertes de sus ciudadanos está relacionada con problemas de sobrepeso. Ante estas cifras, el Gobierno decidió asumir un papel más activo para advertir a los compradores sobre qué tipo de alimentos hallan en los supermercados. Entonces el Ministerio de Salud promovió la Ley de Etiquetado Nutricional de Alimentos que hoy rige. Esta obliga a que cada empaque cuente con unos discos negros que semejan una señal de "pare", y sobre ellos, en letras blancas, se lee la advertencia: "Alto en". De esa manera, quien vaya a comprar cualquier alimento sabrá si es "Alto en" azúcares, sodio, grasas saturadas o calorías. Este sistema de etiquetado fue elogiado en un artículo de *The New York Times*. Valdría la pena que lo revisáramos en nuestro país y en la región.

Hay algo que me parece curioso. Cuando una nación tiene pruebas concretas, o incluso indicios, de que las vidas de sus habitantes corren peligro –por una amenaza de guerra, un bombardeo, una oleada migratoria–, está dispuesta a llegar hasta las últimas consecuencias, invadir el país enemigo, derribar los aviones sospechosos, disparar contra los desconocidos, matar al otro para garantizar las vidas de los nuestros. Pero si hay algo que asesina más gente que el peor conflicto armado y que suma más víctimas que cualquier genocidio, es la manera errada de alimentarnos, el exceso de azúcar que consumimos a diario, el pésimo sistema de salud con el que contamos y la falta de conciencia sobre estos tres asuntos. En la mayoría de los países, la cantidad de fallecimientos al año por estas razones supera el número de víctimas del Holocausto nazi. Pero nadie habla de eso.

Cada año, el presupuesto que las naciones del mundo destinan a sus sistemas de salud requiere más inversión para tratar los casos de síndrome metabólico y las enfermedades cardiocerebrometabólicas. Se calcula que, para el 2020, uno de cada tres dólares del plan de salud de Estados Unidos se asignará para tratar solo las afecciones cardiovasculares y la diabetes y sus complicaciones. El problema es evidente: el enemigo está ahí, pero lo seguimos atacando con traperos. ¿Tiene diabetes, prediabetes, síndrome metabólico, colesterol alto, obesidad? Le tenemos unos nuevos medicamentos que lo solucionarán. ¿No funcionaron las medicinas? ¿Tuvo un infarto o un ataque cerebrovascular? Tranquilo, ya le preparamos la sala de cuidados intensivos más moderna, con todo el instrumental quirúrgico de última gama para ponerle un *stent*, un *bypass*, o practicarle una cirugía bariátrica. Después tendrá la mejor habitación, los mejores monitores, un montón de medicamentos, todo lo que usted requiera. Toda la tecnología al alcance de su mano –si la puede pagar, por supuesto–.

Los avances tecnológicos han sido y serán de gran ayuda para la medicina; su contribución es invaluable, pero en la mayoría de los casos, más que tecnología de avanzada, lo que nuestros pacientes necesitan es una atención sensata. No conozco el primer sistema de salud que haga intervenciones tempranas cuando nota que los ciudadanos tienen diabetes o el colesterol alto. No conozco el primer sistema de salud que envíe a quienes presentan estos problemas a la consulta de un médico completamente idóneo para que, más que medicarlos, les enseñe a identificar sus problemas. No conozco el primer sistema de salud que les sugiera a estos pacientes comenzar un entrenamiento indicado y buscar un buen programa nutricional, uno de verdad, no esos que se basan en el conteo de calorías o en la disminución de las grasas.

Porque, y hay que aclararlo, un "programa nutricional" no es aquella dieta preestablecida que el nutricionista de turno guarda en el cajón de su escritorio y, después de ponerle un sellito y una firma, le entrega a cada persona que atiende. Lo que se requiere es un especialista que pueda proponer un esquema alimentario basado en las necesidades de cada paciente. Alguien que visite su casa –sí, que vaya hasta su casa– e identifique cuáles pueden ser esos productos o esos hábitos que están contribuyendo a su enfermedad. Que mire su alacena y su nevera y le ayude a identificar qué debería quedarse allí y qué debería viajar directamente hacia la basura.

Lo que trato de decirle es que **antes de llegar a la sala de cirugía provista con la última tecnología, debe sacarle provecho a la mejor medicina que tiene a la mano: su alimentación. Hasta que esta no cambie, nada va a cambiar. No olvide que *todo* lo que sucede en su cuerpo tiene relación directa con lo que se lleva a la boca.**

Si, por ejemplo, usted tiene una lesión en una rodilla y su comida diaria contribuye a que su cuerpo se inflame, pues su rodilla no va a mejorar. Si tiene una enfermedad inmunológica como el lupus, irá al reumatólogo para que lo "cure" y le recete unos medicamentos carísimos que sus seguros tendrán que aprobar, y quizás de esa manera usted se mejore. Pero nunca le dicen que su alimentación pudo haber sido la causa de sus enfermedades. Tampoco le cuentan que si cambia su dieta bajo la supervisión de un especialista que le haga un seguimiento juicioso, su enfermedad, su vida, puede cambiar. Por cierto, ¿qué comió hoy?

Hipócrates, el padre de la Medicina, que vivió en el siglo V antes de Cristo, decía que cuando algún enfermo se le acercaba para pedirle ayuda, él siempre le preguntaba si estaba dispuesto a renunciar a las causas de su propia enfermedad. Eso es clave. Sin embargo, a todos nos cuesta entender que si queremos curarnos de un lupus o de cualquier afección crónica, debemos modificar nuestro estilo de vida y cambiar nuestra alimentación. *Todas* las enfermedades que padecemos –no solo las cardiometabólicas– están influenciadas por nuestro régimen alimentario. ¿Por qué? Porque **la comida es la información que le damos al cuerpo. Cada bocado y cada sorbo son "datos" para nuestro organismo. Sin embargo, lo ignoramos o no nos importa, porque hoy día el momento de desayunar, almorzar o cenar se ha convertido en el acto de comer para llenarnos, de comer porque toca, de comer de prisa porque no se puede perder tiempo en algo tan "poco relevante".** Es más importante poner un tuit en Twitter, un comentario en Facebook o en Instagram la foto de lo que comemos que el acto mismo de comer. Visto de esa manera, el alimento se convierte en una energía barata que entra a nuestro cuerpo para tratar de resistir las horas que le faltan a cada día. ¡Y no debería ser así! Si el alimento es información, entonces hay que elegir la mejor información para el organismo.

Le aseguro que usted es más cuidadoso con el motor de su automóvil que con su propio "motor", el que le permite estar vivo. Si le dicen que su nuevo carro último modelo solo funciona bien con gasolina prémium, pues no llenará el tanque con otra, agua, aceite de cocina, azúcar o arena. Le pondrá el combustible que el mecánico indicó. De lo contrario el motor se va a deteriorar. "Se dañó el carro", le dirá al ingeniero del taller. "¿Y está usando la gasolina indicada?", preguntará este. "Pues no, esa era muy cara, y empecé a usar otra mezclada con vinagre balsámico", quizás responda usted. "Pues ¿cómo le dijera yo? ¡Se amoló el carro por bestia!", agregará el buen hombre con toda razón.

Pero eso no va a pasar. Con el carro usted es muy cuidadoso; si le dicen que use extra, seguirá la recomendación al pie de la letra.

Tal vez con su cuerpo no hace lo mismo y le pone cualquier "mezcla". La que esté a la mano. La que sea más barata. Y así se daña el motor. Le da mala información al organismo, lo enferma; así comienza la epidemia de la que hablo aquí. Esta seguirá creciendo a menos que despierte y decida aceptar el cambio. En este libro lo invito a que lo hagamos juntos.

¡Qué cosa más cara!

En medio de todo veo comportamientos positivos. Muchos de mis pacientes y amigos hablan de su intención de mejorar sus hábitos alimentarios. La gente quiere comer mejor –de este tema hablaremos en detalle en los próximos capítulos–, pero se suele creer que para lograrlo hay que invertir demasiado dinero. Muchos me dicen: "Es que esas cosas sanas son muy caras, doctor", pero no es cierto. Al final, si comemos mal es porque así lo elegimos. La base de la alimentación de una persona de cualquier clase social, sin importar si es omnívoro, vegetariano, vegano o si eligió la dieta "paleo", deben ser los vegetales, y la mayoría de estos no son caros. La distribución de los alimentos en el plato, la distribución de los nutrientes, es básicamente la misma para todos los seres humanos, pero cada uno de nosotros elige con qué llena ese espacio.

Es como cuando usted elige a la pareja de su vida. No importa su sexo, ni el color de su piel, ni su profesión, ni si cumple con los prototipos estéticos del nuevo milenio. Usted se enamoró, y ella (o él) también. Y ha llenado un espacio con esa persona que ama. Escogió.

Pero debe hacer estas elecciones alejado del sentimiento de separación que crece en el mundo, lejos de los extremos, del "si no estás conmigo estás contra mí", porque eso mismo pasa cuando se habla de los hábitos alimentarios de cada uno. Hay talibanes gastronómicos. Quienes son omnívoros y llevan una dieta "paleo" dicen que los veganos están locos y algo idiotas; a su vez, los veganos radicales, que son como una religión aparte en este planeta, arremeten con furia contra todos los que no se alimenten como ellos, y ahí está la separación de la que hablo. O es lo mío o es lo tuyo. Pero todas las posturas son válidas, todos llenamos el espacio con lo que elijamos. No hay un solo camino, ni una sola manera. Trataré de demostrarlo en los capítulos venideros.

La solución no es necesariamente dejar de comer carne o dejar de comer algo, no; es aprender a balancear lo que usted come. Y eso se puede lograr con cualquier modelo económico, bajo cualquier esquema alimentario y en cualquier parte del mundo. No es, tampoco, una cuestión de pobreza o de riqueza; solo se necesita entender, dejar de lado la comodidad y la facilidad de elegir un paquete de papitas fritas para almorzar porque usted estaba lejos de su casa. Claro, seguro las acompañará con un refresco o un jugo de caja, y se justificará: "Tengo hambre y necesito darle algo a mi cuerpo para continuar con la jornada". O recordará la frase de la tía Bertha: "Si no comes te va a dar gastritis". ¿En qué momento lo convencieron de que eso era cierto?

Muchos de mis pacientes llegan a mi consultorio con grandes sobres llenos de exámenes médicos que les han solicitado diversos especialistas. Usualmente los resultados de estos demuestran que su salud está bien. Aunque eso indiquen las pruebas, la mayoría suele decirme: "Doctor, yo me siento muy mal". Algunos están preocupados por su colesterol elevado, otros no pueden bajar de peso, o tienen problemas de infertilidad o un acné que no remite, y lo han intentado todo. Sin embargo, sus exámenes indican que están mejor que nunca. ¿Mienten los resultados? ¿Fallan los laboratorios? No. Nos equivocamos nosotros como médicos porque no estamos buscando las causas sino las consecuencias. Y para cada consecuencia la increíble industria farmacéutica tendrá una solución, una pastilla, una pildorita, un polvito, la nueva molécula, que usted consumirá una y otra vez en todas sus presentaciones y será una esclavitud. Es más, la industria genera estudios en los que consta que, de no tomarse esa medicina, seguro morirá.

Como médicos fallamos muchísimo. Manejamos un montón de conceptos, conocemos centenares de medicamentos, con nuestros criterios diagnósticos podemos elegir el tratamiento adecuado para los pacientes, pero muchas veces se nos olvida preguntarnos de dónde proviene la enfermedad y cuál es el problema. Aquí vamos a intentar resolver esas preguntas. Después de leer estas páginas, usted debería tener la capacidad de responderlas. Este libro es una herramienta para que pueda mejorar su vida. Quizás entienda que, después de trapear miles de veces la sala, lo que necesita, por fin, es tapar la gotera del techo. Esa es la única manera.

TEST
¿CÓMO ESTÁ SU METABOLISMO?

Después de haber leído este primer capítulo, de comprender que los desórdenes metabólicos son muy frecuentes entre la población mundial y que pueden ser decisivos para provocar episodios cardiovasculares –que son los que más muertes provocan en el planeta–, lo invito a que responda este cuestionario que nos puede dar las primeras pistas sobre cómo está su metabolismo. ¿Comenzamos? Solo tiene que responder, con sinceridad, *sí* o *no*.

	SÍ	NO
¿Tiene ganas de comer todo el tiempo?		
¿Si no come en las horas que usted tiene preestablecidas se enfada, le da dolor de cabeza y/o mareo?		
¿Cuando está ansioso(a), siente muchas ganas de comer, o pensar en comida le provoca ansiedad?		
¿Tiene usted sobrepeso o adiposidad (gorditos, "michelines", llantas)?		
¿Le cuesta trabajo perder peso a pesar de los tratamientos alimentarios y físicos?		
¿Gana peso fácilmente si no se cuida?		
¿Tiene historial de hipoglicemias o resistencia a la insulina?		
¿Tiene o tuvo acné?		
¿Tiene historia familiar de obesidad, sobrepeso y/o diabetes?		
¿Tiene los triglicéridos altos y/o pruebas de colesterol alto, HDL bajo y VLDL alto?		
¿Tiene circunferencia abdominal mayor de 90 centímetros?		

¿Siente antojos por el azúcar, los postres, los productos de pastelería y panadería, y otras harinas?		
¿Se hincha y/o le duelen algunas articulaciones ocasionalmente sin causa aparente?		
¿Ha tenido alguna prueba de glucosa en sangre superior a 100 mg/dl?		
(Las siguientes preguntas solo aplican para mujeres)		
¿Tiene historia de quistes en los ovarios?		
¿Tiene vello facial, o en la espalda, tipo "lanugo"?		
¿Tiene infertilidad o ha tenido abortos espontáneos?		
¿Tiene ciclos menstruales irregulares?		

¿Cuántas preguntas contestó con un *Sí*? Cuanto mayor sea el número de respuestas afirmativas, mayor será su riesgo de tener una alteración metabólica. Sin embargo, si su prueba tuvo muchos síes, no se impaciente, lo invito a que siga leyendo. Este libro va a servirle para que mediante cambios en su alimentación, en su manera de ejercitarse, en su estilo de vida, y dejando de lado ciertas creencias, pueda comenzar a recuperar el buen funcionamiento de su organismo. Así, además, será un buen ejemplo para su familia y sus seres queridos.

Capítulo 2

La gran mentira

Uno de los errores más frecuentes es pensar que la comida que le da a su cuerpo es tan solo una sumatoria de calorías (utilizaré la abreviatura CAL para referirme a ellas). Quizás haga cuentas con la calculadora frente a cada plato para saber cuántas se come cada día. Sé que le han dicho que debe luchar contra ellas, que si hay pocas CAL en cada porción, su vida será mejor. Adiós al sobrepeso y bienvenida la salud. Por eso, y siguiendo la teoría que se convirtió en regla en las últimas décadas, muchas personas dejaron de lado las grasas porque su contenido calórico es alto y, además, porque ¡son las enemigas del hombre! Según esta hipótesis, los carbohidratos y las proteínas siempre serán las mejores fuentes alimenticias porque tienen menos calorías. Con base en esa reflexión, que es falsa, se empezaron a determinar cuáles son los requerimientos calóricos de todos los seres humanos en el planeta, sin pensar que somos diferentes.

Si usted es de los que suma, resta, multiplica y divide calorías de manera compulsiva, le pido que lea este apartado con calma para que entienda que todas esas operaciones no son necesarias para vivir mejor.

Vayamos al inicio. ¿Qué es una caloría? Es simplemente una unidad de energía, punto. Que un alimento tenga más o menos CAL no lo hace ni bueno ni malo. Hay CAL que entran a su organismo y este las utiliza de inmediato; otras, por el contrario, las deja de reserva; y algunas ni siquiera las puede procesar o metabolizar. ¿Cuándo quema calorías? ¡Todo el tiempo! ¿Cómo así? Sí. En este instante, mientras usted lee estas líneas con sus pupilas dilatadas creyendo que le digo una mentira, está quemándolas; no solo lo hace cuando sale a trotar.

¿La obesidad es el resultado de consumir demasiadas CAL? No es así de simple. Mirémoslo en detalle.

A todos nos han hecho creer que la gordura es el producto de un exceso de CAL en la dieta. Y nos avisan: "Si usted se come 500 calorías, pues tiene que ir a quemarlas". Se lo dicen las mamás y los papás a sus hijos. Les advierten que si quieren "ese postre", que tiene 300 CAL, entonces más tarde deben salir a montar en bicicleta –no importa si llueve– para que eliminen esas demoniacas enemigas. Pero nuestro cuerpo no funciona así, no opera de acuerdo con una ecuación aritmética de calorías que entran y salen. Digamos que las matemáticas de nuestro organismo son diferentes. Veámoslo de una manera más simple con esta operación, y recuérdela, porque no funcionamos de esa forma:

$$\frac{\text{calorías que entran}}{\text{calorías que salen}} - \text{metabolismo}$$

Los seres vivos NO somos el resultado de estas sumas y res-tas. Por eso el conteo de calorías no funciona. El error es pen-sar que si usted se está comiendo 1 500 CAL, pero va al gimna-sio y quema 1 800, obtiene 300 de déficit. Usted llega a casa fe-liz. Se mira ante el espejo y dice: "¡Voy ganando!". En la prácti-ca, y está sustentado por diversos estudios, ese sistema de su-mar, restar, dividir y multiplicar CAL falla el 99.4 % de los casos.

Contar calorías es un pensamiento absolutamente peligroso porque...

1 › Provoca que las personas cada día de su vida olviden el placer de comer y solo estén pensando en cuántas CAL le están dando a su cuerpo.

2 › Peor aún, la gente se sienta a la mesa y está enloquecida contando cada CAL. De esta forma, el acto de comer y de reconciliarse con una buena alimentación se reemplaza por la cifra que se añade en una aplicación del celular, que indica cuántas CAL se han sumado ese día. Alimentarse deja de ser un acto de bondad con el cuerpo, un tiempo de gozo y de disfrute. Se convierte en un momento de conteo; un conteo, además, tecnológico.

3 › Quienes cuentan CAL con sus aparatos olvidan otro detalle: ¡que no todas ellas son iguales! No podríamos decir que todos los carbohidratos son lo mismo, porque el alcohol, por ejemplo, es bien distinto a las galletas, al brócoli o a las frutas, que también lo son. Entonces, queridos contadores calóricos compulsivos, es diferente comerse cien CAL de brócoli, de gomitas o de galletas, o tomar cien CAL de una

bebida alcohólica. Y lo mismo pasaría con los otros dos macronutrientes: las proteínas y las grasas.

4 › De hecho, hay unas dietas denominadas *If it Fits Your Macros*, que se podría traducir como "mientras cumplas con tus macros", que permite a las personas llenar el espacio de cada uno de sus macronutrientes como le plazca. Eso significa que, por ejemplo, puede comer pollo (proteína), con papas y vegetales (carbohidratos), y aguacate y aceitunas (grasas saludables); o el mismo pollo, acompañado con gomitas dulces (carbohidratos de los malos, llenos de azúcar) y aceite vegetal de cocina (una grasa no recomendada). Fíjese que son dos opciones diferentes y que pueden tener la misma cantidad de macronutrientes, pero ¿le darán la misma información a nuestro cuerpo? ¡Claro que no! La gente termina comiendo basura y solo se preocupa de que el número de CAL o sus porciones de "macros" sean adecuadas. Esto es, simplemente, absurdo.

5 › Esta obsesión del conteo calórico conduce a decisiones erradas y extremas como aceptar la denominada "cura romana". A quienes siguen esta dieta se les aconseja consumir tan solo 500 CAL diarias (eso equivale, más o menos, a comerse una pechuga de pollo y dos manzanas en todo el día) y se les inyecta una hormona que se llama gonadotropina coriónica. Y los especialistas les dirán que han perdido peso gracias a la milagrosa inyección, pero ¿cómo no iban a perderlo si estaban jugando a la hambruna?

Y aquí le propongo otra pausa. Nuestro organismo tiene una tasa metabólica basal. Esta indica, simplemente, cuál es el gasto que cada uno de nosotros hacemos al realizar las funciones normales, la cerebral, la de los órganos internos, la respiración, los movimientos que realizamos (caminar, correr, ejercitarnos, cepillarnos los dientes). Todo el tiempo estamos quemando CAL, incluso cuando dormimos. La tasa metabólica basal nos indica el gasto energético que tenemos cada día. Por eso suena lógico que si hacemos más ejercicio, consumimos más energía y además comemos menos, pues habremos encontrado la solución para luchar contra el sobrepeso y hallado el equilibrio de nuestro cuerpo. ¡Pero no! No caigamos en el engaño. Quizás funcione al inicio, pero no será duradero.

Cuando hablo de este tema suelo decir que con las CAL sucede lo mismo que cuando a usted le bajan el sueldo. Si se ganaba, digamos, 20 pesos, y se daba la gran vida y tenía muchos viajes y visitaba todos los restaurantes de la ciudad e invertía en lujo, ropas de marca y tecnología de punta, pues le va a costar organizar sus gastos si de repente le reducen el salario a 10 pesos. Al principio le parecerá terrible; dirá: "¿Y entonces no más Armani? ¿No más salidas? ¡Qué tragedia!". Pero si usted es una persona sensata, con el paso de las semanas se acostumbrará: bajará sus gastos, los reorganizará, y vivirá con ese dinero. Y podrá hacerlo con menos, no tenga duda. Siempre se puede. Además, hasta podrá ahorrar un porcentaje de esos 10 pesos después de haber cambiado su estilo de vida.

Ahora piense que no le estoy hablando de su sueldo sino de su cuerpo. Pues él hará lo mismo. Si antes realizaba sus funciones diarias con un número alto de calorías y empieza a bajarlas, su organismo al principio se preguntará qué está pasando –¿por qué le bajaron el "sueldo" calórico?–, pero con el paso de las semanas lo entenderá. Si antes consumía más CAL para respirar, pues podrá también hacerlo con menos. El cuerpo humano es sabio y se acostumbra. Mientras este lo entiende, usted, que está consumiendo menos calorías, notará que baja de peso, pero cuando su organismo se acostumbre a vivir "con menos salario", su proceso de pérdida de peso acabará.

Y si usted quiere bajar más kilos y notó que la estrategia le funcionó una vez, ¿qué hará? Pues bajarle aún más el sueldo a su organismo. ¡Menos comida! ¡Menos CAL! Y el proceso se repetirá. Perderá peso durante un tiempo. Pero... ¡Exacto! Su cuerpo, maestro del entendimiento, volverá a acostumbrarse y usted dirá de nuevo con cara de tragedia: "¡Me estanqué!". Sin embargo, como necesita de manera desesperada disminuir aún más kilos, libras, o lo que sea, porque tiene que entrar en ese vestido que tanto le gusta para poder ir al matrimonio de Lauris, o porque ya no entra en su traje de torero, volverá a comenzar. Otro recorte presupuestal corporal. Y lo hará, lo seguirá haciendo, y con el paso del tiempo entenderá que esa no es la solución. Si usted le da 500 CAL a su cuerpo, con esas vivirá.

Ahora, su organismo es muy inteligente y ahorrativo. Si usted consume, por ejemplo, 1 500 CAL al día, este no gastará todo ese contenido calórico: siempre ahorrará un poco; siempre tendrá una reserva y tratará de que haya un equilibrio entre la tasa metabólica basal –hablamos de ella algunos párrafos atrás– y el gasto energético en reposo. Siempre estará modificando estas dos variables, subiendo o bajando, dependiendo de su metabolismo, aunque a veces el cuerpo no puede controlar las tonterías que hacemos con él.

En mi consultorio, cada día atiendo a pacientes que cuentan CAL y que me dicen desesperados que se ejercitan dos horas en el gimnasio y que se alimentan, textualmente, de algunas hojas de lechuga y agua, pero no pierden peso. Me traen todos los exámenes médicos que les han ordenado. Los revisamos. Todos lucen bien, en apariencia, pero quizás los chequeos que les pidieron no eran los que se necesitaban realmente, o tal vez la pistas que hay en esos diagnósticos no han sido bien leídas. ¿Por qué? Volveremos sobre este tema más adelante.

Menos no es más

La información calórica está en todas partes. En cada paquete de comida sana, o de chatarra de la más baja calaña, encontraremos un aviso con el número de CAL que contiene. Estas han sido calculadas para una dieta estándar de 2 000 calorías. ¿Quién decidió que fuera así? La Administración de Alimentos y Medicamentos (FDA) de Estados Unidos, basada en unas encuestas realizadas por el Departamento de Agricultura de ese país (USDA). Pero este es un "modelo" que no aplica para todas las personas del mundo. Es decir, si usted mide 1.90 metros, esa cantidad calórica será baja para sus necesidades, pero si su estatura es de 1.50 metros, que es el promedio de altura de la mayoría de las mujeres latinoamericanas, pues esas 2 000 calorías son demasiadas. Así que todo cambia y todo depende de diversos factores. Y no todas las CAL son iguales. Por eso, insisto, en nuestra dieta hay otros asuntos más importantes que las benditas CAL. Lo(a) invito a que revisemos una evidencia que asusta: en el supermercado vaya a la sección de lácteos y elija uno de esos yogures para niños o para bebés. Lea con detenimiento la información nutricional (los *nutrition facts*). ¿Cómo es posible que las CAL de esa bebida pensada para un pequeño de seis meses esté basada en una dieta de 2 000 CAL? ¡Es un bebé, por Dios! No se puede utilizar el mismo cálculo para todos.

Diversas investigaciones han demostrado que el conteo de CAL sirve para poco. Durante varios años, a principios de este siglo, se llevó a cabo a una prueba de cambio de hábitos alimentarios en casi 50 000 mujeres de Estados Unidos, de diversas raíces étnicas, que participaban de la conocida Women's Health Initiative (WHI). Este ha sido, tal vez, el estudio sobre intervenciones dietéticas más importante y grande en su especie. Contó con detallados parámetros para evaluar si funcionaba la reducción calórica y si las dietas bajas en grasa eran en realidad benéficas para el cuerpo. En el 2006, la doctora Barbara V. Howard presentó su análisis sobre lo sucedido con la modificación en la manera de comer de las investigadas, quienes se sometieron a una dieta baja en grasas. Quedó claro que la disminución de calorías no funciona y que es como participar en un capítulo de *Los juegos del hambre*. Por otro lado, el Dietary Modification Trial de la WHI, que intentaba ser una prueba irrefutable de que las grasas eran lo peor para el cuerpo y potenciaban las enfermedades cardiovasculares, fue todo lo contrario. No se encontraron evidencias que pudieran sustentar esta teoría. Llevar una dieta *low-fat* (menos grasas, menos CAL) no traía ningún beneficio para evitar este tipo de afecciones. Este tema lo desarrollaremos ampliamente en otro apartado del libro.

A la larga, la reducción de CAL va a descontrolar las hormonas encargadas del buen funcionamiento de nuestro metabolismo. Sí, el hábito, la obsesión por sumar y restar CAL lleva al desorden metabólico. **Diariamente veo el sufrimiento de cientos de mis pacientes que comienzan su maratón contra las CAL. La preocupación que les produce el no bajar de peso, a pesar de haber llegado a una disminución calórica digna de una huelga de hambre y de tener rutinas de ejercicio propias de Rocky Balboa, los destruye.** De esta manera las hormonas que controlan su estrés aumentan y propician que ganen peso, a pesar de los esfuerzos sobrehumanos por bajarlo. Lo he visto. Personas que consumen 500 calorías al día y no logran que la balanza marque lo que ellas quieren. ¿Qué sigue después de eso? ¿La anorexia? ¿La bulimia? Deje de lado estas sumas y restas, por favor.

En el 2011 se realizó otro estudio en el que se revisó la adaptación de las hormonas en la pérdida de peso. A cada uno de los involucrados en esta investigación les dieron 500 CAL por día, que producían, más o menos, una pérdida de 13.5 kilos. Después les proporcionaron una dieta de carbohidratos de bajo índice glicémico (o glucémico), baja en grasa y, para el mantenimiento, les pidieron que se ejercitaran durante treinta minutos al día. (Lo puede leer en detalle en el artículo analítico *Long-Term Persistence of Hormonal Adaptations to Weight Loss,* una de las referencias bibliográficas que hallará al final de este libro).

A pesar de estas intervenciones, todas las personas estudiadas comenzaron a ganar peso nuevamente. Después de todo ese esfuerzo, ¡volvían a subir! Los resultados indicaban que varias hormonas de los sometidos a esta prueba estaban muy por encima de sus niveles de base, especialmente una de ellas, la grelina, la encargada de mandarle las señales precisas al cerebro para que sintamos hambre.

El estudio revelaba que todos los participantes, que fueron sometidos a una dieta baja en CAL, baja en grasa, con los mejores carbohidratos (de pocas calorías), y quienes debían seguir una juiciosa rutina de ejercicios, sentían más hambre. Muchísima hambre. Y esto es una pesadilla. Me lo ha contado un número enorme de pacientes. Muchos lloran en la consulta porque tienen síndrome de abstinencia, sufren de ataques de pánico, crisis de ansiedad –por el azúcar, en buena medida–, ansiedad por querer comer todo el día. No es el hambre que se vive en las condiciones de miseria y pobreza que imperan en muchos lugares del mundo; es la miseria de sentir hambre –a pesar de tenerlo todo– porque la obsesión de contar CAL causó un daño en su sistema metabólico.

Dicha investigación también examinó el comportamiento de otras hormonas que controlan la saciedad, como el neuropéptido Y, la amilina y la colecistoquinina, que son liberadas en respuesta a las grasas y a las proteínas que consumimos. Estas hormonas nos ayudan a sentirnos más llenos. Los estudios revelaron, al cabo de un año, que los niveles de estas hormonas eran significativamente bajos. Recapitulando, quienes tomaron parte en esta prueba tenían la grelina alta, por eso sentían tanta hambre; y el neuropéptido Y, la amilina y la colecistoquinina, bajas; así era imposible sentirse saciados. Era apenas lógico: si no estaban consumiendo proteínas y buenas grasas, jamás se sentirían llenos. Lo más desalentador era que solo consumían 500 CAL al día, pero estaban subiendo de peso. Eso es mudarse al peor escenario posible. Ya lo dije: *Los juegos del hambre.*

El doctor Ancel Keys, de quien hablamos antes, realizó en Minnesota un estudio llamado *Starvation*, conocido también como el Experimento de la Hambruna. Aquí documentó la neurosis que causa el hambre en la gente que pierde peso, y que incluso llega a soñar con la comida, efecto que también he notado en quienes acuden a mi consulta. Cada vez los entiendo más. Ellos se sienten culpables; dicen: "Doctor, no tengo la fuerza de voluntad suficiente para dejar de comer". Yo les digo que se liberen de esa culpabilidad, que no se trata de "fuerza de voluntad"; si sienten hambre con tal intensidad es debido a sus desequilibrios hormonales. Así lo decía mi profesor, el doctor David Ludwig, pediatra endocrinólogo de la Universidad de Harvard, en su libro *Always Hungry* (2016). De él he aprendido mucho en el transcurso de estos años. Esa sensación de hambre eterna supera la voluntad del más disciplinado, del más fuerte.

La culpa que ellos sienten deberíamos compartirla nosotros los médicos, que no logramos darles las soluciones adecuadas a nuestros pacientes cuando las requieren. Los tratamos con traperos y no vemos sus goteras. Y no somos el mejor ejemplo. Lo digo porque lo sé. Cuando nos graduamos de la facultad de Medicina no tenemos idea de cómo nutrirnos. ¡Qué paradoja! Nosotros los médicos somos –se supone– los que más sabemos de salud, pero a la vez somos los menos saludables del planeta. Tenemos un estilo de vida y hábitos muy pobres: no dormimos, hacemos turnos, nos alimentamos pésimo, comemos por llenarnos y salir del paso, porque tenemos prisa, porque hay que entrar a operar, debemos salvar vidas. Sin embargo, cuando llegan nuestros pacientes no sabemos identificar absolutamente nada.

Peor aún es cuando se atiende a quienes están hospitalizados. ¿Qué alimentación recibirán en la clínica? Seguramente una basada en el conteo de CAL y nutrientes, sin importar cuáles sean estos. No importa su naturaleza ni la procedencia; si no sobrepasan los valores establecidos, se los darán al paciente. Quizás sea una dieta líquida. Se le ordenará yogur dulce, gelatinas y jugos de fruta. Es habitual. Sin embargo, no es la opción más recomendable. ¿Por qué a la persona que acaba de salir de cuidado intensivo, que lleva días luchando contra grandes procesos inflamatorios en su cuerpo, le dan esta dieta? ¿Por qué? ¡Si el azúcar inflama el organismo! Pero eso es lo que los médicos aprendimos en la clase de nutrición clínica, aunque parezca increíble.

Manchas color naranja

Retomemos. En medio de esta competición por reducir CAL, las farmacéuticas vieron una nueva oportunidad. Si los macronutrientes que aportan más CAL son las grasas, entonces debían crear una pastilla mágica para que estas últimas no afectaran el cuerpo de las personas. Así nació el orlistat, que aún hoy formulan cardiólogos y endocrinólogos de todas las comunidades médicas y científicas del mundo. Les voy a explicar qué hace esta "bella" píldora. Si usted se ha dado un festín grasoso en el almuerzo, el orlistat impedirá que su intestino asimile la grasa y esta saldrá, cuan grasosa es, mediante su deposición. Cuando vaya al baño notará que ha expulsado, textualmente, aceite color naranja de su cuerpo.

Y no sé si debería hablar de los efectos terribles, nefastos y vergonzosos que tiene esta droga. Bueno, sí, lo haré. Si se pregunta por qué los conozco tan bien, pues le respondo: lo viví en carne propia, yo tomé orlistat. Al igual que muchos pensé que podría ser una solución. Me equivoqué. Y ojalá mis equivocaciones le ayuden a usted para no repetir la historia. Lo recuerdo muy bien, fue en el 2006, estaba estudiando Medicina y me regalaron unas muestras de este medicamento. Lo empecé a tomar y los efectos secundarios fueron inolvidables. Me provocaba una urgencia incontrolable de ir al baño. Además, como lo pueden decir los miles de personas que lo han utilizado, la expulsión de algún gas puede estar acompañada de unas gotas de color naranja que manchan la ropa. No es agradable. Sin embargo, y en contra de toda lógica, el orlistat fue premiado como uno de los mejores medicamentos del 2007. Sobre este se han realizado diversos estudios, algunos sobre su eficacia o no, para el control de la obesidad y sus efectos en pacientes con diabetes. Varias investigaciones han desvelado que después de cuatro años de usar tres veces al día esta píldora, los pacientes terminaban ganando el peso que habían perdido, y el 91 % de ellos se quejó de los efectos secundarios que ya le conté.

En diferentes foros he podido hablar del orlistat. En ellos siempre sale algún médico con su espada del rey Arturo a luchar por el honor de este medicamento. Hace su exposición sobre las bondades de este producto, defiende las reducciones calóricas para combatir el sobrepeso y, obvio, grita a todo pulmón que esta píldora tiene la aprobación de la Administración de Alimentos y Medicamentos (FDA) y de las asociaciones médicas estadounidenses. Así que yo guardo silencio. A todos les llegará su momento de manchas naranjas en la ropa interior, un bonito recordatorio de los avances de la ciencia en su lucha contra las grasas y las calorías. Yo, de todo corazón, le recomiendo que no compre estas pastillas.

Creo que captó el mensaje. Durante todos estos párrafos le he repetido sin cesar que el conteo calórico *no* sirve. Además de las investigaciones referidas, conozco otras que son aún más contundentes en sus hallazgos. En una de ellas, a las personas estudiadas les incrementaron las calorías de forma considerable: llegaron a consumir hasta 6 000 de ellas en un día. ¿Engordaron? Aquí está la parte más interesante de la historia. Cada uno de los participantes recibía una dieta con un balance adecuado, con la cantidad y el tipo de grasa, proteína y carbohidratos indicados. Había una valoración cuantitativa y cualitativa, se calculaba cuánto se les daba de cada alimento y qué clase de comida. Pero vuelvo a la pregunta: ¿engordaron? No. Ni un solo gramo. Si hay un balance, si entendemos cómo alimentarnos, si no afectamos las hormonas, las CAL no serán un problema. Esto no quiere decir que podemos comer con desenfreno; de ninguna manera. Solo trato de reiterar que la obsesión calórica no vale la pena.

Tenemos que dejar de pensar que nuestro cuerpo funciona como si fuera un lavamanos, donde el agua sale de la parte superior del grifo, cae sobre la porcelana y luego resbala rápidamente buscando el sifón, por donde desaparece. Así no se eliminan las calorías. No viva para contar CAL, viva para disfrutar la vida.

Nacidos para correr

Por otro lado, todo el mundo tiene la idea de que la mejor forma de mantener nuestro cuerpo en buen estado es ejercitándonos. Basta recordar que una de las campañas con mayor acogida en el pasado gobierno de Barack Obama, impulsada por su esposa Michelle, fue la iniciativa *Let's Move: America's Move to Raise a Healthier Generation of Kids*. Esta proponía, palabras más, palabras menos, que deberíamos comer menos y movernos más para evitar las curvas de Homero Simpson.

Sin duda la ex primera dama tenía una muy buena intención, pero su postura reducía el problema metabólico a una ecuación matemática: más movimiento lograría que se quemaran más calorías, por ende tendríamos más salud. Esa era la solución: los niños de "América" debían moverse *más*. La iniciativa se extendió por las escuelas de todo el país y en las noticias veíamos a Michelle Obama feliz, bailando con los niños y los profesores. Los chicos empezaron a hacer pausas activas, fue un buen intento. Aunque se creó conciencia sobre el problema del sobrepeso, se le dio visibilidad y se habló del tema en todo el mundo, el resultado de la campaña fue desalentador. De tanto bailoteo no quedó nada. Los estudiantes seguían aumentando de peso en todas las escuelas estadounidenses. Pero, como era un plan de los Obama, y ellos nos caen tan bien, poco se habló del fracaso de esta propuesta.

Mucha gente cree lo mismo que pensaba Michelle Obama, que la solución absoluta para controlar nuestro metabolismo la hallaremos en el ejercicio y el que no lo practique estará condenado eternamente a tener la panza del padre de Bart Simpson. Pero quiero recordarle que el metabolismo y el peso adecuados dependen, aproximadamente en 80 %, de su alimentación, y el restante 20 %, del ejercicio que haga. Si suele leer con resaltador, le sugiero que subraye esto. Vaya, tráigalo y sigamos.

No estoy afirmando, de ninguna manera, que ejercitarse no sea importante, claro que lo es, yo soy un fanático del ejercicio; solo estoy diciendo que practicarlo no le dará poderes mágicos para lograr los resultados metabólicos que busca. **Tenga en cuenta que todo el ejercicio del mundo nunca podrá contrarrestar una mala alimentación. Subraye eso también. Usted puede participar en mil maratones, pero si sus hábitos alimentarios son pobres, es probable que su metabolismo esté alterado. Muchos creen que porque cada día corren cinco kilómetros pueden despreocuparse de su dieta, como si el atletismo, por sí solo, pudiera hacer milagros. Moverse para quemar calorías, como proponían los Obama, no acabará con los problemas de síndrome metabólico en el mundo.**

Moverse, mis queridas madres, mis queridos padres, tampoco conseguirá que el azúcar y las CAL que están consumiendo sus hijos se evaporen si los mandan a montar bicicleta al parque. Para que un niño consuma las calorías de un refresco de 10 onzas, o 300 mililitros, necesitará pedalear en su "bici" durante una hora y quince minutos. Y si el chico además se comió un trozo de pastel en el cumpleaños de Mateo, pues mejor que lo devore directamente subido en su "caballito de acero", porque va a tener que pedalear más que Rigoberto Urán en el Tour de Francia para eliminar ese coctel de calorías. Esa no será la solución.

Aunque no es necesario brincar todo el día y someternos a sesiones extenuantes de gimnasio para lograr un equilibrio metabólico, tampoco podemos permitirnos la absurda rutina sedentaria que llevamos hoy. Revisemos nuestra actividad diaria. Dormimos ocho horas –es decir, estamos acostados– y nos despertamos para tomar la primera comida del día sentados. Luego nos trasladamos al trabajo en automóvil, también sentados, para llegar a nuestra oficina donde estaremos la mayor parte del tiempo en esa misma posición. Regresaremos a casa –otra vez sentados en el coche, el autobús, el metro–. Al llegar, cenaremos –sí, sentados–, y quizás luego leamos o veamos la televisión acostados, para dormir nuestras ocho horas y seguir la misma rutina. Ese es el ciclo de la vida para muchos. Estoy seguro de que los seres humanos no vinimos a este mundo para eso. Si ese es su caso, pues entonces sí, amigo(a), es hora de espabilarse, no para quemar calorías, simplemente para evitar oxidarse como un viejo trozo de metal. El ejercicio y el movimiento son esenciales para vivir mejor. Debemos compensar nuestro sedentarismo premiado por el intelecto con algo de actividad física diaria. ¿Cuál? La que más le guste, pero, por favor, hágala.

Regresando al tema principal de este apartado, recuerdo un caso que nos muestra claramente que ejercitarnos no basta para garantizar el equilibrio metabólico. Es el del médico y reconocido cirujano canadiense Peter Attia, quien además es un gran atleta. Durante muchos años hizo ejercicio de manera exhaustiva y en un momento de su vida, a pesar de las horas que dedicaba a entrenarse, se hizo un chequeo y se dio cuenta de que tenía diabetes. ¿Por qué estaba enfermo si sus hábitos eran tan saludables? Porque Attia seguía la dieta que se convirtió en el modelo del mundo deportivo. Desde que nos dijeron que la grasa era mala y tapaba las arterias –que no es así–, también nos aseguraron que la mejor fuente energética para nuestro cuerpo, y especialmente para el de los atletas, provenía de la glucosa, que se encuentra en los carbohidratos.

Se decía, además, que de esta manera se aceleraba la capacidad térmica del cuerpo (termogénesis), se elevaba la temperatura y así se quemaban más calorías. Entonces Attia, como buen atleta, seguía una dieta que lo obligaba a comer muchas veces al día y que era rica en carbohidratos –¡y glucosa!–. De esta manera, a pesar de la gran cantidad de ejercicio que hacía, no se daba cuenta de que tenía alteradas todas las hormonas que manejaban su metabolismo. Lo triste, y lo preocupante, es que aún hoy ese es el modelo alimentario que les recomiendan a la mayoría de atletas en el mundo. Lo digo con pleno conocimiento porque practico el atletismo y también escucho estas historias de mis compañeros deportistas, a quienes es difícil cambiarles el chip.

Attia es un ejemplo de que no son los carbohidratos (y menos los malos) la salvación de nuestro organismo. Estos aportan energía, pero ¿quién dijo que necesitamos ingerirlos de esa manera para que nuestras reservas no desaparezcan? El cuerpo no funciona a partir de un "tanquecito" que todo el tiempo tenemos que llenar. No somos viejas locomotoras que necesitan carbón o madera en cada momento; no tenemos un tanque de gasolina como el de los carros. Las reservas de nuestro cuerpo son enormes, pero debemos aprender a abastecerlas del combustible correcto. El error de Peter Attia, se lo puedo adelantar, fue encomendarse a la "gasolina" de los carbohidratos, que consumía todo el tiempo.

No sé de dónde surgió el insólito concepto de que "hay que comer varias veces al día para tener el metabolismo activo". ¿Quién demonios dijo eso? Nadie lo ha podido probar. A la luz de la fisiología o la bioquímica esto es simplemente imposible. Ténganlo en cuenta y, si lo hace, es momento de replanteárselo. Yo mismo tuve ese régimen, me enseñaron que era el adecuado, pero era un error. Ahora lo sé. Tuve que aprender a desaprender para reaprender.

Entonces, si nuestra dieta está llena de carbohidratos refinados, jugos de fruta, comidas procesadas, grasas hidrogenadas, aceites baratos y ricos en omega 6, como nos lo impone el sistema de alimentación que tenemos en casi todo el mundo, pues vamos a seguir inflamando nuestro cuerpo y, a pesar de nuestros esfuerzos en el gimnasio, en las calles, los senderos y las pistas atléticas, nada nos podrá librar de una tragedia metabólica.

En años recientes, el modelo del *fitness* se desplegó por el planeta. Y muchos aficionados a él empezaron a creer que para ser supersaludables debían alimentarse básicamente de lo que les proporcionaba un montón de pequeños envases. Por eso compran aminoácidos de "tarrito", proteínas de "frasquito", y todo promete tener "sabor a piña tropical de Bahamas". No suena mal. Y no sabe bien, porque todas esas maravillas contenidas en esos frascos tienen sabores, colorantes y endulzantes artificiales. ¡Todo es artificial! Pero mucha gente los compra porque, como solo se piensa en "quemar" y en contar calorías, los tarritos son ideales porque no las tienen. Quizás en ellos haya una magia oculta que la mayoría de los mortales no comprendemos.

Debemos parar esa búsqueda enfermiza de lo que parece ser pero no es. Quizás usted busca la malteada que tiene sabor, color y olor a chocolate, pero no es chocolate; además es dulce, pero no tiene azúcar; y, vaya gloria, ¡es cero CAL! Este tipo de productos, para alguien que libra una cruzada personal como la suya en contra del monstruo calórico, es el gran descubrimiento. La gran industria mundial se ha encargado de eso. Hoy tenemos muchos endulzantes como el aspartame, la maltodextrina, el eritritol, la sucralosa, el acesulfame K, la neotina, la sacarina o el xilitol;

tenemos un montón de "azúcares" que, en teoría, como no tienen calorías, son una maravilla. Sin embargo, yo lo invitaría a que lo pensara con más detenimiento. ¿Por qué sabe y huele a chocolate si no es chocolate? ¿Por qué es dulce si no tiene azúcar? Es, pero no es. Bueno, si lo que usted quiere es consumir químicos libres de calorías, pues brindemos con una copa de Baygon –cero calorías–, un pedazo de jabón –ni una sola caloría–, un vasito de glifosato o un *shot* de Sanpic. Tal vez suene exagerado, pero, piénselo.

Nuestro cuerpo no estará mejor si contamos calorías o si lo reventamos con ejercicio y lo alimentamos mal. Y no se sentirá más cómodo si consumimos una dieta alta en tarritos o en químicos que reemplazan los sabores y los productos de verdad. Tampoco si pensamos que el problema radica en nuestra poca fuerza de voluntad para resistir la "tentación" de comer. Quizás no tengamos esa voluntad porque hay algo que falla dentro de nosotros. Lo hablamos páginas atrás. Y aquí debo pedirle que olvide la creencia aquella –fortalecida por los hábitos que nos inculcaron nuestras adorables abuelitas y la tía Bertha– de "si el cuerpo me lo pide, tengo que comer". Me lo dicen muchos pacientes: "Doctor, el cuerpo me pide un pedazo de torta de chocolate... Doctor, el cuerpo me pide Coca-Cola por las noches... Doctor, ¡la nevera me habla!". Créame, el cuerpo no le pide nada de eso. Los problemas metabólicos, como la obesidad o la diabetes, entre otros, tienen que ver con un desequilibrio hormonal. Y no se trata de comer menos, se trata de comer mejor.

Olvidamos que cada comida es una elección y que con cada elección que hacemos estamos decidiendo qué tipo de información le daremos a nuestro organismo. Con cada bocado estamos eligiendo la sanación o la enfermedad. No hay punto medio. Cada comida es decisiva. ¿Qué información le dará a su cuerpo hoy? ¿Sabor a piña tropical de Bahamas? ¿Seguirá contando calorías después de todo lo que hemos dicho en este capítulo? Dígame que no. Dígalo en voz alta.

Capítulo 3

Lo que nos enferma

Si luchar contra las diabólicas calorías al final no sirve para evitar nuestro sobrepeso, si de nada vale correr como Forrest Gump y someterse a una dieta de dos hojas de lechuga al día para bajar algunos kilos, ¿qué anda mal? ¿Qué podemos hacer?

Hablemos de una buena vez de esas hormonas. Voy a tratar de explicarlo de la manera más sencilla posible, así que si hay médicos entre el público, bienvenidos a *Plaza Sésamo*. La primera hormona de la lista, a la que yo denomino la "reina" de nuestras alteraciones metabólicas, es la insulina. Esta se produce en el páncreas y su función principal es regular el comportamiento de la glucosa en nuestro cuerpo después de que comemos algo. El alimento entra por la boca, sigue por el esófago, llega al estómago, pasa al intestino delgado y este se encarga de asimilar o absorber lo que le sirve a nuestro organismo, para después permitir su paso al torrente sanguíneo; luego va al hígado. Al entrar a la sangre se encienden las "alarmas" corporales, el páncreas recibe la alerta y les avisa a sus fuerzas armadas pancreáticas: "Ey, acaba de llegar glucosa (o car-

bohidratos o alimento)", y entonces produce insulina. Esta tiene
una doble administración. Por un lado, toma las moléculas de glucosa, que es la que provee energía a la célula, y envía el 80 % de ella
a los órganos que la requieran. Por otro, se queda con algunas reservas y aloja el restante 20 % de la glucosa en el hígado, convertida
en glucógeno (que es su forma de almacenamiento). Y el exceso, lo
que sobra, lo exporta y lo alberga en la grasa, en forma de energía,
para utilizarla después. Dicha grasa puede ser almacenada en los
órganos o en el tejido debajo de la piel. Esas, en líneas generales,
son las funciones de nuestra reina.

Pero la insulina es como los celos en una relación amorosa: un
poco está bien, pero en exceso causará un enorme daño. Cuando
su majestad –que es muy importante y necesaria– está en niveles
adecuados, ayudará a que el funcionamiento de nuestro cuerpo
sea el ideal, aunque haya ciertos profesionales que no le presten
atención a esta hormona tan importante. De hecho, hace algunos
meses una conocida endocrinóloga afirmaba en sus redes sociales que los médicos que ordenaban exámenes de insulina para
diagnosticar desórdenes metabólicos deberían arder en el infierno porque, decía ella, conocer los niveles de esa hormona no sirve
para nada. Yo discrepo, por supuesto. Y lo invito a que se queme
en las llamas del averno conmigo, a lo largo de las páginas de este
libro, donde la reina tiene un enorme protagonismo.

Casi siempre que se hace referencia a la insulina es para recor-
darnos esa epidemia que se ha propagado por el mundo, pero a la
que no le prestamos mucha atención a pesar de que cada día hay
nuevas noticias sobre ella; hablo de la diabetes. Recordemos que
esta enfermedad, que en los últimos cincuenta años se ha quintuplicado en el planeta, tiene diferentes estados. La diabetes tipo 1
es una enfermedad autoinmune en la que el páncreas no puede
producir insulina: la glucosa que ingiere el afectado no tiene una
ayuda, una guía, que la lleve a los órganos indicados, o al hígado, o
a donde debería llegar y servir. El nivel de glucosa será entonces

elevado en la sangre y producirá diferentes afectaciones, a menos de que la insulina sea inyectada en su cuerpo. De lo contrario la persona morirá. Pero esta enfermedad específica se encuentra en menos del 5 % de la población del planeta. Existe también la denominada diabetes 1.5 –o diabetes tipo 1 del adulto (ALAD)–, que al final se comporta como la que acabamos de describir.

La que aflige a la gran mayoría de los habitantes del mundo es la tipo 2. Antes la llamábamos la "diabetes del adulto", hoy no podríamos definirla así porque hay pacientes de 6 u 8 años que la padecen; los he tenido en mi consulta. ¿Por qué se origina? Por el exceso de insulina en el cuerpo.

Lo curioso es que algunos especialistas creen que el exceso de esta reina en nuestro organismo podría ser positivo. Incluso hay muchos medicamentos utilizados por los endocrinólogos para el tratamiento de la diabetes y la obesidad que se encargan de estimular el páncreas para que produzca más insulina. Si lo analizamos, suena bastante lógico. 1) El paciente tiene elevado el nivel de azúcar en la sangre; 2) si existe una hormona para ayudar a expulsar esa glucosa del torrente sanguíneo, pues lo ideal sería producir más de ella; 3) lamentablemente este razonamiento nos devuelve al ejemplo que le di al inicio de *El milagro metabólico*, cuando hablamos de solucionar la humedad del piso de nuestra casa con un ejército de hombres con muchos traperos. Nos quedamos con la consecuencia, no examinamos las causas. Al final, lo que sucederá ante este exceso de insulina es que la célula se llenará de glucosa, superará sus límites de tolerancia, no tendrá espacio para albergar más y parte de ella se quedará fuera. Así, justamente, comienza la resistencia a la insulina y se le da la nefasta bienvenida a la diabetes tipo 2.

Es como cuando usted se va de viaje y le advierten que solo puede llevar una maleta. Esta tiene un límite. Si quiere empacar demasiadas cosas, no le cabrán. No podrá cerrarla a pesar de que toda su familia, incluyendo a la pesada tía Bertha, se acueste sobre ella. Cuando no cabe, pues no cabe. Hay límites. Así es la vida. Y pasa lo mismo con nuestro organismo.

Cuando la insulina llega con la molécula de glucosa a la célula, ahí se encontrará con un "portero", el receptor; este le dirá: "Sí, señora, siga" o "Lo lamento, ya no hay espacio, váyase a otra parte". Y, créame, en el funcionamiento de nuestro metabolismo no se vale el "¡Usted no sabe quién soy yo, ábrame la puerta!". Si el receptor pone un bloqueo no es por una causa extraterrestre, lo hace porque ya la célula no tiene lugar para alojar a su dulce huésped. Esta es la resistencia a la insulina, que ocurre tanto dentro como fuera del hígado. ¿Y a dónde se irá entonces la glucosa? El exceso de esta y una fracción que había llegado de manera directa terminarán en ese órgano. Ahí se convierten en grasa y sí, ese es el inicio del conocido hígado graso que, como se está dando cuenta, no es causado por la ingesta de ese macronutriente llamado grasa, sino por la superabundancia de carbohidratos y azúcares en nuestra dieta.

Cuando el hígado no puede albergar más glucosa, producirá grasa. Esta se quedará entre las células y no dentro de ellas. El hígado graso conduce a la cirrosis no alcohólica, que ha tenido un aumento inmenso en todo el planeta, muy por encima de la incidencia y la prevalencia de la alcohólica. Y todo comenzó porque el cuerpo empezó a producir más insulina de la que debía.

La insulina es la culpable de variados desórdenes en nuestro organismo, por eso es necesario tenerla bajo control. Cada día atiendo a más pacientes con sobrepeso y desordenes metabólicos, triglicéridos elevados e hígado graso, a quienes les han dado como solución una buena dosis de pastillas para bajar el colesterol y los triglicéridos. Lo siento, esta no es la salida. No se está estudiando la causa del mal. Los triglicéridos altos también son el resultado del exceso de carbohidratos (de los malos), porque estos son los que alteran a su majestad la insulina.

Pasa con frecuencia que cuando los especialistas quieren examinar el metabolismo de sus pacientes lo único que les ordenan es un perfil de lípidos, un examen de glicemia en ayunas y uno de tiroides. Punto final. Lo recomendable siempre será revisar el nivel de glucosa (el azúcar) y de la insulina (la hormona que la regula) de manera dinámica, es decir, seguir el comportamiento de ambas luego de haberlas estimulado y después de comer. Entre esas dos mediciones podremos encontrar "perlas clínicas" que harán la diferencia.

Supongo que a usted le han hecho una prueba de glicemia pre y post. En la primera medición se tendrá el estado glicémico en ayunas; en la segunda, después de que el paciente se toma una carga de glucosa –un tormento para algunos– y de esperar dos horas, se verá cómo se comportó el cuerpo ante esa ingesta. Y aquí hay otro detalle interesante: una de las evidencias de que tal vez usted tenga la insulina alta es que su examen de glicemia post (el segundo) sea menor que el de la pre. ¿Cómo puede pasar eso? Suena ilógico, lo sé, pero si usted tiene alterado su metabolismo y produce más insulina, pues esta se encargará de evacuar de la sangre todo ese azúcar que tomó y, por esta abundancia de la hormona reina, al final de la prueba tendrá menos glucosa que al inicio. Esto se llama "alta sensibilidad a la insulina", lo que indica que su cuerpo aún se adapta a la elevada actividad y dosis de esta.

Suele creerse que este comportamiento es normal solo porque los resultados están dentro de los valores de referencia permitidos, pero si un paciente tiene 80 mg/dl (miligramos por decilitro) en ayunas, y después de tomar la carga de glucosa marca 70 mg/dl, ese es un indicador que se debe tener en cuenta. ¿Por qué? Imagine que usted llega a la estación de gasolina con el tanque de su carro casi vacío. Como se va de viaje decidió llenarlo de combustible. Sin embargo, dos horas más tarde el indicador le señala que solo le queda un cuarto de gasolina. Usted pensará de inmediato que algo raro pasa con el motor de su carro. Si su examen de glicemia post es menor que el de la pre, quizás debería pensar lo mismo. Es probable que algo suceda con su metabolismo.

Ese es el fenómeno inicial. Lo veo mucho en niños y adolescentes. Los médicos revisan estas pruebas y les dicen que tienen hipoglicemia, entonces la solución, decretan ellos, es que deben comer cada tres horas para corregirlo y ojalá, les dicen a los padres, que el muchacho coma algo de dulce. ¿Será esta la mejor opción? No. Eso solo va a empeorar todo.

Lo que pasará es que, como el paciente ha producido tanta insulina –porque esta actúa cada vez que la persona se alimenta–, sus células se llenarán de glucosa hasta que el portero le diga: "Busque usted otro lugar donde alojarse". Los exámenes de sangre mostrarán pronto lo sucedido. Quizás la glicemia en ayunas (la pre) de este paciente sea de 80 mg/dl. Luego se tomará la carga de glucosa y los resultados cambiarán notablemente. La medición esperada en cualquier persona que tenga su metabolismo regulado debería marcar entre 10 y 15 unidades por encima, alrededor de 90 o 95 mg/dl, lo cual indicaría que dos horas después de la ingesta de glucosa el organismo pudo guardar parte de esta en las células y quedó otro poco sin asimilar, que se consumirá después. Es normal. Pero si los resultados indican valores de 120 o 130 mg/dl, por ejemplo, ahí estaría la prueba de que el organismo no pudo guardar la glucosa en las células. No había espacio. Estaban llenas de azúcar. Esta es una muestra clara de resistencia a la insulina, que es la causante de la diabetes tipo 2, la que padece el 95 % de los diabéticos en el mundo y que está causando enfermedades cardiovasculares, metabólicas y cerebrovasculares, entre otras.

La resistencia a la insulina provoca, en algunos casos, el colesterol elevado de forma crónica; produce, en todos los casos, los triglicéridos elevados; causa el sobrepeso y la adiposidad aumentada, y además es culpable de buena parte de los problemas de infertilidad porque origina los ovarios poliquísticos. Aunque a las mujeres les suelen decir lo contrario: "Señora, sus ovarios poliquísticos generan resistencia a la insulina". No. Es al revés, doctor. Estos son el resultado de un exceso en la producción de la reina, que al final altera la fisiología de las hormonas, que a su vez alteran el ovario y después todo se convierte en un círculo vicioso.

Pero el origen del problema se halla en el páncreas, la glándula que produce la insulina, que fue alterada por un modelo de alimentación inadecuado (todo comienza por ese sencillo acto). La reina no solo contribuirá a generar quistes en los ovarios; causará también interrupciones en los embarazos. Muchas mujeres no lograrán dar a luz. Al cabo de siete u ocho semanas sus cuerpos no podrán seguir adelante con la gestación porque la insulina elevada compite con la progesterona, la hormona que permite que el embarazo siga su curso.

La insulina, ¿aliada o enemiga?

Los estudios recientes demuestran que una de cada tres personas en el planeta tiene prediabetes en alguno de sus espectros. Calma, esto no significa que el 33.3 % de la humanidad esté al borde de la diabetes. Lo que muestran las investigaciones es que este es el porcentaje de pacientes que ya tienen al menos una prueba de glucosa y de insulina alteradas. Son, simplemente, señales de alerta que nos recuerdan que esta realidad puede ser modificada con mejores hábitos alimentarios.

Quiero reiterar que, sin importar si arderé en el infierno, como dice aquella endocrinóloga mediática, la insulina es una hormona que debemos revisar y medir dinámicamente. No basta con el examen de glucosa; hay que examinar esta hormona de la misma forma, en ayunas y después de recibir alimento. Si por algún motivo no pudo obtener esa medición, al menos pida una prueba dinámica de glucosa. Si ve alteraciones en ella, le sugiero que use el viejo adagio de "Piensa mal y acertarás"; es muy probable que su insulina esté alterada. Ocuparse de ella le traerá grandes beneficios. Saber qué tan controlada está la reina tiene su truco. Yo suelo atender muchos casos de pacientes con glicemias normales pero con sus niveles de insulina alterados. ¡Debemos ser cuidadosos y exigir este examen!

¿Cuáles serían los parámetros para saber si nuestros niveles de insulina están en el rango aceptado? Yo busco que mis pacientes estén por debajo de 5 uUI/ml en ayunas y por debajo de 30 uUI/ml después de la carga de glucosa. Otros especialistas son más laxos en los rangos. Cabe recordar que en casi todos los laboratorios los valores de referencia son muy permisivos y no ayudan al médico a identificar cuándo la prueba está mal. Lo que para ellos está dentro de lo normal, para mí, a veces, es una señal de diabetes.

No olvide que esta enfermedad no es un problema de azúcar elevado en la sangre. Esa es la consecuencia. La diabetes se produce porque tenemos un desorden en el metabolismo de la insulina. Debido a ese trastorno, da igual tenerla sin que pueda hacer su labor que no tenerla. En resumen, siempre deberíamos ordenar los dos chequeos: glicemia e insulina; nos darán pistas más claras sobre la salud de quienes intentamos cuidar.

Insisto en el tema porque, más allá de las teorías de la Medicina Funcional, que muchos doctores miran de reojo, mi experiencia me ha demostrado que los pacientes a quienes les he ayudado a corregir sus niveles de insulina empiezan a mejorar sus indicadores de colesterol, triglicéridos y azúcar; comienzan a perder peso, el acné remite, a las mujeres les vuelve la menstruación; aquellas que no podían quedar embarazadas lo logran. No es producto de un milagro. No es fruto de mis "superpoderes". Es el resultado de un largo proceso de estudios, de lectura, de profundizar en el entendimiento de la bioquímica y la bioquímica nutricional. Así he conseguido orientar mejor a mis pacientes y alentarlos a obtener estos resultados positivos. Así que no le quepa la menor duda: la insulina, la hormona reina, desempeña un papel estelar en la mayoría de problemas metabólicos en el planeta –infierno, allá voy–.

Recuerde que la comida es la información más valiosa que le damos a nuestro organismo, entre otras cosas porque los alimentos afectan de manera positiva o negativa a las hormonas que controlan nuestro metabolismo. De los tres macronutrientes sobre los que siempre hablaremos en este libro: los carbohidratos, las proteínas y las grasas, son los primeros los que más estimulan la producción de insulina. Pero cada uno de ellos tiene un estímulo diferente sobre ella; no se puede comparar el efecto del brócoli –recuerde que los vegetales son carbohidratos– al que puedan provocarle unas galletas con crema artificial de vainilla, unas gomitas azucaradas o varios tragos de aguardiente. Cada uno le provoca un pico diferente a esta hormona.

En segundo lugar, encontramos a las proteínas. Por supuesto que ellas también estimulan la insulina. ¿Sorprendido? Claro, eso nadie lo dice. Puede que usted mismo haya empezado un dieta alta en proteínas –están de moda– y se sienta muy orgulloso de ello, porque además estas buenas chicas no tienen índice glicémico –¡por eso las recomiendan tanto!–. Y es obvio: solo la glucosa lo tiene. Un trozo de chuletón está libre de azúcar. Pero cuidado con rebasar el límite, porque el exceso proteínico también se convierte en glucosa. En el hígado podemos guardar un poco de esta, como glucógeno; pero cuando este órgano ya no puede asimilar más de ella la debe convertir en grasa. Sí, está leyendo bien; tal como lo dijimos líneas atrás, la glucosa termina transformada en grasa. Eso es lo que hace nuestro cuerpo para guardar la energía proveniente de los alimentos, que podría ser utilizada en los momentos en que no tengamos comida disponible.

De los tres macronutrientes, son las grasas saludables las que menos estimulan la insulina. Hay discusiones al respecto. Varios autores afirman que estas no le causan estímulo alguno a la reina; pero sí, de manera sutil, la afectan. Por eso, si nuestra dieta incluye un alto porcentaje de grasas saludables y de buenos carbohidratos –vegetales en su mayoría–, produciremos menos insulina y además podremos controlar más fácilmente nuestro metabolismo.

Esta querida hormona tiene relación directa con la cantidad de kilos que ganamos o perdemos. Eso es notorio en aquellos pacientes que tienen un ligero sobrepeso y, debido a sus malos hábitos alimentarios, empiezan a desarrollar diabetes tipo 2 por resistencia a la insulina. A muchos de ellos los mandan a inyectársela. Si ha seguido con atención lo que le he explicado en este apartado, entenderá que eso sería lo mismo que usar las famosas bolsas de vacío para intentar meterle más ropa, o lo que sea, a aquella maleta de viaje que ya está repleta. Y otra vez, toda la familia y la pesada tía Bertha saltarán sobre la valija para intentar cerrarla. ¡Pero ya está a reventar! Ese es el mismo efecto que tendrán en su cuerpo quienes han desarrollado resistencia a la insulina y además deben usar las inyecciones. Si el paciente antes tenía un tratamiento oral con, por ejemplo, metformina, pero le indican que debe inyectarse insulina, empezará a aumentar de peso de manera drástica. No falla. Justo cuando comience ese tratamiento ganará más kilos. Curioso, ¿no?

Pues no. No tiene nada de curioso. Es la realidad. De esta hormona depende que subamos de peso, tengamos síndrome metabólico, desarrollemos diabetes, se disparen nuestros triglicéridos y el colesterol, y lleguen con más facilidad las enfermedades cardiovasculares y cerebrovasculares. ¿Cómo evitarlo? ¿Cómo controlarla? ¿Con miles de píldoras e inyecciones? No. Fácil: comiendo bien.

La leptina, amiga fiel

Sin embargo, el metabolismo no depende solo de la insulina. En muchos casos trabajamos duro con nuestros pacientes para controlarla y al cabo de algún tiempo, ¡vaya sorpresa!, los desequilibrios persisten. Es ahí cuando tenemos que revisar el grupo de "amigotes" que tiene la reina. Una de las protagonistas de esa pandilla es una hormona llamada leptina.

Se produce en la célula grasa, que también llamamos tejido adiposo o adipocito. ¿Cuál es su función? La principal es mandarle al cerebro la señal de: "Ey, estamos satisfechos, no nos cabe más comida". Cuando esto ocurre nos sentimos saciados. "¿De verdad, doctor, eso hace la tal leptina? ¿Y eso es importante?", me preguntará. Por supuesto que lo es. Nosotros los humanos somos el único mamífero, el único animal del planeta que come por gula; ¡ah!, y somos la única especie obesa del planeta –un hecho tenebroso–. Solo nosotros, debido a la ansiedad, terminamos comiendo todo lo que no deberíamos. Sí, los investigadores pueden inducir a un ratón a comer por ansiedad, es cierto, pero de eso hablaremos en el capítulo del azúcar. Si la leptina no existiera, quizás comeríamos hasta reventar, como el señor Creosote, el tipo increíblemente gordo del filme *The Meaning of Life* de los Monty Python.

Por fortuna existe la leptina. Fue descubierta hace poco, en 1994, por el doctor Jeffrey M. Friedman y sus colaboradores. Esta revelación de inmediato se convirtió en la alegría de muchos. Pensaron que con dicho hallazgo había llegado la cura para la obesidad, porque si se controlaba la leptina los comedores compulsivos alrededor del mundo podrían mantener sus bocas cerradas. Así somos, siempre pensando en remedios superficiales para un problema que requiere otro tipo de soluciones. Pero no pretendo hacer un extenso análisis de esta hormona, solo quería presentársela para que la tuviera en cuenta. Para que la recuerde cada vez que se lleve la mano al estómago y diga: "¡Me llené!".

Cuando estudiamos los casos de las personas obesas, diabéticas y con problemas metabólicos, terminamos descubriendo que tienen la leptina alta. Y esta llegó a esos niveles porque la insulina también estaba elevada. Así como hay resistencia a la segunda, como ya lo vimos, nuestro cuerpo también generará resistencia a la primera. Muchas veces se llega hasta ese punto porque el paciente se puso en manos de aquellos especialistas o industrias que dicen trabajar sobre el "gen de la obesidad". Pero, para que hablemos el mismo idioma, ese tal gen, aunque existe, no ha demostrado beneficios clínicos. Lo que hacen estos doctores es desarrollar tratamientos para estimular la leptina. Y, como casi todos estos procedimientos, su manera de obrar suena lógica. Si hay un paciente que come demasiado y quiere dejar de lado la obesidad, pues sería bueno que tuviera más leptina, que es la hormona que grita: "Estoy repleto, no puedo más". Pero lo que parece lógico termina causando un desorden metabólico. De esa manera, al igual que lo que sucede con la insulina, el cuerpo desarrolla resistencia a la leptina. Y el paciente engordará más. Llegará al peor escenario, a decir: "Doctor, yo como y como y nunca me lleno". Su metabolismo estará tan desordenado que no sabrá interpretar las señales de "pare, no coma más". **El cerebro deja de entender razones. No comprende nada. ¿Cómo se llegó ahí? Insulina alta, leptina alta. Mal tratamiento, desorden metabólico.** Y hay un veneno, que pronto vamos a descubrir, que consumimos a diario, que hace un aporte inmenso en esta tragedia porque tiene un arma secreta: aunque entre en nuestro organismo nunca estimula la leptina. Pasa inadvertido. ¿Todo entendido hasta aquí?

TEST

¿Cómo se siente hoy?

Antes de continuar en este viaje hormonal, le pido que responda con la mayor honestidad este nuevo cuestionario. Ya conoce la metodología. Solo se trata de señalar *Sí* o *No*.

	SÍ	NO
¿Se siente cansado(a) durante el día?		
¿Ha perdido el interés por cosas que antes le resultaban placenteras?		
¿Se despierta enérgico(a) entre la 1:00 y las 3:00 de la mañana y le cuesta volver a conciliar el sueño?		
¿Ha tenido una reciente disminución del deseo sexual?		
¿Después de hacer ejercicio, su recuperación es lenta?		
¿Le da taquicardia o siente palpitaciones después de realizar pequeños esfuerzos?		
¿Experimenta una disminución en su memoria, en la capacidad de aprender y desempeñarse normalmente en su trabajo o en las labores diarias?		
¿Se ha enfermado últimamente más de lo usual?		
¿Ha tenido una caída inexplicable del pelo recientemente?		

¿Siente que su mente está "nublada"?		
¿Ha tenido ánimo "plano" últimamente?		
¿Tiene bruxismo o dolores musculares frecuentes?		
¿Siente somnolencia durante el día?		

Si varias de las anteriores preguntas las respondió afirmativamente, le pido que revise con detenimiento el próximo apartado. Le presento a su amigo el cortisol; quizás él esté tratando de decirle algo.

Compañero cortisol

El cortisol también forma parte de la pandilla de la reina insulina y tiene una gran importancia. Se produce en la glándula suprarrenal, que está ubicada sobre los riñones. El cortisol, por una parte, es guitarrista líder de la "banda" de hormonas esteroideas que se derivan del colesterol, como la testosterona, los estrógenos y la progesterona –las hormonas sexuales masculinas y femeninas–, pero también lidera la agrupación que toca con nuestro sistema nervioso simpático, que es el encargado de activar las respuestas del cuerpo ante una amenaza o ante el estrés.

El cortisol tiene injerencia en casi todos nuestros órganos. Gracias a él podemos adaptarnos a las preocupaciones que nos presenta la vida: estrés ante el hecho de existir y afrontar un nuevo día, estrés ante el tráfico, estrés térmico debido al calor, estrés emocional, estrés ante una enfermedad o una infección aguda o crónica. El cortisol es el que nos permite activar ese preciado mecanismo de pelea o huida (*fight or flight*) cuando se presenta el peligro.

Me explico: si usted ha pasado por estados de ansiedad, si ha sufrido de ataques de pánico o padecido depresiones, seguramente su psicólogo o psiquiatra le habrá hablado del tema, de cómo miles de años atrás nuestros antepasados, frente la presencia de una bestia feroz, sentían ese nivel de alarma que les permitía reaccionar y salvar sus vidas. Y aún es muy eficaz.

Hoy no tenemos que enfrentar cada día a felinos de dientes de sable, pero encaramos otros peligros ligados al estilo de vida que llevamos. Le hablo de la mala alimentación, la falta de sueño y de ejercicio, la afectación por radiación o por diversos químicos, la polución o el humo del cigarrillo; y también de nuestras propias carencias, la falta de aceptación, la baja autoestima, la copia de modelos externos, el querer llevar la vida que los "chicos felices" publican en Instagram. Todo lo anterior provoca estrés, así que estimula la producción de este amigazo de la reina insulina.

A mí me gusta explicar que el cortisol debería funcionar como cuando cargamos la batería del celular. Yo la dejo cargando cada noche, de esta manera, a las 5:00 de la mañana la pila estará lista para ser utilizada durante todo el día sin mayores contratiempos. Así debería operar nuestro cortisol. Lo ideal es que en la mañana esté totalmente disponible para ser gastado durante la jornada y al llegar la noche pueda irse a la cama. Puede que usted no lo sepa, pero las hormonas de nuestro cuerpo tienen diferentes horarios, algunas atienden el trabajo diurno, otras el nocturno. El cortisol es un empleado más productivo en el primer turno; si el pobre termina trabajando horas extra tendremos un problema.

Volviendo a la analogía del celular, si quiero usarlo a las 2:00 de la mañana y a esa hora interrumpo su carga, pues es probable que hacia las 6:00 mi móvil solo tenga el 70 % de la batería disponible y al mediodía deje de funcionar, en medio de una conversación importante. ¿Qué haré entonces? Recargarlo al final de la tarde o comenzando la noche. De esa manera siempre tendré niveles altos de batería en las horas menos propicias, y en los momentos más relevantes el celular dejará de latir. ¿Culpa del móvil? No, culpa mía por elegir mal los horarios.

Eso es lo que suele pasarle al cortisol de muchos de mis pacientes. En la mañana despiertan con bajos niveles –es decir, con la batería al 50 o 60 %– y se sienten cansados durante todo el día. Pero su cortisol continúa "cargándose" y llega al máximo porcentaje en momentos en los que deberían estar durmiendo, digamos que a la 1:00 o 2:00 de la mañana. Suelo preguntarles: "¿Se despierta a estas horas con frecuencia? Y de ser así, ¿si tuviera que levantarse en ese momento de la madrugada a pasear el perro o hacer la compra en el supermercado lo podría hacer?". Todos me responden: "¡Sí, doctor, claro! Eso, y hasta podría trotar una media maratón a las 2:00 de la mañana". ¡Su cortisol llega al punto máximo a horas inadecuadas! Y tienen, además, un despertar lúcido. Al borde del sonambulismo, esos pacientes quizás logren dormir algo más durante la noche, pero al día siguiente se levantan como si les hubiera pasado una aplanadora por encima. Y, atención con esto: el cortisol elevado aumenta los niveles de la insulina. Estos dos amigotes harán una fiesta que causará siempre un desequilibrio metabólico.

Quiero darle un dato más sobre el asunto de los "turnos" hormonales. El cortisol, en condiciones normales, debería estar trabajando muy activamente durante el día; digamos que prefiere el horario de oficina. Pero si se excede en su jornada o comienza su labor entre la 1:00 y las 3:00 de la mañana, ¡Houston, tenemos problemas! A esas horas debería entrar en acción el hígado, que trabaja mejor en la madrugada. ¿Qué pasa entonces? Que el cortisol toma el turno destinado a ese órgano, causa deficiencias en su proceso de desintoxicación y provoca que aumente su consumo de glucógeno en la noche, que a su vez producirá glicemias elevadas en las mañanas. A esto se le conoce como el aumento de la glucogenólisis nocturna (rompimiento o uso del glucógeno hepático en la noche).

Los desbalances creados por el cortisol afectan a millones de personas en el mundo y pueden convertirse en la mal llamada "fatiga crónica" o "fatiga adrenal". Digo mal llamada, porque el término, en efecto, no es correcto. Se trata del desequilibrio del eje hipotálamo-hipófisis-suprarrenal, que hace alusión al recorrido que sigue el cortisol, desde las órdenes cerebrales (hipotálamo e hipófisis) hasta su producción final en las glándulas suprarrenales.

Estos desbalances también causan fibromialgia, pérdida de memoria en personas jóvenes, alteraciones crónicas del sueño, disminución del deseo sexual, cansancio crónico durante el día, pérdida de interés en actividades que previamente se disfrutaban, ánimo depresivo o incluso depresiones propiamente dichas; además, mala adaptación al ejercicio, pobre recuperación ante un trauma e infecciones virales o bacterianas por repetición (debido a las defensas bajas). La totalidad de estos síntomas deberían ser evaluados, analizados y tratados por un especialista que conozca el tema –ojalá un experto en Medicina Funcional–. Las señales que acabo de nombrar lograrán que nuestro metabolismo se descontrole en todos los sentidos, desde la producción de la insulina hasta la de los triglicéridos y la del colesterol.

Cuando la reina y su amigazo del barrio se juntan, se prende una alarma de peligro, porque cuanto mayor sea la cantidad de cortisol –o mayor desbalance en su funcionamiento normal–, mayor será la producción de insulina. Como ya lo hablamos, si esta se eleva, se generan problemas metabólicos e inflamación, el cuerpo se estresa. ¿Y qué pasa si el organismo se estresa? Pues que producirá más cortisol. A más cortisol…, más insulina. Se forma entonces otro círculo vicioso.

Este comportamiento es típico de aquellos pacientes a quienes, por las enfermedades que tienen, les inyectan o suministran medicamentos derivados, análogos o similares al cortisol, como los famosos corticoides. Estos siempre producen un aumento de peso en las personas. ¿Por qué engordan? Porque terminan aumentando la glucosa y por ende la insulina. Los corticoides están en todas partes, los aconsejan los médicos para tratar a los niños asmáticos –inhalados–, para los problemas dermatológicos –aplicados sobre la piel– y para otras afecciones respiratorias porque son muy buenos antiinflamatorios –se toman–.

Decíamos que el cortisol nos ayuda con el estrés, pero nuestro cuerpo no está preparado para soportar el estrés crónico con el que convivimos hoy en cada momento. Esa presencia agobiante y permanente provoca que nuestro organismo falle. Es como cuando un vaso vacío empieza a recibir una gota de agua cada hora. Durante mucho tiempo este podrá albergar, sin mayores apuros, esa pequeña cantidad que cae en su interior. Con el paso de los días –o meses, dependiendo de su tamaño– el agua empezará a colmar el vaso y se derramará. Así, la gota que antes no causaba ningún tipo de traumatismo ahora propicia un desastre. El líquido se riega. Eso mismo pasa con el estrés crónico.

Me lo han contado diversos pacientes: "Doctor, pero es que durante los últimos 10 años siempre he convivido con ese nivel de estrés. Siempre he trabajado bajo presión y he respondido bien. No sé por qué ahora me he derrumbado, si nada cambió". Sí, hubo un cambio, y es que llegó la última gota que derramó el agua del vaso. Ya su cuerpo no aguantaba más. El cortisol luchó todo lo que pudo. Lo hizo bien por muchísimo tiempo. Estuvo sobreactivado durante años. Y, lo peor, se juntó con su amiguita la insulina. Entonces alteró su metabolismo. Comenzó el círculo desesperado que ya mencionamos. Así se produjo la llamada pérdida de la respuesta de adaptación ante el estrés. Sucedió porque el cortisol asumió el turno que no le correspondía. Todo puede desembocar en un estadio extremo, algo raro, que es el de la fatiga crónica, cuando se produce un cortisol demasiado bajo o nulo durante todo el día, y el resultado de varios fallos metabólicos en nuestro cuerpo. Es un caso muy ocasional.

Si al leer estas líneas usted nota que le sucede algo similar, seguro querrá pedirle a su médico de cabecera que le dé una orden para revisar sus niveles de cortisol. ¿Por qué no? Pero sepa que la mayoría de los profesionales le mandará un examen de sangre para realizar esta medición; sin embargo, dicha prueba, clínicamente, no servirá para nada. La prueba de cortisol se debe hacer en saliva. (Hoy día también se realizan unas pruebas de orina seca que son muy eficientes para medirlo, pero solo están disponibles en Estados Unidos). Igualmente va a requerir el análisis de un especialista que conozca al dedillo el metabolismo fisiológico del cortisol como hormona –pero también su papel dentro del sistema hormonal propio y en el sistema nervioso–.

Un examen no basta. El cortisol es un chico esquivo. A veces pedimos la prueba y hallamos niveles altos en un paciente que pensamos que los tendría bajos, o al revés. Por eso hay que hacer un seguimiento muy detallado, porque quizás nuestro paciente lo tiene elevado a la madrugada –a las horas no esperadas– y bajo durante el día. Para no equivocarnos, como médicos necesitamos entender muy bien esta hormona, conocer cómo se puede alterar debido al estilo de vida moderno, cómo lo vamos a diagnosticar y cómo lo trataremos. Y debemos saber que si está alterado es porque también ha empezado juegos indebidos con otras "amigas". El cortisol es como un adolescente rebelde que espera un poco de comprensión.

El ácido úrico

Ahora voy a presentarle al cuarto escudero de esta pandilla conformada por las hormonas insulina (producida por el páncreas y capitana de la glucosa), leptina (producida en la célula grasa y comandante de la sensación de saciedad) y cortisol (producido por la glándula suprarrenal y almirante del estrés). Se trata del ácido úrico. Este es un producto de desecho que se forma en todas las células del cuerpo como parte de la eliminación del ácido desoxirribonucleico (el popular ADN) que está albergado dentro del núcleo celular. Es un compuesto orgánico natural y adecuado mientras las células se van renovando. Durante ese proceso nuestro ADN se irá rompiendo y reconfigurando, por eso debe salir de las células para que se pueda eliminar por los riñones.

¿Por qué aumentan los niveles de ácido úrico? Por dos razones principales: porque nuestro cuerpo produce mucho o porque lo eliminamos poco. ¿Cuál es la enfermedad recurrente cuando este se eleva? Siempre pensamos en la gota, una forma de artritis que se manifiesta como un dolor en el dedo gordo del pie, las rodillas o los codos, o que incluso puede causar deformaciones corporales –unos nódulos grandes llamados *tofos*–. Algunas personas presentan estos síntomas por el alto consumo de carnes rojas, cerdo, embutidos o vino tinto, pero la gota no es la única enfermedad que el nuevo amigo del barrio produce. Incluso es de las menos comunes.

Primero entendamos algo: dentro de la célula, y en niveles normales, el ácido úrico tiene propiedades protectoras y antioxidantes. Su labor es preciada. Pero si hay demasiado de él en nuestro cuerpo, se quedará por fuera de la célula y tendrá efectos oxidantes, causará inflamación en el organismo y nos conducirá a una enfermedad. ¿Y cómo puede llegar a elevarse el ácido úrico? Hay un camino rápido conocido como la ruta de los fructanos, es decir, el exceso de la famosa fructosa en nuestra dieta será la causante de esta subida. Sobre ella, el azúcar de las frutas, tendremos largas discusiones en los próximos apartados. Por ahora, tan solo recuerde que es una potenciadora del ácido úrico.

Bien. Si tenemos un exceso de fructosa en el cuerpo, uno de los grandes engañados será el hígado, quien creerá que dentro de él está "lloviendo" fructosa y comenzará a elaborar mucho ácido úrico en respuesta a esa lluvia azucarada. Debido a la cantidad de energía que requiere para llevar a cabo ese proceso y a la degradación de las unidades energéticas conocidas como ATP, estas terminarán produciendo altísimos niveles de ácido úrico.

Tal incremento tiene la capacidad de elevar la insulina y de aumentar el cortisol, una pareja de hormonas que, como ya vimos, es mejor que esté alejada. Pero no es solo eso: con el ácido úrico por las nubes el organismo comienza a anular la producción de óxido nítrico, que desempeña una función muy relevante porque se encarga de que nuestras arterias estén dilatadas y por ellas pueda fluir sin contratiempos la sangre. Si hay poco óxido nítrico las arterias estarán tensas y se puede desarrollar una hipertensión arterial, una causa muy frecuente y recurrente de hipertensión. De esta forma, el exceso de ácido úrico no solo causa un desorden metabólico: se convierte en un factor de riesgo cardiovascular.

En resumen, ¿cómo se produjo todo esto? Tanta fructosa obliga al hígado a trabajar más; provoca que el ácido úrico también aumente, y este estimulará el cortisol, el cual a su vez afectará a la insulina por medio de múltiples rutas. Otro círculo peligroso, esta vez, con más actores en el reparto.

Si nuestro organismo se acostumbra al exceso de fructosa, le bastará un leve estímulo para encender su propio *switch* interno y contribuir con el desorden metabólico. Cuando llevamos una dieta rica en fructanos, por ejemplo, ayudaremos a que el interruptor se ponga en *on*. ¿Cuáles son los fructanos? Se encuentran en la cebolla, el ajo, los espárragos, la manzana, la pera, el durazno, las uvas, el mango, la sandía, la almendras, los pistachos, los fermentados, la cerveza, los frijoles rojos y los quesos blancos, entre otros productos. Algunos de ustedes dirán: "¿Cómo así, doctor? ¡Si el ajo es más bueno que el papa Francisco!". Sí, por supuesto, el ajo tiene propiedades antiinflamatorias maravillosas, ayuda contra las infecciones e incluso contra el cáncer. Podría ser buenísimo para todos los seres humanos, pero *no* en todos los momentos de la vida. Si nos hemos habituado a un régimen alimentario pletórico en fructosa, al recibir un fructano como el ajo podríamos prender ese *switch* interno del que les hablaba.

Por eso es tan importante que dejemos de pensar que la gota es la única enfermedad que tiene relación con el ácido úrico elevado. Los médicos, en general, le prestan poca atención a este "amigazo" de la insulina y el cortisol, pero nunca se debe descartar. A la mayoría de mis pacientes con problemas metabólicos les pido la medición del ácido úrico, y casi siempre los resultados nos sorprenden. Los niveles están elevados y era lo último que imaginaban. ¿Por qué? Como lo dije al principio, los especialistas creen que este chequeo es innecesario porque la persona que llegó a su consultorio no tiene síntomas de gota. Hoy es de gran trascendencia pedir la medición y entender el funcionamiento del ácido úrico. Y valdría la pena revisar los valores de referencia que aún manejamos cuando vemos estas pruebas. Los estudios recientes demuestran que en las mujeres debería estar por debajo de 4 mg/dl y en los hombres por debajo de 5.5 mg/dl. Los topes numéricos que tienen los laboratorios suelen estar muy por encima de esos rangos porque se reportan con valores para la gota y usualmente los consideran alterados por encima de 7 mg/dl.

Un momento, ¿y la tiroides?

Cuando empecé a trabajar en este libro me hice esa pregunta varias veces. Esta es una glándula importantísima, ubicada en la base del cuello, justo por delante de la tráquea, que produce la hormona tiroidea, ante la que responden todas las células del cuerpo; es, también, una importante comandante del metabolismo.

Una de mis tareas principales como médico es garantizarles a mis pacientes que su tiroides esté funcionando adecuadamente. Si alguno presenta alteraciones trabajamos de forma detallada para entender las causas de esa variación, hasta llegar a corregirla. En Medicina Funcional no tenemos una fórmula o una receta preestablecida para todos los pacientes, no les ordenamos pastillas de levotiroxina a todos –como es usual– para comenzar con el juego de subir o bajar las dosis dependiendo de la elevación o disminución de los valores de TSH (la hormona estimulante de la tiroides).

Son muchas las posibles causas que afectan la función tiroidea: subida del cortisol debido al estrés, infecciones crónicas, deficiencia de nutrientes... Por eso reitero que se debe revisar cada caso de manera aislada para hallar la causa real de la alteración. La tiroides, solita, merece un libro entero, y entrar en detalles sobre ella nos desviará del tema principal de *El milagro metabólico*. Lo principal está dicho: en caso de un desorden de tiroides, debemos saber qué lo causó. Esta tiene que funcionar bien.

Voy a terminar este capítulo mencionando algunas hormonas que también son relevantes en nuestro metabolismo y deberíamos saber que existen, como la grelina (relacionada con nuestro apetito), la adiponectina (producida por el tejido adiposo), el neuropéptido YY (un neurotransmisor con comportamientos de respuesta hormonal) y la colecistoquinina (producida en el intestino delgado). Este es un grupo actoral secundario en esta película del metabolismo protagonizada por nuestra reina, la insulina, y su banda de "amigazos", el cortisol, la leptina y el ácido úrico. Entender su comportamiento es primordial para dar un paso certero en el combate contra las enfermedades de síndrome metabólico en el mundo.

¿Y por qué no me lo habían contado?

No quiero dar paso al siguiente capítulo sin antes intentar responder otras dudas que sé que debe tener. Le he hecho un llamado para que esté atento a sus niveles de insulina, le he presentado hormonas que quizás no le interesaban, le he dicho que las grasas saludables no tapan arterias, que el conteo calórico no sirve, le he repetido muchísimo que cada bocado de comida es información para el cuerpo, entre otras afirmaciones. Y lo más probable es que nunca haya escuchado a sus médicos de cabecera hablarle de ello. Tendrá entonces razones para desconfiar y dudar. Se preguntará: "¿Por qué mi internista, el que sí me conoce, el que me ha tratado durante lustros, no me habló de esas cosas? ¿Por qué cambiar mis rutinas y dar el paso hacia un terreno que no conozco? ¿Por qué los doctores de mi familia me dicen que la tal Medicina Funcional no existe y que es un embeleco del siglo XXI? ¿Ese doctor Jaramillo si sabrá de lo que habla? ¿Es un hereje? ¿Qué comerá el pobre hombre?". Bienvenidas las dudas, bienvenidos los interrogantes. *Si yo fuera un lector de* El milagro metabólico *también tendría mis reparos.* Pero cada línea que escribo tiene soporte científico y está apoyada por mis años de estudio y de trabajo con pacientes; años de aprendizaje, práctica, observación y resultados.

Sucede que cuando hacemos planteamientos diferentes a los tradicionales, a la verdad aprobada, aprendida y no rebatida, de inmediato saltan los médicos –los "colegas"– a descalificar, a gritar: "Muéstreme la evidencia, ¿dónde está? ¡Muéstremela, muéstremela!". Lo que hoy se señala como falso y absurdo, mañana dejará de serlo si aparece un estudio que lo legitime. Eso quiere decir que aquello que se criticó no era ni falso ni absurdo, solo que en ese momento no tenía todas las evidencias requeridas. O que, a pesar de tenerlas, no había ni voluntad política ni un interés real por parte de diversos actores (la industria farmacéutica, diversas marcas, la misma academia, entre otros) en darlas a conocer.

Pero la medicina no puede trabajar así. Debemos ejercerla con valentía –sin que esta signifique temeridad– y entendiendo que las mayores evidencias que tiene el cuerpo las encontramos con un conocimiento profundo de la fisiología, la bioquímica y la inmunología. Solo así podemos debatir los nuevos hallazgos, incluso si están recién publicados.

Quisiera resaltar una frase que le oí al sabio profesor y escritor británico sir Ken Robinson –tal vez usted haya escuchado alguna de sus conferencias sobre el sistema educativo en el mundo–: "Si no estás preparado para estar equivocado, nunca podrás crear nada original". Es importante perder el miedo a la posibilidad de fallar. Nadie es infalible. Pero seguir siempre el camino seguro no nos ayudará a aprender y a encontrar nuevas soluciones. A quienes acuden a mi consultorio les digo con frecuencia: "Aún no sé cuál es la causa de tu enfermedad, pero juntos vamos a encontrarla".

Hay dos clases de médicos: 1) los que solo revisan estudios o los realizan, y 2) los que atendemos pacientes y entendemos que muchas de las evidencias científicas no calzan con la realidad de las personas que intentamos curar, y además notamos que no se ha escrito nada sobre muchas de las cosas que vemos a diario. Y eso no significa que dichas evidencias no existan, están ahí, son reales, pero tal vez aún no se ha redactado el estudio que las respalde.

Le doy un ejemplo de lo que digo: los factores emocionales que inciden sobre los pacientes que sufren de sobrepeso nunca serán parte de un análisis científico sobre el tema. Pero los noto todo el tiempo en mi consulta y los manejo en quienes así lo manifiestan. Porque no podemos olvidar que "la ausencia de evidencia no es la evidencia de ausencia".

Volviendo a lo que vimos en este capítulo, puede que alguien afirme que todo eso que dije sobre la insulina son tonterías o herejías, y se pregunte dónde está el estudio que haya tenido en cuenta al menos a 10 000 pacientes después de haberles medido esa hormona.

Lo cierto es que yo he tratado a miles de ellos con estas teorías que he acuñado –producto de mis años de estudio, especialización y trabajo– y cada día aportan más evidencias. Si dentro de algunos meses nace una organización que logre curar a miles de enfermos con mis teorías "ridículas y herejes" sobre, digamos, la insulina, entonces ahí sí se dirá que todo se comprobó; "el Jaramillo ese no estaba tan loco como parecía; no era un charlatán".

Para finalizar solo quiero recordarle dos cosas. La primera es que las evidencias de las que hablamos, las del mundo de la ciencia, están soportadas sobre tres pilares fundamentales: 1) la mejor evidencia científica de investigación disponible; 2) las preferencias de los pacientes y el respeto por ellos y sus valores, y 3) la experiencia clínica de quien hace el estudio o evalúa los hallazgos. Así lo propuso el epidemiólogo y profesor David Sackett, impulsor de la medicina basada en la evidencia (MBE). Pero estos tres pilares, en general, no se tienen en cuenta de manera rigurosa. Usualmente la "evidencia" es recopilada y presentada por quienes quieren demostrar que su producto sí funciona (llámese alimento, piña colada en polvo de Bahamas, o medicamento). ¿Usted en realidad cree que la mayoría de las industrias del planeta estaría dispuesta a que se demuestre que alguna de sus creaciones –con la que planean recolectar millones de dólares– no cumple lo que promete o les causa problemas a los consumidores? Lo dudo. Por eso las grandes compañías de refrescos que destapan la felicidad son las que financian los estudios sobre los endulzantes artificiales y sus beneficios. Así comprueban que sus invenciones son buenas; ellas crean la evidencia –con sus propios pilares–.

Y la segunda cosa es que está demostrado que el 50 % de los conocimientos que todos los médicos adquirimos durante nuestra carrera, y que considerábamos ciertos y correctos, cinco años después de graduarnos estarán revaluados o serán evidencias que ya no aportan nada, solo que no sabemos cuál será ese 50 %. Por eso, como profesionales no tenemos otro camino que seguir estudiando, seguir aprendiendo, y dedicarnos a leer, leer y leer. Ese proceso incluye lecturas de todos los autores, de aquellos a quienes admiramos y seguimos; y de aquellos con los que no estamos de acuerdo o no tenemos afinidad, pero que también aportan a esta profesión. No podemos perder la curiosidad ni el interés, debemos tener el valor y la sencillez para desaprender un concepto, reaprender uno nuevo y entender cómo nos sirve para ayudar al ser humano que tenemos enfrente. Ese es el gran fin de la Medicina: curar a nuestros pacientes.

Así que este libro es, por un lado, para aquellos colegas míos que, alejándose de los prejuicios y la desconfianza, quieran desaprender; para todas las personas que he atendido en mi consultorio y de quienes he aprendido mucho, y, por supuesto, para usted, el lector de *El milagro metabólico*, a quien de alguna manera considero también mi paciente, pues si está leyendo estas líneas es porque busca soluciones que yo espero ayudarle a encontrar.

Capítulo 4

La ansiedad
y la adicción a
la comida

En abril del 2007, en la revista científica inglesa *The Lancet*, el doctor David Nutt, profesor de la Unidad de Psicofarmacología de la Universidad de Bristol (Reino Unido), y tres colaboradores publicaron un artículo sobre las 20 sustancias más peligrosas y adictivas del mundo. Las dividieron en tres categorías de acuerdo con el daño que les ocasionaban a las personas, la dependencia que generaban y su afectación en la sociedad. En la categoría de "dependencia", el estudio tuvo en cuenta tres parámetros: la intensidad del placer que brindan esas sustancias, la dependencia psicológica y la dependencia física que crean. En una escala de valor de 0 a 3, donde 0 significaba ausente de riesgo; 1, algo de riesgo; 2, riesgo moderado, y 3, alto riesgo, las sustancias más adictivas de esa veintena fueron la heroína (3.0), la cocaína (2.39), los barbitúricos (2.01) y, en el cuarto lugar, el alcohol (1.93).

Estos resultados fueron replicados en los medios de comunicación más importantes del mundo y se citan hasta hoy. La investigación nos recordaba algunas de nuestras debilidades recurrentes como seres humanos. A estas podríamos sumar la adicción al juego, al sexo, a la pornografía, a los videojuegos, a las redes sociales; de las que también se habla en las noticias. Pero me llama la atención que no le prestamos importancia a una de las grandes enfermedades que tenemos en este momento en el planeta: la adicción a la comida, un problema que aún no logramos dimensionar.

Al borde de la segunda década del siglo XXI la mayoría de las personas no sabemos cómo y qué comer, o no comprendemos por qué todo el día estamos comiendo y, además, por qué queremos hacerlo sin parar. En medio de esos interrogantes no resueltos tenemos a la mano a la peor consejera de todas, la gran industria alimentaria del mundo, que sí nos dice, con su publicitaria sabiduría, qué y cómo comer. Nos bombardea con sus comerciales, promociones, premios y sugerencias. Nos grita: "Prueba esto, no hay riesgo, está libre de grasa, tiene un endulzante artificial y pocas calorías; cómetelo, es fantástico. No te aporta nada, pero sabe rico". Nos estimula todo el tiempo a tomar malas decisiones.

En el camino hacia la adicción a la comida, el azúcar es la primera estrella de la ruta. Ella debió formar parte de la tabla realizada por David Nutt. Si en su análisis la cocaína es la segunda sustancia que genera mayor dependencia en el mundo, con un puntaje de 2.39 sobre 3.0, pues deberíamos tener mucho más cuidado con el azúcar (el veneno de Occidente) porque provoca más adicción que la cocaína.

No lo digo yo. No es parte de mi "herejía". Así se ha demostrado en estudios de neuroimágenes en los que han revisado, de forma activa y dinámica, los centros del cerebro que controlan la ansiedad y las adicciones de las personas (el núcleo accumbens). En estas pruebas se ha comprobado que el estímulo generado por el azúcar en esta zona es ocho veces mayor que el producido por la cocaína. ¡Ocho veces mayor!

Por eso me atrevo a decir que esta blanca amiga que nos endulza la vida es incluso más adictiva que la heroína. "¡Muéstreme la evidencia, doctor!", gritará el coro escéptico. No conozco la existencia de una tabla similar a la de Nutt que incluya al azúcar. Sin embargo, si alguien intentara un estudio parecido, sería difícil llevarlo a cabo; las grandes industrias del sector lo impedirían a toda costa. Ahora, visto a la luz de las neuroimágenes, el poder que tiene el azúcar sobre nosotros es devastador. He notado lo que les produce a muchos de mis pacientes.

Se suele pensar que las personas comen sin parar porque son "ansiosas"; sin embargo, es la comida la que les está causando la ansiedad. Al elegir los alimentos errados le dan una mala información al cuerpo y provocan un desequilibrio neuroendocrino. Es decir, estimulan de mala manera sus centros cerebrales y las famosas hormonas de las que hablamos en el capítulo pasado. Si activamos de manera desmedida a la insulina (que ayuda a que la glucosa entre en nuestras células) y a la leptina (que da la señal de "estoy lleno"), llegará el descontrol y todo el tiempo tendremos hambre y ansiedad por seguir comiendo.

Lo contradictorio es que, en este caso, comer no es la solución, es el acto que aviva el corto circuito. **Es como si nos hubiera poseído un espíritu extraño y poderoso que no para de repetir: "Tenemos que comer, tenemos que comer. ¡Más y más!". Desafortunadamente, cuando sentimos hambre nuestro cerebro no piensa: "Qué rico un poco de brócoli con zanahoria". Claro que no. Cuando se abre el apetito, el espíritu que llevamos dentro quiere un trozo de pastel, pan con mermelada y un refresco, galletas de chocolate con crema de vainilla. Queremos dulce, buscamos azúcar: ¡leña al fuego! Trabajen, señoras insulina y leptina y demás amigos.**

Lo triste es que nuestra voracidad no cuenta con ese mecanismo de recompensa que sí tienen nuestras mascotas. Si nuestro perro está ansioso, le damos una galleta de premio y santo remedio, seguro se calmará. Por su parte, el alcohólico, al tomarse un trago siente una enorme satisfacción, la misma que sentirá el fumador compulsivo al darle una calada a su obligatorio cigarro después del café. La bebida y el tabaco son sus respectivos premios. Sin embargo, quienes han desarrollado ansiedad y adicción por la comida no tendrán placer al alimentarse. Está demostrado. Al saciar su apetito no experimentan gusto sino culpa. Por eso existen los trastornos alimenticios como la bulimia. De no existir esa culpa las personas no irían al baño a vomitar después de comer.

Regresemos ahora a principios del siglo XX. Ahí está en su fortín científico el fisiólogo ruso Iván Petrovich Pavlov, quien ganó el premio Nobel en 1904 y se convirtió en el padre del conductivismo. Pero antes de que eso sucediera, el buen hombre trabajaba con sus perros y otros colaboradores en el estudio que luego lo haría famoso. Trataba de entender cuándo y por qué esos canes salivaban. Notó que lo hacían cuando veían comida. Luego empezó a tocar una campana antes de alimentarlos. Con el paso del tiempo los perros entendían que después de que esta sonara, comerían, así que comenzaban a salivar. Y días más tarde, tan solo con la campanada –y sin la presencia del alimento– los perros salivaban. El médico había provocado lo que se conoce como un reflejo condicionado. Si sonaba la campana, brotaba la saliva del hocico de los canes. ¿Qué tiene que ver Pavlov con nuestro tema? Ya se lo explico.

El ruso se dio cuenta de que si se repite el mismo estímulo durante 21 días se podría crear un reflejo condicionado. Nosotros mismos hemos provocado decenas de ellos. ¿El cigarro al levantarse? ¿El café con el trozo de pastel justo después del almuerzo? ¿El *single malt* del viernes en la noche? ¿Le suena? Bien, yo no sé en qué condenado momento nos dijeron (u ordenaron) que teníamos que comer cada dos o tres horas para "activar el metabolismo" y para que el cuerpo "no se quede sin energía" –ya lo dije antes, yo llegué a creerlo porque lo recomendaban los nutricionistas–.

Era una mentira, por supuesto. Una mentira que le agradó mucho a los productores de alimentos porque así consumiríamos más sus comestibles. Así que de repente comenzamos a desayunar a las 7:00 de la mañana, a tomar un "algo" a las 10:00, a almorzar a la 1:00 de la tarde, a tomar una merienda a las 4:00, a cenar a las 7:30 de la noche, y quizás a forzar algún picoteo de remate hacia las 9:00, antes de ir a la cama. ¿Necesitamos comer todas esas veces? No. Lo cierto es que, al igual que los perros de Pavlov, al crear tal rutina acostumbramos a nuestro cuerpo a tener hambre a esas horas. Entonces, es como si a las 7:00, a las 10:00, a la 1:00... nos tocaran la campana y empezáramos a salivar. Terminamos comiendo, sin hambre, por un reflejo condicionado. A determinadas horas nuestro cuerpo liberará hormonas y saliva y nos hará creer que es hora de la merienda, del "algo", del pastelito, del café con panqué, del chocolate con tamal. Así es, somos perritos de Pavlov, un experimento de la industria.

Mientras escribo este libro recuerdo algunos momentos de la infancia que, cuando era niño, me provocaron alguna rabieta, pero hoy los agradezco. En esas épocas lo habitual era comer tres veces al día, como lo hacían nuestros abuelos (desayuno, almuerzo y cena). Si por alguna razón yo no almorzaba y más tarde pedía comida, alguno de los adultos me diría: "¡No señor! Te esperas hasta la cena; quién te manda a no comer cuando debías". O podría pasar lo contrario. Tal vez "picoteaba" algo antes de la cena y al llegar la hora de comer decía que estaba lleno. En ese momento volvía escuchar las voces adultas que me decían: "¿Lo ves? Eso te pasa por atragantarte a deshoras". Lo dramático es que el cuerpo se adapta rápido a esos malos hábitos y olvidamos las lecciones de nuestros abuelos.

¡Los viejos tiempos! Comíamos tres veces. Hasta que llegó la moda de hacerlo cinco o seis veces al día porque, de lo contrario "el cuerpo se queda sin energía y se consume el músculo". ¡No más con esa historia! Si eso fuera verdad entonces usted y yo moriríamos cada noche. O, ¿qué pasaría con esos roncadores adolescentes que suelen dormir 12 horas si los dejan? ¿Fallecen por no alimentarse durante ese tiempo? ¿Deberíamos despertarlos cada tres horas para que tomen "algo"? No tiene sentido. No somos osos en hibernación, no necesitamos comer tanto y tan mal.

Lo expliqué en el capítulo anterior. Al alimentarnos ponemos a trabajar a la insulina. Si comemos más veces, pues esta tendrá que doblar su labor. Vamos a "disparar" su producción, y ya sabemos las consecuencias: almacenaremos grasa –en eso se convierte el exceso de glucosa– y con el tiempo podremos tener una diabetes tipo 2, por resistencia a la insulina; nuestro metabolismo será un caos y, como además creamos un reflejo condicionado, siempre tendremos ganas de comer. Y seguramente querremos algún buen trozo de pastel de chocolate con una bebida de cola. ¡Azúcar! La belleza que estimula nuestro cerebro *ocho veces más* que la cocaína. Felicitaciones.

Está demostrado que hasta el 80 % de los productos alimenticios que encontramos en un supermercado cualquiera contienen azúcar o algún tipo de endulzante. ¿Ha revisado las salsas para las pastas que se supone que son saladas? Ahí la encontrará. Y este es solo un ejemplo. En mi cuenta de Instagram (@drcarlosjaramillo) podrá hallar más; ahí suelo publicar algunos *posts* sobre frasquitos, latitas y paqueticos que son más que sospechosos: muchos de ellos tienen montones de esa "dama blanca", aunque creamos que son saludables. Algunos dicen que exagero. Yo creo que no. Si cada día estuviéramos más sanos y las enfermedades en el mundo se estuvieran reduciendo, pues entonces no tendría sentido escribir estas líneas. Pero como no es así, le recomiendo que sigamos.

La industria alimentaria lo sabe muy bien: como el azúcar es adictiva se la ponen a todo lo que pueden. Incentivará a las personas a seguir comiendo. Así se está creando en el mundo un ejército de gente adicta a la comida; son los zombis del hambre, la nueva creación de nuestro siglo; van por ahí, caminando lerdos por los pasillos de los supermercados buscando qué devorar. Pero la culpa no es de ellos. Es el resultado del sistema que hemos inventado y aceptado. Es la versión azucarada de *The Walking Dead*.

Ahora que soy padre de un pequeño niño (al que llamo mi maestro), ha crecido aún más mi preocupación por la forma de alimentar a nuestros bebés. Cuando nacemos debemos comer cada tres horas, necesitamos la leche de nuestras madres. Pero si una mamá, como sucede mucho ahora, no puede lactar, al pequeño tendremos que darle la llamada leche de fórmula. ¿Y adivine qué sustancia tiene esta? Exacto. Azúcar. Las compañías especializadas en este sector han intentado copiar la composición de la leche materna en los productos que ofrecen en el mercado. Si la primera tiene un carbohidrato, pues ellos también pusieron uno en su fórmula; dijeron: "Reemplazamos ese carbohidrato por el nuestro". Parecería lógico. De nuevo, no lo es. No hay comparación. La lactosa de la leche materna no es adictiva y cuando el cuerpo la "rompe" sí la puede usar como energía porque proviene de la unión de dos azúcares: galactosa y glucosa. Esta última proveerá de energía a las células del bebé. Por su parte, la sacarosa que encontramos en las leches de fórmula es una mezcla entre fructosa y glucosa, y no se comporta de la misma forma en el organismo del menor. Si le suena familiar la palabra "sacarosa" es porque eso es, precisamente, el azúcar de mesa.

Hoy tenemos niños que desde sus primeros meses de vida están recibiendo una dulce y peligrosa alimentación. Cada tres horas, con su leche de fórmula, consumirán azúcar. Y van a requerir más conforme avance su crecimiento. Desde muy chicos, nuestros hijos, acostumbrados a esta descarga, buscarán el sabor ultradulce. Cuando llegue el momento de su alimentación complementaria no querrán comer, solo pedirán su biberón dulzón. Serán adictos al azúcar. Y a eso súmele todo el gran negocio que se ha montado alrededor de los infantes: yogures, papillas, natillas, el listado es enorme. Todos ellos contienen *esa* sustancia. Tenemos, entonces, bebés que se suman a las tropas de los zombis hambrientos. ¡Qué bien lo estamos haciendo!

Suena un poco apocalíptico, pero depende de nosotros que no lo sea. Lo podemos cambiar. Hay solución. Y de eso iremos hablando en los próximos apartados. Despidamos este capítulo diciendo que debemos reconciliarnos con nosotros mismos tomando mejores decisiones en el momento de alimentarnos. Debemos perdonarnos, también, si estamos dentro de la espiral de la adicción y la ansiedad por la comida. No pensemos que nos falta voluntad para dejar de comer; como lo he dicho, cuando le hemos causado un trastorno metabólico al cuerpo, cuando el azúcar nos llama, cuando creamos un reflejo condicionado, es difícil escapar del espíritu extraño y poderoso que nos grita: "¡Comida, más comida!". Sabios eran nuestros abuelos al comer tres veces al día.

Capítulo 5

La inflamación crónica

Es importante que entendamos la importancia del concepto que le da el título a este capítulo, porque todas las enfermedades que desarrolle el cuerpo humano tendrán alguna forma de inflamación. Hablemos primero de la "aguda". Esta es la que vemos todo el tiempo, la que se produce cuando nos pica una abeja o cuando nos damos un buen golpe. El sitio de la picada o del impacto comienza a tornarse rojo, aumenta de tamaño, se llena de líquido, se siente caliente, duele. Esos son los síntomas clásicos. Si hoy en la mañana usted se pegó en la canilla con la pata de la cama, sabe de qué le hablo. Estas inflamaciones son como una gran ola de mar que llega a su máxima altura y comienza a descender hasta desvanecerse. Como el "morado" o "cardenal" de su canilla. Para calmar los efectos que las inflamaciones producen contamos con antiinflamatorios de alta distribución, como el ibuprofeno y el diclofenaco, entre muchos otros. Tranquilo, le duele, pero estará bien.

La inflamación crónica es diferente. De hecho, es el caldo de cultivo de todas las enfermedades crónicas que sufrimos en la actualidad. Si su prima es la gran ola salvaje que al final se calma y desaparece, esta es como una marea continua que de tanto chocar con el muelle de madera termina por quebrarlo. La inflamación crónica se sostiene en el tiempo y es producida por diversas causas que nos han afectado durante años.

Desde niños somos parte del modelo de alimentación moderno que nos altera el metabolismo. Estamos expuestos a un montón de radiación y a diversos químicos contenidos en los cosméticos, la ropa que usamos, los jabones, los detergentes, los perfumes. La lista es interminable. Nos inflaman las infecciones crónicas. Nos inflama la pobre mentalidad, el no aceptar nuestro ser consciente, el culparnos por todo y pensar que somos así y no hay cambio posible. Está demostrado que hasta los trastornos depresivos están relacionados con patrones inflamatorios en el cuerpo.

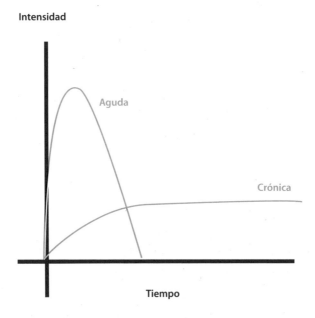

Los médicos solemos omitir y anular las infecciones crónicas con mucha frecuencia porque no conocemos su verdadero alcance clínico. Le hablaré de una de ellas, que es muy común: el herpes labial, los conocidos "fuegos".

Cuando una persona está muy estresada, en general se le bajan las defensas y aparece el "fuego". Esta es una señal de que algo en el cuerpo del paciente no está bien. El herpes es un virus que se encuentra ahí, escondido, callado dentro de nuestro organismo, esperando su oportunidad para actuar. Y casi siempre hace su fiesta ante las situaciones de estrés. Al igual que el herpes labial, hay muchas otras infecciones crónicas que debemos tener en cuenta y que surgen por la presencia de múltiples virus, pero también hay hongos crónicos, como las infecciones por cándida, parasitosis y bacterias crónicas no identificadas.

Las infecciones crónicas generan inflamaciones crónicas como también lo hacen las alergias. Una de las más conocidas es la rinitis, que vemos mucho en los niños y en nuestros hijos. La tía Bertha seguro nos dirá: "Mijo, no hay remedio, todos en la familia la tenemos. ¡Es hereditario!". Pero no es así, tía. Lo cierto es que la rinitis se presenta porque todo el tiempo se tiene la mucosa respiratoria inflamada. Lo dicho, es una inflamación permanente, constante, que causará problemas a largo plazo y que es solo la muestra de que hay un proceso mayor ocurriendo en el cuerpo pero que aún no podemos visibilizar.

Por otro lado, tenemos que vigilar nuestra flora intestinal, cuyos cambios son cada vez más comunes en el siglo XXI debido a dos razones principales: el exceso de partos por cesárea y el exagerado uso de antibióticos. **Si la flora intestinal se encuentra alterada contribuirá a la inflamación corporal porque se comportará como una infección crónica. Y presentará todas las alteraciones metabólicas y bioquímicas secundarias debido a su desbalance. El organismo estará luchando todo el día contra un intestino inflamado.**

Mire que interesante: hasta hace algunos años muchos colegas dejaban escapar una mueca burlona cuando les hablaban del "microbioma" ese, o de la tal "flora intestinal". Se reían porque subestimaban su importancia. Pues hoy es protagonista en todos los congresos médicos de cualquier especialidad. Ah, resulta que sí era importante.

Como también lo son las llamadas "sensibilidades alimentarias", que son diferentes a las alergias alimentarias, y cada día son más visibles. Aunque las primeras no provocan efectos directos e inmediatos como las segundas, sí pueden producir síntomas crónicos que pueden evidenciarse hasta 72 horas después de la exposición al alimento. Si están presentes todo el tiempo serán causa de inflamación crónica prolongada. Las conozco muy bien porque yo tengo sensibilidad a las almendras. Sí, esas que suelo recomendar tanto. Lo que me sucede es que entre 24 y 48 horas después de consumirlas desencadeno una respuesta inflamatoria que me causa una picazón leve pero sostenida en la barba y me provoca retención de líquidos. También he tenido pacientes con sensibilidades más importantes: algunos sufren depresiones por el consumo de naranja –no es un mal chiste; es verdad– y otros tienen episodios de pánico y alucinaciones debido al gluten. Las sensibilidades de las que hablo tienen muchas consecuencias.

Tengo otro caso *muy* cercano. Mi esposa Adriana, la Mona, tiene una sensibilidad al huevo que le produjo una dermatitis crónica en el cuello durante más de 15 años. Después de realizarle los exámenes indicados encontramos que el gluten –del que hablaremos más tarde– y el huevo le causaban estos síntomas. Tuve que suspenderle ambos elementos de su dieta y corregir algunos problemas intestinales secundarios al gluten, y así la dermatitis desapareció. ¿Magia? No, hallamos la gotera y la arreglamos.

La manera más habitual de inflamar nuestro cuerpo es a partir de las malas elecciones alimentarias. Una de ellas es la ingesta continua de aceites vegetales ricos en omega 6, como casi todos los que tiene usted en su casa, el de girasol, el de maíz, el de canola –sí, no se sorprenda–, el de soya y el de las margarinas. Aunque sus empaques aseguren que están avalados por las asociaciones médicas de cada país, quiero recordarles que las compañías del sector les pagan a estas instituciones en todo el mundo. La American Heart Association (AHA), por ejemplo, es financiada por la industria del maíz y la canola. ¿Aterrado?

Seguro se estará preguntando: ¿entonces el omega 6 es malo? No, de ninguna manera, este es un ácido graso muy presente en nuestra comida, como su pariente el omega 3, pero los aceites que acabo de nombrar son *malas fuentes* de omega 6. Y este, en exceso, es poco benéfico para nuestro metabolismo.

Ya que hablamos de él, permítame presentarle al ácido araquidónico –un omega 6–. Cada vez que nos tomamos un antiinflamatorio estamos bloqueando la llamada "cascada del ácido araquidónico". Es decir, este muchacho contribuye a la inflamación del organismo y su producción se estimulará cada vez que usted consuma un exceso de aceites con malos omega 6, como los citados ya. En otras palabras, dichos productos deberían traer adheridos a sus botellas un cupón de descuento para comprar ibuprofeno y tomarlo después de cocinar con ellos.

Lo ideal es que todos tuviéramos en nuestro cuerpo la misma proporción de los dos omegas, el 6 y el 3. Si usted tiene cuatro veces más del primero que del segundo empieza a surgir un problema. Y si analizamos el caso del mundo occidental, donde casi todos sus habitantes tenemos 25 veces más omega 6 que 3, pues nos enfrentamos a un panorama poco alentador. La pérdida del balance entre el uno y el otro es un factor determinante de inflamación crónica, del aumento del riesgo cardiovascular y predispone a múltiples enfermedades como alergias, artritis, artrosis, lupus, cáncer y psoriasis, entre otras. Y todo lo anterior se produce en conjunto, como disparador o consecuencia de la alteración de nuestras hormonas, la insulina, la leptina, el cortisol; y de la elevación del ácido úrico. Desastre metabólico. No se sabe si fue primero el huevo o la gallina.

Todos hemos escuchado sobre la relevancia de los antioxidantes. Nos dicen que son buenísimos para el cuerpo, que tienen grandes propiedades, pero nadie entiende qué son ni para qué sirven. Hay múltiples antioxidantes: el omega 3, las vitaminas C, E y D –esta es determinante para la salud–, el glutatión y la enzima superóxido dismutasa. Y sí, podrían llegar a ser muy benéficos para el organismo. Digamos que los antioxidantes son unos muchachos buenos, como los Superamigos del Salón de la Justicia, y que sus opuestos son los radicales libres, quienes viven al margen de la ley, pero no es su culpa. Las infecciones crónicas, el tabaquismo, la radiación, nuestro pobre estilo de vida y los químicos a los que estamos expuestos todo el día ayudan a que generemos muchos radicales libres. Y cuando tenemos más de ellos y menos antioxidantes se crea el llamado "estrés oxidativo", determinante en la causa y la perpetuación de la inflamación crónica, y en el desarrollo de múltiples enfermedades, especialmente aquellas de las que preferiríamos no hablar, como las autoinmunes o el cáncer.

¿Ha oído usted sobre el telómero? Creo que en este capítulo lo estoy bombardeando con términos especializados, pero ya le explico. El telómero es simplemente uno de los extremos de un cromosoma (recordará que este es el que contiene la información genética dentro de la célula). Es como la parte plástica con la que finalizan los cordones de los zapatos que lleva puestos. Los telómeros determinan cuál es nuestra edad genética, que es distinta a la que aparece en nuestro documento de identidad o el pasaporte. Si los radicales libres –los chicos malos que viven al margen de la ley– andan sueltos en nuestro organismo, y a su presencia se le suman la falta de antioxidantes en nuestro cuerpo y la ausencia de sabias decisiones, como una buena alimentación, el ejercicio y la meditación, estos lograrán que se acorten los telómeros de manera drástica. Y eso, claro, acortará también su periodo de vida. Tal vez no se lo habían contado, pero los seres humanos estamos diseñados para vivir 125 años. Incluso se han realizado exámenes en hermanos gemelos en los que se compara su estado de salud y les miden la longitud de sus telómeros. Las pruebas muestran cómo, en dos personas con el mismo código genético, hay acortamientos diferentes de estas partes extremas de sus cromosomas. Esto reafirma la importancia que tienen el ambiente en qué vivimos y las elecciones que hacemos en la modificación de nuestros genes. Si usted tiene buena memoria recordará que eso es precisamente lo que estudia la epigenética, que mencionamos páginas atrás.

Que muera la célula

Los investigadores nos han dicho que el colesterol tapa las arterias y que así se producen las enfermedades cardiovasculares. Cierto. Pero esa es la consecuencia. ¿Dónde está la causa? Al examinar el asunto de una manera más detallada, se verá que si el paciente ha tenido una inflamación crónica –la marea que con el paso del tiempo rompió el muelle– esta puede provocar una úlcera en la arteria, y en ella, en ese pequeño "agujero", se va a adherir el colesterol que impedirá que la sangre corra. Entonces sí, el colesterol obstruyó el flujo sanguíneo, pero ¿por qué? Porque en la arteria había un daño –la úlcera–. ¿Qué lo provocó? La inflamación crónica. ¿Y a ella cómo llegamos? Afectando nuestro metabolismo. ¿Por dónde comenzó el desorden metabólico? Por la boca, por la mala información que le dimos a nuestro cuerpo, trastorno que fue enriquecido, además, por nuestra errada manera de vivir.

La inflamación crónica también tiene relación con el cáncer, que se ha extendido por todo el mundo. Esta enfermedad se produce cuando una célula, por cambios estructurales y modificaciones en su ADN, elige no morirse. No olvidemos que todas las células deben "morir" para darle paso a una nueva, para que haya un balance en nuestro organismo (a esto se le conoce como apoptosis celular). Si una célula no sigue este proceso natural, empieza a multiplicarse, a tener un crecimiento exponencial que a nuestro cuerpo le cuesta identificar y al que el sistema inmunológico no podrá controlar. En muchas ocasiones la célula decide no morir –y causar la enfermedad– debido a una serie de alteraciones bioquímicas crónicas que se derivan, por supuesto, de la inflamación crónica.

Las enfermedades autoinmunes, como la artritis reumatoide, el lupus, el síndrome de Sjögren, la psoriasis, entre otras, siguen su avance en el planeta. Cuando los médicos nos enfrentamos a un paciente que las tiene le decimos que el origen de su afección es "idiopático", es decir, que no tenemos ni idea de dónde proviene; eso nos lo enseñaron en la facultad, y el término suena muy interesante. Es cierto, es difícil establecer de dónde vino el daño. Lo que sí sabemos es que buena parte de estas enfermedades también proviene de infecciones crónicas, que generan inflamación crónica, desordenes metabólicos, bioquímicos y fisiológicos, que provocan una falla en el cuerpo y causan dichas afecciones. Se pudieron haber evitado. Lo cierto es que si el médico busca con paciencia la causa real de la enfermedad en cada paciente, el horizonte se irá aclarando. Al saber cuál es el origen de su mal se puede empezar a trabajar en él.

Por todas las razones que he enumerado, debemos prestarles muchísima atención a las inflamaciones crónicas y recordar siempre que debemos mantener en buen estado los dos filtros más grandes que tiene nuestro cuerpo: el intestino, al que cada día golpeamos con una mala alimentación y le metemos información barata, y la mente, que cultivamos poco, porque siempre estamos mirando hacia fuera y se nos olvida volver los ojos hacia nuestro interior para reconciliarnos con nosotros mismos. A veces, al contemplarnos con atención, notamos que el estrés del trabajo nos está aniquilando, que a pesar de tener dinero en la cuenta no estamos felices, que no tenemos tiempo –o no lo buscamos– para nuestra familia, nuestros hijos, nuestros amigos, ni siquiera apartamos media hora para comer y agradecer por esa fortuna. Entonces nos damos cuenta de que llevamos un estilo de vida muy pobre. Nuestra mente altera ciertos comportamientos neurohormonales y desde ella estamos ayudando a la inflamación crónica. Debemos cuidar los dos filtros, el intestinal y el cerebral. Y va de nuevo: la forma más amorosa de cuidarnos es darnos una buena alimentación.

La buena noticia es que, como ya lo sabe, la inflamación crónica no se produce de la noche a la mañana y se puede detener. Pero, por supuesto, revertirla tomará su tiempo. Concluimos la primera parte de este libro con ella. No la olvide, es actriz de primer orden en el desarrollo, el empeoramiento y la perpetuación del síndrome metabólico que estamos tratando de curar.

Bueno, tómese un descanso, vaya por un buen trozo de pastel hecho con aceite vegetal y lleno de crema de sobre saborizada de vainilla y acompáñelo con un refresco bien oscuro, que su cuerpo necesita "glucosa" para que no se consuma el músculo... Ey, sí, es broma. **Esperaría que, después de haber leído este capítulo, ante un consejo como este usted diga: "Mire, doctor, primero, todavía no ha llegado la hora de comer; segundo, usted me ha taladrado el cerebro con la idea de darle buena información al cuerpo, y ese trozo de pastel acompañado de refresco no lo es. ¿Para qué estimular mi insulina y activar mi metabolismo con esa información tan pobre? Se lo agradezco, pero no".** ¡Usted tiene toda la razón! ¿Quiere saber qué podría comer en reemplazo de esa opción barata de pastel y refresco? Entonces siga la lectura de *El milagro metabólico*.

Segunda parte

Los mitos metabólicos

Capítulo 6

Los alimentos

Las proteínas

Durante décadas, los carbohidratos fueron los reyes del modelo alimenticio implantado por los falsos profetas que aseguraban que las grasas eran las causantes de las enfermedades cardiovasculares y del sobrepeso en todo el mundo. Recuerde el *Estudio de los siete países* del doctor Keys, presentado a finales de los años cincuenta; recuerde las *Dietary Goals for the United States*, de 1977, y, finalmente, la pirámide alimentaria de 1992, inventada por el Departamento de Agricultura del país gobernado entonces por George H. W. Bush.

Apoyados, además, por la evidencia calórica –un gramo de carbohidratos tiene tan solo cuatro calorías–, los paladines de la salud le gritaron al planeta: "¡Abandonen las grasas!". Bienvenidos al reino de los cereales, las pastas, los panes y demás. Sin embargo, con el paso del tiempo, los especialistas, los nutricionistas y la propia gente, al ver su redondez abdominal, empezaron a darse cuenta de que los tales *carbs* –así los nombran en inglés– engor-

daban. Por eso empezaron a volver su mirada hacia ese otro macronutriente del que no se hablaba tanto: las proteínas.

Así nacieron las dietas basadas en estas. Y sí, cuando a las personas les controlaban la cantidad de carbohidratos y les aumen-
taban el contenido proteínico, su peso comenzaba a disminuir.
Fue un gran *boom*. Un sacudón. La humanidad abrazaba a las
proteínas –así como antes alabó a los carbohidratos– y surgieron
regímenes alimenticios basados en una alta ingesta de ellas. De
repente, millones de personas, especialmente los fanáticos de ir al
gimnasio y del *fitness*, comían carne a todas horas y en todo lugar.

La gente perdía peso. Sin duda. Y cobró importancia otra pre-
misa errónea al momento de interpretarla. Se decía que la proteína no tenía índice glicémico (o glucémico, IG). No olvide que este
hace referencia a la capacidad disponible de glucosa que una persona tiene en su sangre después de haber consumido un alimento. Dependiendo de qué ingirió, esta será mayor o menor. Tendrá
más glucosa si se comió un trozo de pastel y menos si eligió una
porción de brócoli. Por lo tanto, es totalmente lógico que después
de comerse un buen pedazo de carne usted no tendrá azúcar en
su torrente sanguíneo. La carne es una proteína y tiene una parte
de agua, de fibra y de grasa. ¡No hay glucosa en ella! Así que es
obvio que no tenga índice glicémico. Pero eso no significa que no
vaya a estimular la insulina.

Se afirma entonces que las proteínas son la salvación. No solo
por su inexistente IG, sino también por su efecto termogénico; dicho de otro modo, porque le suben la temperatura al organismo.
Se cree que si el cuerpo genera más calor entonces quemará un
mayor número de calorías, de tal manera que quien siga una dieta
proteínica alta perderá peso velozmente. Suena lógico, pero no es
cierto. Y, si no le quedó claro lo dicho en la primera parte de este
libro, se lo repito: el conteo calórico no sirve.

Le propongo que hagamos otra pausa. Le haré una pregunta:
¿Recuerda en su orden cuáles son los macronutrientes que más

elevan la insulina? Respire. Cierre los ojos. Sí, primero los carbohidratos. Luego las *proteínas*. Por último y de manera muy tenue, las
grasas. Retomemos. Si las proteínas no tienen índice glicémico,
¿por medio de qué mecanismo pueden activar la insulina? Mediante uno que comienza por su boca. El consumo excesivo de
proteínas producirá más glucosa en el organismo.

Muchos entusiastas del *fitness* y del deporte cayeron en la trampa aquella de que deben comer una porción de proteína cada tres
horas. Por eso los vemos mordiendo un pedazo de pollo o un trozo
de jamón hasta en la fila del banco. Creen que si logran un altísimo
consumo proteínico quemarán más calorías y ampliarán su masa
muscular. Lo conseguirán al inicio, pero es un modelo insostenible.
Los seres humanos no fuimos creados para alimentarnos de esa
manera. No tiene lógica alguna que una persona coma cinco o seis
veces al día, primero, porque hoy la comida no está así de disponible, y segundo, porque no es natural que solo se coma carne, atún,
pollo o jamón; es una dieta sin sentido.

Las proteínas son necesarias para el organismo, eso es indis-
cutible. Su estructura está formada por pequeños ladrillos llamados aminoácidos. Algunos de estos pueden ser fabricados por el
propio cuerpo, pero muchos otros no; por eso es necesario consumirlos en la dieta. Son los llamados "aminoácidos esenciales"
(también hay "ácidos grasos esenciales", de los que ya hablamos;
el omega 3 es uno de ellos). Las proteínas son necesarias. Lo innecesario es comerlas en exceso. La avalancha proteínica trae sus
consecuencias.

Nuestro organismo, en ausencia de los carbohidratos, puede
crear glucosa a partir de fuentes diferentes, como las proteínas y
las grasas. Dicho proceso se llama gluconeogénesis. Si usted se excede en las primeras –por comer trozos de carne cada tres horas–,
pues ese exceso se convertirá en "azúcar". Pero, se preguntará: ¿qué
es un consumo exagerado de proteínas? Es comer más de 0.8 a 1.0
gramos de proteína efectiva por kilo, si usted no tiene actividad

física. O, si la tiene intensiva y quiere aumentar masa muscular entrenando para ello, equivaldría a consumir más de 1.5 gramos de proteína efectiva por cada kilo que pese. Note que le hablo de "proteína efectiva" –término que repetiré muchísimo en los siguientes párrafos–. Le pongo un ejemplo: usted pidió ese chuletón de buey que tanto le gusta y se comió 100 gramos. Las carnes animales, en promedio, tienen el 25 % de proteína efectiva (recuerde que también están compuestas de agua, fibra y grasa); por lo tanto, se comió 25 gramos de ella.

¿Cómo puede calcular, sin desquiciarse, cuántos gramos de proteína diaria debería consumir? Siga las indicaciones que le sugerí, o veamos este otro ejemplo. Supongamos que usted pesa 80 kilos y que hace ejercicio con frecuencia. Lo ideal sería que consumiera, más o menos, 80 gramos de proteína al día. Entonces, si comió 150 gramos de lomito (37.5 gramos de proteína efectiva), 150 gramos de pollo (otros 37.5 gramos) y un huevo (que tiene 7 gramos de proteína efectiva), habrá sumado 82 gramos de proteína efectiva. Eso está bien. "¡Pero doctor, usted dice que deberían ser 80 gramos!". Tranquilo, no se necesita tal exactitud, un poco más o un poco menos no hace la diferencia. Nada de histerias. No es necesario que se lleve la calculadora a la mesa. Pero ese es el balance sugerido para una persona que pesa 80 kilos y que se ejercita de manera moderada. ¿Vale? ¿Cuál es su peso? ¿Qué tanto ejercicio hace? ¿Qué proteínas comió hoy? Haga sus cálculos –de nuevo, sin caer en la obsesión–.

Gracias, pequeñas ratas

En el 2005, el doctor y bioquímico T. Colin Campbell, y su hijo, el médico Thomas M. Campbell, publicaron *El estudio de China*, un libro que se convirtió en un fenómeno en ventas, que capturó mi atención, me ha servido de inspiración y me ayudó al entendimiento del comportamiento de las proteínas. El texto examina la relación entre la alimentación, la diabetes, las enfermedades cardiovasculares, el cáncer y las medias verdades que cuentan las grandes industrias y los científicos pagados por ellas. Se lo recomiendo.

En sus páginas, el lector se da cuenta del drama que vivió el ex primer ministro chino, Zhou Enlai, cuando le diagnosticaron cáncer de próstata, en 1973. Ordenó hacer un estudio nacional para saber qué tan extendida estaba esa enfermedad en su país y que tipologías de ella eran las que afectaban a su población. China es una nación ideal para realizar estas pruebas porque en ella hubo poco mestizaje, la mayoría de sus habitantes proviene de los Han. Este estudio de observación evidenció que las poblaciones con mayor incidencia de cáncer eran aquellas que más proteínas consumían. El tema interesó mucho a T. Colin Campbell, quien se concentró en comprobar las posibles causas de este hallazgo.

El doctor realizó un experimento en ratas para corroborar si las proteínas podían tener relación directa con el cáncer. Utilizó una toxina muy conocida, la aflatoxina –que incluso se halla en el cacahuate–, para inducir el hepatocarcinoma (cáncer de hígado) en algunos roedores. Los dividió en dos grupos. Al primero le administraba cierta cantidad de aflatoxina y le proporcionaba una dieta con tan solo 5 % de proteínas. Al segundo le daba la misma dosis de aflatoxina, pero con 20 % o más de proteínas. Todos los roedores de este segundo grupo desarrollaron el cáncer, mientras que ninguna de las ratas del primero tuvo indicios de la enfermedad. La evidencia fue arrolladora, pero Campbell siguió sus estudios. Luego tomó un grupo de roedores afectados por el hepatocarcinoma inducido, les mantuvo la dosis de aflatoxina, pero les redujo las proteínas a menos de 10 %. ¿Qué pasó? La totalidad de estas ratas empezó a tener una disminución en el tamaño de su cáncer. Las pruebas realizadas por el doctor eran imposibles de cuestionar. Sin embargo, sus revelaciones les resultaban molestas a variadas industrias e incluso a la Universidad de Cornell, que le retiró su apoyo por un tiempo.

El estudio de China da una clara lección de que la proteína es muy importante en la dieta, pero en las cantidades justas. Un exceso proteínico se convertirá en glucosa. Si el cuerpo no la utiliza entonces la almacenará en forma de grasa y así dará un paso seguro hacia el desorden metabólico. Eso creo que está claro. Pero esta investigación de Campbell también tiene relación con la epigenética, de la que le hablé al inicio del libro. Esta disciplina nos muestra cómo la manera de alimentarnos, la cantidad de ejercicio que hacemos, la exposición a químicos y medicinas, la forma de relacionarnos con los demás y otros diversos factores ambientales pueden incidir en la manera en que nuestros genes, que heredamos de nuestros padres, se "prendan" o se "apaguen" ante un determinado estímulo. Pues bien, uno de los principales factores epigenéticos que determinan el desarrollo de un cáncer, independientemente de la toxina a la que nos estemos exponiendo, es la cantidad de proteína que ingerimos. **Cuidado: no estoy afirmando que las proteínas son cancerígenas. No. Estoy diciendo que, si usted las consume todo el bendito día, incluso mientras lee este libro, ese exceso, unido a un pobre estilo de vida –pocas horas de sueño, mucho estrés, sedentarismo, baja autoestima y poco "alimento" para la mente y el espíritu– puede provocar la estimulación de un cáncer.**

Al escribir la última línea del párrafo anterior recordé que otra de las razones importantes por las que escribo este libro es para tratar de combatir la desinformación. Así como ahora en los grandes medios de comunicación de todo el mundo dan la batalla contra las llamadas *fake news* (las noticias falsas), todos debemos luchar contra las dietas falsas, las que ponen en peligro la vida de la gente. Una de ellas es la famosa "dieta carnívora" que impulsan desde sus sitios en internet diversos blogueros e influenciadores.

Estos no solo afirman que los humanos solo debemos consumir carnes animales todo el día, también se atreven a decir que los vegetales son perjudiciales. Es cierto que existe alguna evidencia que corrobora que este régimen alimentario mejora los síntomas en pacientes con autoinmunidad, pero, por otro lado, comer solo carnes animales les incrementa a muchas personas el factor de crecimiento similar a la insulina (IGF1) y la vía de mTOR, que son rutas que no deberían activarse por su alto riesgo cancerígeno. De ninguna manera siga esta dieta, o sígala si quiere trazar su camino hacia el cáncer. El consumo responsable de la carne, en cuanto a su frecuencia y dosis, y siguiendo las recomendaciones que le doy en este libro, puede ser muy saludable. ¡Tenga cuidado con esas dietas falsas, riesgosas y carentes de lógica!

Volvamos al tema central. La superabundancia proteínica en la dieta causa, con frecuencia, un daño renal, especialmente en las altas dosis que se recomiendan para lograr el incremento muscular, que en ocasiones es de tres gramos por kilo de peso. Los riñones son como pequeños coladores. Cada vez que la sangre pasa por ellos hará una operación de "filtrado". Si la persona excedió su consumo de proteínas, estas terminarán estropeando esas finas mallas, las romperán y provocarán una inevitable calamidad renal. Esta es una afección por la que los médicos solemos preocuparnos mucho, pero no es la que más atendemos; los problemas que más vemos por causa de la exagerada ingesta de proteínas son los que mencioné en el párrafo anterior.

Es mejor guardar la compostura ante los regímenes alimentarios basados en la supremacía del macronutriente que aquí nos ocupa. ¿Se acuerda de la famosísima dieta Atkins de los años ochenta? Era alta en grasas y proteínas. ¿La gente adelgazaba con ella? Al principio sí, pero 20 días o un mes después las personas dejaban de perder peso, estaban muriendo del estreñimiento y tenían un aliento de dragón con caries. Ahí acababa su viaje hiperproteínico. Con el paso de los años, la Atkins tuvo una modificación y pasó a ser una dieta cetogénica, de la que hablaremos en el apartado dedicado a las grasas.

Sin embargo, en el mundo hay millones de personas totalmente entregadas a su dieta basada en las proteínas. Con ella llegaron nuevas creaciones de la industria: barras proteínicas con cero carbohidratos y polvos para hacer "malteadas" llenas del macronutriente favorito del universo del *fitness*. ¿Qué contienen esas barritas en realidad? ¿Cómo pueden ser dulces y tener sabor a chocolate si no incluyen ni azúcar ni cacao? "¡Pero doctor, sabe a chocolate!", quizás me quiera gritar usted, aficionado a estas tiernas barritas. Pues sí, pero lo que se está comiendo es una "cosa" llena de químicos. Entre el 75 y el 80 % de aquella dulzura está compuesta por ellos: ¡químicos!

Y con los polvitos mágicos que vienen en el tarro mágico para hacer malteadas reconstituyentes mágicas pasa lo mismo. Esa mezcla está hecha a base de *whey* –muy de moda por estos días–, que es proteína de suero de leche. Como macronutriente tiene sus cualidades, eso no se puede negar. Cuenta con un alto valor nutricional y una buena biodisponibilidad. Sin embargo, esa malteada con sabor y olor a vainilla de Tahití está compuesta, básicamente, por químicos, al igual que la barrita.

Sigamos con el *whey*. Esta es una de las proteínas que se halla en la leche, que también contiene otras, como la caseína o las lactoglobulinas. He dicho que el *whey* puede tener sus beneficios, pero también sus contras. De hecho, es una de las proteínas que más eleva la insulina. Por eso, si usted consume estos polvitos en exceso, esas seis o siete veces al día que le recomienda su entrenador o su amigo Pepe, el Musculitos, pues estará estimulando demasiado la insulina, una hormona que se activa cada vez que usted come. Va a propiciar que su cuerpo produzca nuevas formas de glucosa, a partir de la gluconeogénesis –la mencionamos hace poco–, por consumir tanta proteína. Lo invito entonces a que lo piense muy bien antes de tomarse ese batido de vainilla de Tahití tantas veces al día.

¿Plantas o animales?

Esa es una pregunta frecuente. ¿Es mejor la proteína de la carne de la vaca o la que proviene de los vegetales? Ambas son buenas. Lo dije antes, no voy a entrar en la discusión sobre si ser vegano radical es mejor o peor que ser omnívoro confeso. Esa no es la discusión que propone *El milagro metabólico*. Este libro nos debe incluir a todos. Pero le voy a contar lo que pienso, sé y conozco del tema. Por cierto, durante muchos años he sido vegetariano, no como carne porque, simplemente, dejó de gustarme; no porque sea "cancerígena" como afirmaron muchos estudios en su momento. Me siento bien así. Fue mi elección después de ser omnívoro toda la vida.

Hay una proteína que yo valoro muchísimo, y es la del huevo, un alimento que además es una buena fuente de grasas saludables y al que durante muchos años le hicieron mala propaganda. Nos dijeron a todos que era el culpable del colesterol alto y algunas otras barbaridades. Sobre el huevo, sobre cuántos podemos comernos al día –en caso de no ser alérgicos a él–, le contaré más en el tramo final de esta edición. Entonces, tome nota: el huevo es una excelente fuente de proteína. Agréguela a su dieta.

Del lado del universo proteínico vegetal hallamos a las leguminosas: los frijoles, los garbanzos, las lentejas, el brócoli, la avena de hojuela entera y los champiñones, por ejemplo. Buenas proteínas. Y hay otra fuente que usan muchísimo los veganos y vegetarianos, a la que incluso durante décadas se le otorgó propiedades casi milagrosas, la soya. Si la examinamos sin detalle, se puede decir que, claro, es una apropiada fuente de proteínas. "¿Entonces, doctor, por qué usted habla de ella con desconfianza?". Porque la soya y el maíz son los alimentos que tienen más variaciones genéticas en el planeta. Son parte de los famosos OGM, los organismos genéticamente modificados, o "transgénicos". Los laboratorios y la gran industria transformaron sus estructuras moleculares para que estas semillas sean más resistentes a las plagas, al clima y a diversos factores que podían afectar su crecimiento. La soya es una de las moléculas que más modificaciones genéticas ha tenido, y los alimentos u organismos con tan drásticas variaciones están altamente relacionados con el desarrollo del cáncer y de múltiples enfermedades. No le estoy proponiendo que se olvide de la soya. Le estoy sugiriendo que, para evitar contrariedades, si a usted le gusta tanto esta leguminosa, pues cómprela a quienes puedan certificarle que es orgánica y no la semilla mutante que abunda en el mercado. Soya certificada. Así le dará un buen aporte proteínico a su cuerpo.

Vamos ahora al terreno de la proteína animal. Si usted es vegano o vegetariano y no la consume debido a sus creencias y porque está en contra del sacrificio animal, respeto su postura. Me parece muy válida, pero aquí abordaremos todo el universo de las proteínas; quiero que este libro sea útil para todos, sea cual sea su elección alimentaria, religiosa o de vida.

Comencemos por las "temibles" carnes rojas. A lo largo de los años nos convencieron de que no deberíamos comerlas porque producen cáncer. Les hicieron una guerra basada en muchos estudios llenos de "evidencias". Los medios de comunicación publicaron múltiples artículos al respecto, pero cuando salieron las investigaciones que refutaban estas "evidencias" y aquellos que combatieron las carnes rojas se retractaron, no hubo ese bullicio mediático. Sí, se retractaron. ¿No lo sabía? Ese es el lío: casi nadie lo supo.

La carne roja, la carne de la vaca por sí sola, no es mala. Pero es importante saber qué estamos comiendo. Los ganados de los países industrializados suelen ser alimentados con cereales y una buena cantidad de estos son "transgénicos", su estructura molecular fue modificada por el hombre. Son cerealitos mutantes que alimentan a las reses que luego se convertirán en filetes que usted comerá. Repito, eso suele suceder, especialmente, en los países del antes llamado Primer Mundo: el continente europeo o Estados Unidos. En el territorio latinoamericano los ganados, en su mayoría, se alimentan de pasto, por eso la carne que se consume en esta parte del planeta es, en general, de buena calidad. Y mire usted las contradicciones que se presentan en este mundo globalizado: **mientras que en las naciones industrializadas se paga más por carne y productos lácteos de un ganado alimentado en pastizales, en Latinoamérica, por alguna razón desconocida, la gente paga hasta el triple por comerse un buen trozo de carne de angus certificado proveniente de Estados Unidos, que muy seguramente fue alimentado con cereales transgénicos. ¿A qué jugamos? Es el mundo al revés.** ¿Qué carne elegir entonces? La del ganado alimentado con pasto, la carne que producimos en América Latina. La carne roja tiene un muy buen aporte de proteínas y también de betacarotenos, zeaxantina, selenio, zinc, luteína, magnesio y hierro, y el grado de toxicidad de la res es menor que el del pollo y el del pescado. ¿Cuánta puede comer? Se lo dije páginas atrás.

Las que sí tienen una estrecha relación con el cáncer son las carnes procesadas, como los embutidos de mala calidad o industriales, debido al alto contenido de nitritos y de otros químicos. Pero aquí también se debe hacer una diferenciación: no es lo mismo un jamón ibérico de bellota, que ha sido curado y deshidratado en cuarto oscuro, y que ha tenido un extenso tiempo de maduración (12 o 24 meses), que esos jamones de supermercado hechos a base de "marrano licuado", teñido de color rosa, llenos de químicos, de gelatina, con sodio por montones, contenidos en un empaque de plástico que dice: "Libre de grasa". Si le gusta el verdadero jamón, si quiere comerse un buen producto, si quiere darle buena información a su cuerpo, elija el primero. Si quiere veneno, compre el segundo. Y tenga cuidado con los chorizos: la mayoría de los que encontrará en las tiendas contienen muchos "extras" que no son buenos para el organismo. Lea con atención cuáles son sus componentes. Ah, bueno, ¿quiere más sorpresas? Seguro que en las mañanas le gusta acompañar sus desayunos con una buena porción de tocino. ¿Ya revisó sus ingredientes? Pues tiene grandes cantidades de azúcar. ¿No me cree? Mañana, cuando vaya al supermercado, lea la información del empaque, o revise en Google. Ahí tiene su *bacon*.

Otra carne muy consumida en el mundo es la de pollo que, en buenas condiciones, es una provechosa proteína. Aunque sucede lo mismo que con el ganado vacuno, todo dependerá de cómo crecieron estas aves. Si las nutrieron con cereales (mutantes transgénicos) y crecieron en terribles condiciones de hacinamiento, no serán la mejor fuente alimentaria para nuestro organismo. Lo ideal sería comprar pollo orgánico, de finca, que no fue criado en pequeños cubículos carcelarios y que comía restos de vegetales. Pero la calidad del pollo no depende solo de su crianza. En general, al ganado aviar se le inyecta gran cantidad de sodio para que se conserve y pueda ser transportado y congelado sin mayores líos. Este sodio lo consumirá usted cuando se coma su estofado de pollo en el almuerzo. ¿Cuánto sodio era? Ni idea. No se puede saber. Por eso le decía que, si tenemos en cuenta el grado de toxicidad, siempre será menor el de la carne de vaca, u otras de menor consumo, como las de venado, pato, cordero y pavo.

Muchos afirman que consumir carne de pollo es un peligro debido a la cantidad de hormonas que le aplican. Sin embargo, eso es habitual en los países industrializados y poco frecuente en el mercado latinoamericano. Llevar a cabo dichos tratamientos hormonales cuesta demasiado dinero; por eso no es usual en nuestra región. Por lo tanto, si le hablan del "peligro de las hormonas" de los pollos, responda que, al menos en nuestras naciones hispanoparlantes, el peligro real está en los cereales que usan para el engorde de estas especies.

Existe una preocupación creciente con el pollo y es la administración de arsénico para su crecimiento rápido; sin embargo, desconozco las estadísticas sobre el tema en Latinoamérica. ¡Recordemos lo altamente cancerígeno que es el arsénico! "Pero, doctor, ¿entonces sí se puede comer pollo?". Si usted no es vegano, y selecciona el que le aconsejé (pollo orgánico, preferiblemente, o pollo de una finca conocida), por supuesto, y en la dosis adecuada.

Hay otras carnes muy apetecidas, "limpias" –con poca toxicidad– y apropiadas fuentes proteínicas para nuestra dieta, como el pato y el cordero. En la frontera opuesta encontramos el cerdo. Su carne es un gran interrogante. Si bien tiene grasas que pueden llegar a ser benéficas, el problema con los porcinos es, también, el de su alimentación. La mayoría de ellos come cereales. Además, el cerdo es rico en histamina, una molécula que también está presente en el cuerpo humano y cumple varias funciones; de hecho, opera como hormona o neurotransmisor. La histamina tiene relación directa con los procesos alérgicos de nuestro cuerpo. Por eso se recetan los "antihistamínicos" ante alguna reacción alérgica. Si el cerdo tiene altos niveles de histamina y usted presenta cierto tipo de alergias, mejor no lo incluya en su dieta. Y, en general, de todas las carnes animales de alto consumo, la que menos bondades podría tener es esta.

He atendido a pacientes que me dicen con una gran sonrisa que han dado un paso trascendental en sus vidas. Que han abandonado la carne de bovino para siempre y que solo están comiendo pescado porque es "supersaludable". Lo mismo: en condiciones ideales el pescado es maravilloso, es una excelente fuente de proteína, tiene además muy buenos minerales, fósforo y algunos aportan omega 3. ¿Pero cuál es la realidad del mundo actual? Que los peces de casi todos los océanos y ríos terminan alimentándose de toda la basura que hemos producido los humanos en cada rincón de la Tierra. Por eso muchas especies están contaminadas con altos niveles de mercurio.

En enero del 2019 vi en el diario económico español *Cinco Días* una noticia que me llamó la atención. Kiyoshi Kimura, un millonario empresario japonés, dueño de una franquicia de sushi, pagó 2.7 millones de euros por un atún rojo de 275 kilogramos. En el artículo, el rico comerciante decía: "Espero que nuestros clientes se coman el atún". Su intención de agradar a los comensales es noble, pero tiene sus peligros. Cuando vi el artículo de inmediato pensé que lo incluiría en este capítulo que usted está leyendo. Las dos especies con mayores posibilidades de estar contaminadas por mercurio son el pez espada y el atún, ejemplares marinos de gran tamaño. Y ¡qué decir de ese pescado de 275 kilogramos! ¿Cuánto de ese mineral pesado podrá tener?

Mi sugerencia sería entonces que, si le gusta el pescado, limite la ingesta de los peces grandes, como el atún; consúmalo una vez al mes. El salmón es una especie intermedia, cómalo sin exageración. Y si usted es de aquellos que creen que a mayor tamaño, mayor satisfacción, lo invito a que, en este caso, deje su creencia a un lado, y elija los pescados más pequeños –y por tanto menos contaminados con mercurio–. Una muy buena opción son las sardinas, ricas por sí solas y, además, ricas en omega 3. Lo más chico tiene su encanto. Otra buena opción son los peces de río, siempre y cuando usted conozca la procedencia. La trucha, por ejemplo, tiene buena proteína y buena cantidad de omegas. Recuerde que el omega de los pescados es de muy alta calidad y trae grandes beneficios para el cuerpo. Hacen parte de los ácidos grasos esenciales.

Le conté antes que en los lácteos hay diversas proteínas. Una de las más importantes, por su disponibilidad y valor proteínico es la caseína. Pero con ella es mejor tener los ojos muy abiertos. La caseína sería como el chico guapo del barrio con el que todas quieren salir, pero resulta que ese muchacho tan bonito es un patán,

un irresponsable, un mal tipo. ¿Qué cuenta más, su cara de Brad
Pitt o sus valores y comportamientos? Como nos dirían nuestros
padres: "Ponlo en una balanza". ¿Son mayores los beneficios o los
perjuicios? Si hablamos de la caseína, los segundos serán mayores.
Esta produce en el cuerpo el mismo daño que causa el gluten –la
proteína del trigo, les hablaré de ella más adelante–, pues ambos
generan la llamada "permeabilidad intestinal".

**El intestino funciona como si fuera un colador de jugos. En
su fina malla queda atrapado el exceso de pulpa y de semillas
de la fruta y solo el líquido pasa a través del tamiz. El intestino hace una labor de filtrado: selecciona qué debe asimilar el
organismo y elimina el resto.** Ahora imagine que el colador de
jugos, de tanto uso, empieza a romperse y en su malla aparecen
algunos agujeros de mayor tamaño. Pasará el líquido, sí, pero estará acompañado de residuos de pulpa y semillas. Eso mismo les
pasará a las paredes intestinales ante la avalancha de caseína: de-
jarán de ser un buen filtro, permitirán la entrada de invitados no
deseados en el cuerpo, y estos causarán inflamación crónica e incluso podrán desencadenar respuestas del sistema inmunológico
y propiciar enfermedades como el asma, el acné, la resistencia a la
insulina, e incluso el cáncer y las enfermedades autoinmunes, entre otras afecciones. La caseína y los lácteos tienen una "entraña-
ble" relación con las enfermedades crónicas –también lo veremos
en detalle dentro de algunos capítulos–. Suficiente carne y brócoli
por el momento. Vámonos al universo de las grasas.

Las grasas

Todo comenzó por una mentira o, mejor, por la mala interpretación de una evidencia. Lo hablamos en el capítulo inicial, en
"La epidemia". Después de *El estudio de los siete países* (1958), de

Ancel Keys, las grasas fueron tratadas como asesinas, se les culpó de obstruir las arterias de las personas y causar episodios cardiovasculares y millones de muertes. Luego el Departamento de Agricultura de Estados Unidos le dijo al mundo que lo mejor era tener una dieta rica en carbohidratos. De esta manera comenzó el reinado del azúcar, auspiciado por las grandes industrias, potenciado por las agencias de publicidad y garantizado por el imparable consumo global de productos azucarados. Dio inicio, también, la época de contar calorías. Las grasas, otra vez, fueron señaladas con el dedo: "Ese grasoso macronutriente tiene mayor contenido calórico. ¡No lo coma porque engordará! ¡Le sube el colesterol!", gritó una horda histérica de especialistas en nutrición. De nuevo, la industria aprovechó la oportunidad e inventó otro nicho rentable: bienvenidos a la era *fat free*.

¿Y qué ha pasado en estos años de azúcar y bajas calorías? ¿La salud de los habitantes del planeta está mejor? No. Ya lo debe saber, ya se lo conté. El esquema de más *carbs* y de lo *fat free* trajo también más víctimas, más arterias tapadas, más accidentes cardiovasculares, más diabetes, más obesidad, más desórdenes alimentarios, más gente obsesionada con el conteo calórico y claro, más compañías que facturaron millones de dólares vendiendo sus productos alimenticios para toda ocasión. La salud de quienes habitamos este planeta siguió empeorando.

Durante estas décadas, las grasas fueron testigos silentes, actrices de segunda categoría, y estuvieron presas por un crimen que no cometieron. Sin embargo, el paso del tiempo fue reorganizando el rompecabezas alimentario y múltiples estudios empezaron a demostrar que ellas, bien utilizadas, cumplen una labor muy valiosa en la dieta de todos los seres humanos. En este capítulo quiero mostrarle por qué, si incluimos las "grasas buenas" en la comida de cada día, nuestra salud mejorará. Y, volviendo al tema de las arterias tapadas, recuerde que la culpable, por un giro inesperado del guion, es el azúcar.

Las grasas hacen parte del grupo de los lípidos. Estos, a su vez, se dividen en dos: ésteres y ácidos grasos. Hay ésteres de tipo vegetal y de tipo animal; a estos últimos pertenece el colesterol. Por su parte, los ácidos grasos se dividen en grasas saturadas, monoinsaturadas y poliinsaturadas. Seguro ha oído nombrar al menos las primeras.

Espero que recuerde un poco las clases de Química del colegio, especialmente los famosos "enlaces". Será fácil, se lo aseguro. Comencemos. ¿Por qué se le llama grasa saturada? Porque en la cadena de carbonos (C) que la compone no hay manera de meter más hidrógeno (H), no hay espacio, su estructura está, textualmente, saturada. Y note que entre ellos solo hay enlaces simples. Aquí hay un gráfico para que lo entienda mejor.

Saturado

Insaturado

Hay diferentes tipos de grasas saturadas. Algunas son mejores que otras. Las hallamos de forma natural en los lácteos o en frutos como el coco. Y en un líquido valiosísimo para la vida de todos los seres humanos: la leche materna, cuyo 27 % está compuesto por grasas saturadas idénticas a las del coco. Traigo este ejemplo para empezar a rebatir ciertas creencias erróneas que el doctor Keys, la tía Bertha y ciertos especialistas nos entregaron como herencia a usted y a mí. Una de ellas es que debíamos evitar las grasas saturadas porque tapaban las arterias. Si eso fuera cierto, quizás Dios y la naturaleza se equivocaron al ponerlas en ese alimento que la madre le da a su hijo, el primero que recibe después de nacer y salir del útero. **A la luz de lo que nos han explicado durante décadas se podría decir que las mamás son unas criminales por darles esa leche con grasas saturadas a sus recién nacidos. Pero, qué raro, a los bebés no se les obstruyen las arterias con esta leche. ¿No? Todo lo contrario, les da los nutrientes necesarios para crecer y empezar a vivir. Y la recomiendan los pediatras, los especialistas, los científicos y todos los sabios de la nutrición.** No lo olvide. Empecemos a derribar estas falsas creencias.

Hay que hacer una diferenciación relevante. Las grasas saturadas que usted consume en su dieta no son las mismas que podría tener en la sangre. Las que están en su torrente sanguíneo son el resultado de una "maniobra" del hígado en respuesta a un desorden metabólico. Las que se come cada día tienen propiedades antinflamatorias, ayudan a reducir el llamado colesterol malo y aumentar el bueno, contribuyen a la creación de variadas hormonas y son vitales para la producción de una proteína muy importante en el desarrollo pulmonar de los bebés durante la gestación, el surfactante pulmonar. En resumen, el papel de las grasas saturadas es favorable para el cuerpo.

En segundo lugar tenemos las grasas monoinsaturadas. Se llaman así porque en una de las uniones de la cadena de carbonos que constituyen su estructura hay un doble enlace (solo uno). Estas las encontramos en alimentos como la oliva, el aguacate y los frutos secos; y tienen múltiples beneficios de tipo antinflamatorio e inmunológico. Ayudan, además, a la salud cardiocerebrovascular y al control metabólico del organismo.

Y las terceras del grupo son las grasas poliinsaturadas, que reciben tal denominación porque en su cadena de carbonos hay más de un doble enlace. Esto sí le va a interesar, al menos para que se lo cuente a sus amigos que toman diversos "omegas". Cada carbono de esa cadena que tenga el doble enlace será un "omega". ¿Por qué el omega 3 se llama así? Porque es el tercer carbono de la cadena donde tiene el primer doble enlace. Los mismo sucede con el omega 6 o el 9, o el que sea.

La clave omega

Como lo mencioné antes, los omegas 3 y 6 son ácidos grasos esenciales. Esto significa que el cuerpo humano no los puede producir, así que se deben consumir en la dieta porque tienen grandes propiedades. El omega 3 desempeña un papel determinante como antiinflamatorio, ayuda a la formación de hormonas y al mantenimiento de las membranas celulares, pero también es muy valioso para la protección cardiovascular y el desarrollo del cerebro. Por eso muchas fórmulas de leche en polvo para niños están enriquecidas con omega 3, porque desempeña un papel clave en este último punto.

¿Qué alimentos lo contienen? Fuentes vegetales como la chía y la linaza, o fuentes animales como el pescado. ¿De dónde proviene el omega 3 animal? De las algas marinas. El pez pequeño se come las algas, el pez mediano se come al pez pequeño, luego uno más grande se come al mediano y... sí, ya lo entendió. En la carne de los pescados a los que podemos acceder fácilmente se encuentran dos formas de omega 3 que necesitamos, el EPA (ácido eicosapentaenoico) y el DHA (ácido docosahexaenoico), pero igual los podríamos consumir directamente de las algas marinas.

El omega 3 tiene varios primos. Uno de los más populares es el omega 6 –se lo presenté cuando hablamos de los aceites–, que al igual que Darth Vader, tiene su lado oscuro. Digamos que el omega 6 bueno proviene del aceite de onagra y de borraja, y el malo lo hallamos en la canola, la soya, el maíz y girasol, entre otros. Dentro de su estructura molecular encontramos a un personaje conocido, el famoso ácido araquidónico, con el que comienza la cascada de la inflamación de nuestro organismo. Así que le recuerdo brevemente que el alto consumo del omega 6 del lado oscuro terminará provocando una inflamación, que puede convertirse en crónica, y el resto de la historia la conoce usted muy bien. Por cierto, ¿recuerda cuál debería ser la proporción ideal en nuestro organismo entre estos dos omegas?

A) 1 a 1

B) 1 a 4

C) 1 a 25

Se lo dejo de tarea, pero si su respuesta fue "A", me dará una gran alegría.

Los omega 6 los encontramos en los aceites y las margarinas. Estas últimas fueron una creación de la industria para competir con las tradicionales mantequillas. Las margarinas son más baratas porque se crean a partir de aceites vegetales, pero para lograr que estos se solidifiquen tienen que pasar por un proceso de hidrogenación. En otras palabras, se transforma su estructura bioquímica. Así se forman las grasas *trans*, que son las que contienen, además de las margarinas, los paquetes de papitas fritas, las galletas, las empanadas, la pizza congelada, los panes hechos en serie y la mayoría de los productos de supermercado que nunca jamás deberíamos comer. Si hay una grasa mala y terrible es esta. Por favor no la consuma. Lea bien la información nutricional de cada producto.

Sé que muchos están haciendo el esfuerzo por llevar una dieta saludable. Me lo dicen mis pacientes: "Doctor, estoy más sano que nunca, cambié mis hábitos, ahora como muchas almendras tostadas". ¿Tostadas en qué?, pregunto. "No lo sé, creo que en canola, doc". Y el aceite de canola es una mala fuente de omega 6, así que toda su buena intención de darle una correcta información al cuerpo con esas almendras –que son un gran fruto seco para quienes no son alérgicos a ellas; yo, tristemente lo soy–, se fue al piso al haber pasado por ese proceso. Cuando un omega 6 del lado oscuro termina además convertido en una grasa trans, no hay Luke Sywalker que salve a quien lo consuma. El cuerpo no es capaz de eliminar, de degradar metabólicamente, las grasas trans, y estas terminarán generando inflamación crónica.

Es probable que usted tenga margarina en su casa. Siempre la ha usado. Y debe estar desconfiando de mis palabras porque además usted leyó que en la etiqueta decía que es saludable y "libre de colesterol". Bien. Rebobinemos. Si los lípidos se dividen en ésteres y ácidos grasos, y la margarina se prepara a partir de un ácido graso, dígame de dónde podría tener colesterol. Lo que pasa es que esa palabra se relaciona con la grasa y por eso usted pensó: "¡Esa es la buena!". Pero no. A mí me gusta poner este ejemplo: es como si usted va a un almacén de electrodomésticos y encuentra la pantalla plana que quiere comprar y tiene un aviso que informa "libre de colesterol". Usted buscará al vendedor y le dirá que no lo time, que los televisores no tienen colesterol. Pues bueno, las margarinas tampoco. Nunca lo han tenido.

¿Un nuevo veneno?

En 1948, en Estados Unidos, comenzó el muy conocido *Estudio del Corazón de Framingham*, que se realizó en la población del mismo nombre, ubicada cerca de Boston (Massachusetts). En él participaron 5 209 mujeres y hombres, de entre 30 y 62 años, que nunca habían tenido una afección cardiovascular, un episodio cerebrovascular o un ataque cardiaco. Esta investigación se ha prolongado a lo largo del tiempo, ha pasado por varias etapas (1971, 1994, 2003) y ha añadido otros grupos poblacionales e incluido a las generaciones siguientes de las primeras familias estudiadas. Las conclusiones de cada etapa del estudio Framingham han sido evaluadas, reevaluadas, y en ninguno de los hallazgos, durante todos estos años, hay una sola prueba de que las grasas saludables sean un factor de riesgo cardiovascular. ¿Qué pensaría Keys de todo esto?

Los resultados de los estudios de la Women's Health Initiative (WHI), que mencionamos al comienzo de *El milagro metabólico* y en los que también se evaluaron muchísimos pacientes, tampoco encuentran una relación riesgosa entre las grasas y las enfermedades cardiovasculares. Por el contrario, se revela que el consumo de grasas buenas podría llegar a ser un factor protector para muchas afecciones metabólicas crónicas.

Otra investigación importante ha sido *The Nurses' Health Studies (El estudio de salud de las enfermeras)*, que comenzó en 1976, ya va por la tercera generación y ha contado con la participación de más de 275 000 enfermeras. En este también se concluye que las grasas no son un factor determinante en las enfermedades cardiovasculares.

El reconocido doctor Walter Willett, profesor de Epidemiología y Nutrición de la Universidad de Harvard, ha realizado una cuidadosa revisión de la literatura médico-científica relacionada con las grasas y las enfermedades cardiovasculares, de los estudios clínicos y de los llamados metaanálisis de estas investigaciones, y en ningún caso ha encontrado una evidencia que determine que comer grasas sea malo o que disminuirlas tenga algún beneficio. De hecho, muchas pruebas realizadas, que comparan las dietas altas en carbohidratos y bajas en grasa, con las opuestas, altas en grasa y bajas en *carbs*, demuestran que estas segundas son más cardioprotectoras, no presentan mayores complicaciones metabólicas, no provocan diabetes ni trombosis cerebrales, ni tampoco infartos. Mejor, entonces, llevar una dieta alta en grasas buenas. Eso dicen las evidencias.

Gran parte del desarrollo del sistema nervioso central y periférico está soportado por moléculas de grasa. Así que, si el mundo continúa por este camino de las dietas *fat free* impulsada por la creencia errada de que las grasas engordan, tapan arterias y asesinan a los seres humanos, cada día seguirán creciendo el párkinson, el alzhéimer y todas las enfermedades neurodegenerativas que, de hecho, han aumentado en el mundo. ¿Cómo le vamos a quitar a nuestro sistema nervioso central su macronutriente esencial? Que quede claro que no le estoy diciendo, de ninguna manera, que su dieta deber ser a base de chicharrón y tocino. Recuerde que estamos hablando de grasas "buenas", como la del aguacate o el huevo, por citar tan solo dos ejemplos. "Pero, doctor, ¡las grasas tienen muchas calorías! ¿Cómo van a ser buenas?", esto lo he escuchado muchas veces. Sí, verdad total: las grasas tienen nueve kilocalorías por gramo, ¿y qué pasa? ¿Podría, por favor, volver a leer el capítulo de las calorías?

Las grasas son absolutamente necesarias. Y la única manera de contar con muchas de ellas, que el organismo no puede fabricar, es consumiéndolas en la dieta. **Las grasas tienen múltiples beneficios: ayudan a controlar el metabolismo, contribuyen a que las hormonas que lo lideran sean poco estimuladas, son las que menos cuentan en la elevación de la insulina y, al final, son cardioprotectoras y cerebroprotectoras. Consúmalas sin miedo.** En este libro le explicaré cómo. Le hará un bien a su cuerpo.

El 18 de julio del 2017, la Academia Americana del Corazón (AHA) dio a conocer un sorprendente estudio en la revista *Circulation*. Digo "sorprendente" porque después de leerlo sentí que habíamos involucionado. En esta reputada revista, que pertenece a esa misma institución, se retoma la vieja discusión: en las arterias tapadas de quienes han sufrido accidentes cardiovasculares y trombosis hay rastros de grasas saturadas, así que la conclusión, para resumir las 23 páginas que tiene el artículo con sus referencias bibliográficas, es que debemos alejarnos de las grasas saturadas y, entre ellas, del aceite de coco. A mí me dio mala espina ese texto firmado por más de 11 autores, todos, por supuesto, de la AHA. Al final nos recomiendan llevar una dieta baja en azúcares simples (¡no podría estar más de acuerdo!), baja en grasas saturadas y alta en grasas de tipo vegetal (omega 6) como la canola y el maíz (¡totalmente en desacuerdo!).

Al leer con detenimiento el estudio y revisar sus fuentes, es fácil comprobar que estas "nuevas" evidencias se basan, principalmente, en viejas pruebas, en tres estudios que se llevaron a cabo entre 1967 y 1970. Por eso sentí un regreso al siglo pasado. Usted dirá: "Mire, Jaramillo, eso lo publicó la AHA, que es referencia en todo el mundo. ¿Cómo se le ocurre poner en duda su estudio? ¿Quién se cree usted?". Otra vez, hace bien en desconfiar, pero lo que estoy afirmando no es una necedad: decenas de médicos en todo el mundo manifestaron su inconformidad con esta investigación que, basada en viejas teorías, olvida, por ejemplo, todos los otros estudios que he citado en este apartado y que demuestran que no hay problemas con las grasas buenas. Ellas no son las culpables de las obstrucciones arteriales. La existencia de grasa en las arterias es el resultado de un largo proceso que comenzó por el descontrol de la insulina, propiciado, principalmente, por el azúcar.

Además, qué raro, ¿por qué recomiendan aceites de tipo omega 6? Si hilamos un poco más fino, descubriremos que algunos de los nutricionistas que trabajan con la AHA son patrocinados por la industria de la canola y del maíz, que ha perdido terreno en el mercado mundial contra otros aceites como el de coco. Pero la gran influencia y credibilidad de la AHA permite que este discurso se propague y que los cardiólogos y endocrinólogos repitan el esquema y les pidan a sus pacientes que se olviden de las grasas saturadas y que consuman canola, ¡por el amor de Dios!

Para redondear la labor desinformativa, en agosto del año pasado, la doctora Karin Michels, profesora adjunta de Epidemiología de Harvard, dijo en una conferencia en la Universidad de Friburgo (Alemania) que el aceite de coco era "puro veneno". La noticia tuvo un alcance enorme, se publicó en medios como *The Guardian*, *The Independent* y *The Washington Post*, y fue tema del día en muchas emisoras de radio en el mundo. Su afirmación se expandió velozmente. ¿Por qué es veneno? Porque, dice Michels, es una fuente rica en grasas saturadas. Su mediática intervención propició un interesante debate y le dio más visibilidad a esta discusión. Yo, se lo digo sin temor alguno, creo en los beneficios del aceite de coco, lo utilizo desde hace mucho, y créame, no soy un suicida, ni tampoco quiero envenenar a mi esposa, la Mona, porque a ella también le cocino con esta "horrorosa" grasa saturada. "¡Pero la doctora Michels es profesora de Harvard!". Tiene razón.

Pues le cito a otros profesores de Harvard. Uno ya lo mencioné: el doctor Willett, un epidemiólogo y nutricionista que es una institución en su campo, y piensa muy diferente sobre las grasas saturadas. Otro es el doctor David Ludwig, gran maestro, endocrinólogo y autor del exitoso libro *Always Hungry* (2016), en el que habla de manera extensa de los beneficios de las grasas. Por cierto, me fascina la primera frase con la que comienza su texto: "La mayoría de los programas para bajar de peso te obligan a reducir el consumo de calorías. Este no". Totalmente de acuerdo con Ludwig. En resumen, y volviendo al tema, no hay nada que temer con el aceite de coco ni con las grasas buenas. No son un veneno.

Me llama muchísimo la atención que quienes aborrecen las grasas saturadas suelen crucificar el aceite de coco en sus conferencias o estudios, como si este fuera la única grasa de ese tipo en el planeta. Noto con cierta inquietud y curiosidad cómo algunas comunidades de veganos y la misma AHA, que son críticos feroces del aceite de coco, recomiendan el cacao que es, principalmente, otra grasa saturada. ¿No es un poco raro? Pero claro, como el cacao no sirve para freír papas o para cocinar, no representa ningún peligro para las grandes superpotencias mundiales de la canola, la soya, el maíz y el girasol. Digo yo; esa es mi teoría conspirativa.

El colesterol

Seguramente varias veces en su vida le han ordenado un examen en el que le toman el perfil de lípidos en sangre y le miden el colesterol total, que resulta de la sumatoria del famosísimo LDL, las lipoproteínas de baja densidad, el supuesto colesterol malo; el VLDL, las lipoproteínas de muy baja densidad, y el HDL, las lipoproteínas de alta densidad, que es el llamado colesterol bueno. ¿Qué son las tres? Proteínas, pero *no* colesterol. ¿Qué hacen? Transportar al señor colesterol, de tal manera que la sumatoria que vemos en el perfil de lípidos es la cantidad de colesterol que se halla inmerso en dichas proteínas que lo transportan. Quería hacer esa aclaración.

Además, como nos hablan del colesterol "bueno" y del "malo", nos crean temores, y a partir de ellos se generan los mitos y las tergiversaciones. El colesterol se forma a partir de un proceso metabólico que sucede en nuestro cuerpo como respuesta a algo que falló o a un proceso que está sucediendo. Y siempre recuerde que ni usted, ni yo ni nadie se come el colesterol. Se lo explico de inmediato.

Revisemos el trío transportador: LDL, VLDL y HDL. El primero, el supuesto colesterol malo, se produce en el hígado. Es importante aclararlo porque mucha gente piensa que el LDL se ingiere, se come, entra al cuerpo en forma de empanada grasosa, pero es falso. Esta proteína se encargará de transportar el colesterol fabricado por el hígado a los tejidos que lo requieran. ¿Para qué lo necesitan? Para crear nuevas membranas celulares y hormonas, para bajar la inflamación, para sobrevivir.

El HDL –o colesterol bueno– es la proteína que toma el exceso, el remanente, de colesterol que hay en los tejidos y lo lleva al hígado para que este lo "recicle" o lo elimine en bilis, y de esta forma el organismo pueda asimilar otras grasas. Por esta labor de remoción se dice que es el "bueno", mientras que el "malo", el LDL, lleva el colesterol al tejido. Pero ambos son "buenos", son necesarios, son proteínas de transporte que ayudan a nuestro cuerpo.

El VLDL –lipoproteína de muy baja densidad– es el resultado del consumo excesivo de carbohidratos y azúcares, que terminan en el hígado. Se necesita entonces una proteína que tome ese colesterol, lo exporte de este órgano, lo ponga en el torrente sanguíneo para así poderlo guardar en los tejidos en forma de triglicéridos, en la grasa subcutánea. Le hablaré de estos al final del apartado.

Dentro del HDL (el "bueno") hay unas partículas que son mejores, que son más eficientes que otras para retirar el exceso de colesterol. Pero no pierda de vista esto: cuando le entregan su perfil lipídico simplemente le informan cuántas partículas hay, no cuántas tiene de las buenas o de las no tan eficientes; le dan un total consolidado.

En la composición del LDL (el supuestamente "malo") hay unas proteínas de gran tamaño que pueden almacenar grandes cantidades de grasa, y son buenas por eso; y hay otras muy pequeñas que apenas guardan un poco de esta. Estas representan un problema porque son las que pueden adherirse a las arterias y empezar a taponarlas. Pero cuando a usted le presentan la medición de su LDL, no puede saber de qué tamaño son sus partículas.

Hay otra medición que, en la mayoría de los países, entre ellos Colombia, no se realiza, que es el RLP, el remanente de proteínas que quedan por ahí sueltas en el organismo, que se oxidan, fácilmente se pegan entre ellas y pueden causar la obstrucción arterial. Pero la medición de la lipoproteína de muy baja densidad, VLDL –espero que no se esté rompiendo la cabeza con tantas siglas e iniciales, ya vamos a terminar, lo prometo– da pistas sobre el remanente de proteínas en su cuerpo. Si la cifra, teniendo en cuenta los valores del perfil lipídico convencional, es inferior a 20, nada de nervios.

Quiero retomar el tema de las arterias tapadas y de las tales partículas que he estado mencionando. Primero, después de muchísimos estudios, hoy existe la suficiente evidencia para decir que las arterias no se obstruyen por culpa del colesterol alto o bajo. De hecho, el 50 % de las personas que sufren infartos suele tener su colesterol en niveles "normales". Perfecto. Entonces, ¿cuál ha sido la causa? Lo hablamos antes: la inflamación crónica sostenida –que se produce por desórdenes metabólicos–. Recuerde que dicha inflamación termina provocando una suerte de "úlcera" sobre la pared arterial, y ahí empezarán a colarse y adherirse las partículas pequeñas de colesterol, que se amontonarán en esa capa interna de la arteria, llamada "íntima". Así se obstruye y de esa manera llegan los trombos, los infartos e incluso la muerte. No es, entonces, el resultado del colesterol en sangre; es el resultado de tener malas partículas. Esta historia la hemos oído muchas veces: una persona va al médico, este le dice que tiene el colesterol perfecto, la felicita porque su estatina –medicamento para regularlo– está funcionando, pero una semana después, mientras disfruta una caminata, la persona muere de un ataque cardiaco. ¿Cómo pudo pasar eso? Se lo acabo de explicar, ¿no?

"¿Y cómo puedo saber, doctor, cómo están mis partículas? ¡En mi país no se practica ese tipo de exámenes!", quizás diga usted con desesperación. Hay soluciones, hay otras maneras de intuirlo y analizarlo. Tenga en cuenta esto:

1 › El primer indicador positivo es que sus niveles de HDL (el "supuesto colesterol bueno") y de triglicéridos tengan una relación de 1 a 1. Me explico: si tiene 70 de HDL y 70 de triglicéridos, se puede pensar que, independientemente de los valores de su colesterol, sus partículas son buenas.

2 › Otro valor útil es que la relación entre el HDL y el colesterol total no sea mayor de 1 a 5, de lo contrario, esto también puede ser un indicador de peligro.

3 › Pero además tenga en cuenta los niveles de su insulina. Si están bien, ¡lo felicito! Así se puede intuir que su metabolismo está controlado y que sus partículas de colesterol son las apropiadas.

4 › Hay otros indicadores útiles que podría pedirle a su médico que tenga en cuenta, como la proteína C reactiva (PCR) y el ácido úrico.

Pero no olvide, por favor, que todo esto se tiene que analizar de manera global y dinámica según la bioquímica de cada persona. ¡Todos somos diferentes!

Tome aire. Descanse un poco y sigamos con algo menos técnico y más del universo de los mitos. Durante años la tía Bertha nos ha hecho creer (a usted, a mí, a todos) que el colesterol alto es un problema de familia, que se hereda y no hay poder humano que lo pueda remediar –en mi canal de YouTube dediqué un episodio a ello, lo invito a que lo vea–. Bueno, también se lo dicen algunos médicos a sus pacientes. Pero no es así. Solo el 5 % del total de los casos de colesterol elevado son de origen familiar, el 95 % restante se debe a causas adquiridas. Sin entrar en mucho detalle, ese colesterol hereditario suele ser excesivamente alto, mayor de 500 o 700, y es de difícil manejo. Algunos casos son realmente dramáticos y se presentan en niños que mueren a temprana edad porque producen tanto colesterol que, simplemente, es imposible que su cuerpo pueda soportarlo.

Las causas adquiridas, que son las más frecuentes, se deben, en general, a un pobre estilo de vida (mala alimentación, exceso de azúcar, poco ejercicio, demasiada exposición a la radiación, ausencia de motivación interior) y a las infecciones crónicas, porque las lipoproteínas tienen propiedades antimicrobianas. Digamos que usted tiene infecciones urinarias frecuentes, lo cual es una señal de infección crónica. Con el fin de controlarla, su cuerpo intentará producir más lipoproteínas y por ello empezará a elevarse su colesterol. ¿Qué lo propició? La dichosa infección crónica.

Otra causa adquirida es la deficiencia de hormonas. No olvide que el cortisol, los estrógenos, la progesterona y la testosterona se producen a partir del colesterol. Si una mujer entra en la menopausia y deja de producir sus hormonas, pues el cuerpo –en una respuesta natural– dirá: "¡De ninguna manera, hay que crear más colesterol, no podemos fallarle!". De esta manera esa mujer producirá más LDL, la lipoproteína que toma el colesterol del hígado y lo transporta a los tejidos para que, en este caso, se produzca más estradiol o más estrógenos. Cuando empiece a funcionar este mecanismo, la señora tendrá el colesterol elevado. Y la solución no será darle estatina –el medicamento para disminuirlo–. La única solución es encontrar las causas de ese comportamiento para saber cómo corregirlo. ¡Hallar la gotera y taparla!

Antes de seguir con los triglicéridos quiero reiterarle que su estado de salud no es propiciado por la ausencia de un medicamento. Su colesterol alto no se debe a la falta de estatinas. De hecho, ningún estudio ha podido demostrar que estas aminoran el riesgo de eventos cardiocerebrovasculares. Las nuevas investigaciones prueban que cada día las estatinas causan más daños que beneficios. Y ni hablar de sus efectos secundarios (como los dolores musculares) y de su contribución a la resistencia a la insulina. ¿No le parece contradictorio? A muchísimos pacientes se les eleva el colesterol debido a la resistencia a la insulina; sin embargo, sus especialistas les dan un medicamento que empeorará este cuadro. Bueno..., así han creado un paciente (un cliente) para toda la vida.

Los triglicéridos

Todos tienen algo que decir sobre ellos. Pero no muchos los entienden. Yo suelo decir que los triglicéridos son como ese tío un poco raro, alejado, medio *freak*, que no va a las reuniones familiares y que muchos parientes tildan de "malo" porque en realidad no lo conocen. Para comenzar, y que quede muy claro, los triglicéridos no son el producto de las grasas que usted consume; son el resultado del exceso de carbohidratos, especialmente de la fructosa y de los azúcares simples que incluye en su dieta.

Retomando lo que le conté antes, si su consumo de carbohidratos ha sido elevado, en el hígado se formará la lipoproteína de muy baja densidad (VLDL), que tendrá la misión de transportar la "grasa" que ahí se ha creado al torrente sanguíneo. La exporta en forma de triglicéridos. ¿Todo bien hasta ahí? Estos, por ejemplo, son los que causan el famoso hígado graso que, como su nombre lo indica, es la evidencia de que se han acumulado demasiados lípidos en ese órgano. Esta es una afección que ha aumentado mucho en todo el planeta y que produce la cirrosis no alcohólica. Actualmente, esta última es la principal causa de cirrosis (a secas), una enfermedad que décadas atrás era propia de alcohólicos y espíritus díscolos. Otra señal de alarma. ¿Y cómo comenzó todo? Ate usted los cabos, no es difícil.

Quizás le guste el *foie gras*, que no es otra cosa que el hígado graso del pato, el ganso o la oca. Supongo que sabrá cómo se produce. Para que estas aves desarrollen ese hígado graso son alimentadas con jarabes azucarados. ¿Comprende? ¡Azúcar! La industria lo sabe, lo tiene clarísimo. Aunque ni usted ni yo somos patos, si llegamos a tener hígado graso será producto de lo mismo, del exceso de dulce que estamos consumiendo. Lo curioso es que, aunque sabemos la causa, la mayor recomendación que damos los médicos a nuestros pacientes con este desorden es: "Señor, deje de comer grasas saturadas, que esa es la razón de su problema". O culpamos a la genética, a la herencia: "Ah, claro, su padre sufrió de lo mismo, ¡ahí está la razón!". El exceso de glucosa provocó el hígado graso.

Volviendo a las mediciones, a los exámenes y a los triglicéridos, si estos se encuentran elevados, no lo dude: es una señal inequívoca de que su insulina también lo está, lo que quiere decir que hay un desorden metabólico en su organismo. Pruebo su memoria otra vez: ¿Cuál debería ser la relación entre el HDL (el llamado colesterol bueno) y los triglicéridos? Sí, muy bien, 1 a 1. Si el primero mide 70, el segundo debería acercarse a esa cifra. Digamos que una relación 1 a 2 es aún tolerable, pero si su HDL marca 50 y sus triglicéridos 200 (4 a 1), el riesgo de un evento cardiovascular es elevado. Eso permite pensar que usted tiene partículas malas de HDL y LDL (colesterol malo) que desencadenan la inflamación crónica que a su vez puede tapar sus arterias. Cualquier medición que sea 1 a 3, o superior, debe llamar su atención.

Sin embargo, si revisa todo lo que hemos descrito en este capítulo, entenderá que el LDL, que para todos es el malo, el villano, la rata de dos patas del colesterol, no es el culpable de las afecciones que matan a la humanidad. En este libro hablamos de los factores que alteran el metabolismo. Algunas señales que muestran el síndrome metabólico son la obesidad abdominal, la hipertensión arterial o los niveles bajos de HDL, entre otros. El síndrome metabólico predispone a las enfermedades cardiovasculares y cerebrovasculares, la diabetes, la prediabetes, el alzhéimer y muchas más. Pero mire que el LDL (el "malo"), solo, aislado, no es un criterio que permita definir ni el síndrome metabólico ni las enfermedades cardiacas –estas últimas son las que causan más muertes en el mundo–.

Sin embargo, ese chico de talante peligroso, el LDL, es el que tienen en cuenta los cardiólogos para formular medicamentos con el fin de reducir el colesterol, porque supuestamente tapa las arterias. No debería ser así, pero como detrás de todo esto existe una industria maravillosa que necesita vender sus pastillas, pues hay que lograr que se consuman. ¿Y cómo se potencia ese consumo? Reafirmando que el colesterol es el malo del paseo.

Las grasas han sido las sospechosas de siempre; las culparon, las condenaron, sin una revisión exhaustiva de las evidencias, tal como lo ha establecido el profesor Willett, pero en este siglo tienen su derecho a apelación y a salir de prisión. Se han dado algunos pasos en esa dirección. En las nuevas guías dietarias de Estados Unidos, publicadas en el 2015 y vigentes hasta el 2020, ya se recomienda que las grasas no sean excluidas de la dieta y que se debe consumir por lo menos 35 % de ellas. Esa es una noticia alentadora. Lo extraño es que, en medio de ese avance, estudios como el presentado en el 2017 por la American Heart Association (AHA) siembran la duda o dicen: "Grasas sí, pero que sean los omega 6 de la canola y el maíz". Que es hacer una invitación poco saludable, teniendo en cuenta lo que le he contado aquí.

Yo quedaría muy tranquilo si al final de este apartado usted ha podido comprender que: a) las grasas no son malas; b) son necesarias para su cuerpo, aunque, c) recuerde que hay grasas que son benéficas (como la del coco, el cacao, el aguacate) y otras que no (como las de los aceites ricos en omega 6), y d) ¡consúmalas en su justa medida! Todo en exceso es malo.

Gracias, Charlie

Termino este apartado contándole una historia que me gusta mucho, y es la de un niño estadounidense llamado Charlie, hijo del productor de cine Jim Abrahams (*Super secreto*, 1984). En 1993, cuando era apenas un bebé de 11 meses, los ataques epilépticos del chico eran incontrolables. Las medicinas poco habían contribuido a su mejoría. Así que sus padres, desesperados, decidieron recurrir a un régimen alimentario del que poco sabían, llamado dieta cetogénica (*ketogenic diet* o *keto*). Un mes después los ataques del infante habían desaparecido y ya no tomaba ningún medicamento. En 1994, sus papás decidieron crear la Charlie Foundation for Ketogenic Therapies, para ayudar a más niños que sufrían de epilepsia y otras enfermedades –todos los detalles de la historia los puede leer en los centenares de artículos que hay en la web o en la página oficial de esa fundación–.

¿Por qué le hablo de Charlie y de la dieta cetogénica? Porque esta propone un esquema alimentario compuesto por 70 o 75 % de grasas saludables, 15 o 20 % de proteínas y menos del 10 % de carbohidratos. Usted pensará que esto es un suicidio. No, es todo lo contrario, una invitación a una mejor vida. El nivel de glucosa que usted recibirá con esta dieta es muy bajo. Recuerde que la glucosa es su fuente primaria de energía y que se almacena en el hígado en forma de glucógeno. Si sus reservas de glucógeno se esfuman muy pronto, su cuerpo debe encender la segunda "turbina", así que utilizará todo el poder energético que usted tiene guardado en el cuerpo y entre sus órganos en forma de... ¡grasa! ¿No es magnífico este mecanismo?

Su organismo entra en una fase metabólica ideal. Produce energía a partir de la grasa por medio de unos compuestos llamados cuerpos cetónicos. De ahí proviene el nombre de esta dieta. Este régimen fue muy popular en el mundo a principios del siglo XX y demostró sus beneficios en casos de epilepsia y obesidad, pero varias décadas después, cuando se inició el *boom* de los medicamentos, aparecen los anticonvulsionantes y se convierten en un negocio multimillonario. Los logros de la dieta cetogénica quedaron en el olvido.

Pero a principios de los años noventa se conoce el caso de Charlie Abrahams, y la *keto* llega a los noticieros, a los periódicos, y las comunidades médicas vuelven a interesarse en el tema. Desde entonces cada día crecen más los estudios sobre las bondades del estado de cetosis en el cuerpo y sus beneficios sobre el metabolismo, el control de la insulina, la reversión del alzhéimer y el párkinson, de las enfermedades mitocondriales, de la epilepsia, del autismo, de la claridad mental, sobre el fisicoculturismo por inducción natural de hormona de crecimiento, sobre diversos tipos de cáncer, sobre la obesidad, sobre la disminución del colesterol en la sangre y las placas de colesterol, entre muchos otros aspectos.

Justo en este momento usted gritará exaltado: "¡Doctor, no se diga más, ya mismo empiezo a entrenar mi cuerpo para llegar a la cetosis y listo, hasta aquí leo este libro!". Pare un momento. Los beneficios de la dieta cetogénica son innegables. Yo la recomiendo. Decenas de personalidades en el mundo pregonan sus ventajas, pero lea esto: requiere muchísima voluntad porque con ella es todo o nada. Debe hacerse perfectamente balanceada, de lo contrario será un esfuerzo perdido. Usted puede tardar entre 2 y 15 días en entrar en "cetosis" después de seguir el régimen al pie de la letra. Pero resulta que llega a una panadería donde venden ese trozo de pay de manzana que tanto ama, y le da un mordisco (¡un miserable mordisco!). Pues adiós cetosis. Es así de extremo. Por eso, relájese, continuemos con el libro, que le voy a brindar otras opciones menos exigentes. Yo solo suelo recomendarles esta dieta –que insisto, tiene muchísimos beneficios– a mis pacientes con enfermedades degenerativas, algunos tipos de cáncer y epilepsia.

Resumiendo: no saque las grasas de su dieta. No cuente sus calorías, no vale la pena, tienen más del doble que los carbohidratos (9 kilocalorías por gramo). No todo es culpa del colesterol. No entre en la barata filosofía *fat free*. Y tenga en cuenta que el consumo y el cálculo de sus grasas debe ser hecho por un profesional idóneo. ¿Puede consumir grasas buenas sin control? No. ¿Qué grasas buenas debería incluir en su dieta? Aquí se las pongo para que no las olvide.

Grasas para incluir

Aceitunas, aceite de oliva, aceite de coco o el coco propiamente dicho, aguacate, aceite de aguacate, nueces, nuez de la India, pistachos, pecanas, macadamias, almendras, semillas de chía, linaza, semillas de girasol, ajonjolí, huevo, salmón, trucha, cacao, piñones.

Grasas para excluir

Cacahuate, mantequilla de cacahuate, aceites de girasol, soya, maíz o canola, margarinas, esparcibles vegetales, grasas trans, grasas hidrogenadas o parcialmente hidrogenadas, frituras industriales.

Los carbohidratos

Voy a decirle algo que quizás le cause desconcierto. La base de la alimentación de un ser humano, con la que podrá controlar su metabolismo, perder peso, curarse de la diabetes y mejorar el colesterol, son los carbohidratos. Ahora usted abrirá mucho los ojos y pensará: "¿Qué está diciendo, doctor? ¡Si durante todo el libro ha advertido que son malos y estimulan la insulina! ¿Se enloqueció?". No. Le hablo de los mejores carbohidratos que hay en el planeta, los *vegetales*. Lo que sucede es que nos acostumbraron a creer que los panes, los cereales, las frutas y el azúcar son los únicos representantes de estos macronutrientes, pero, como ya hemos visto, han sido la causa del crecimiento de todos los problemas cardiacos, cerebrales y metabólicos crónicos en el mundo y es el motivo por el cual usted está leyendo estas páginas.

¿La lechuga es un carbohidrato? Sí. ¿La espinaca de Popeye? Sí. ¿El brócoli que le gusta tanto a la tía Bertha? Obvio. La estructura de los carbohidratos está compuesta por una unión simple de carbono (C), hidrógeno (H) y oxígeno (O). Lo puede ver en el gráfico.

Forma de cadena lineal

Proyección de Haworth

Forma de silla

Y los han dividido en dos familias: simples y complejos. A la primera pertenecen la glucosa, la fructosa o la galactosa, que son azúcares que conservan la estructura base de los *carbs*. Los complejos, por su parte, están compuestos por una cadena de varios azúcares. Digamos que esta es la explicación más básica y que con ella nos basta.

Antes de continuar con este breve capítulo, quiero reiterarle la idea del primer párrafo: créame, no importa si usted es vegetariano, vegano, omnívoro; no importa el régimen que siga, lo que sí importa es que comprenda que la riqueza más grande para la alimentación de un ser humano está en lo que provee la tierra, en esos vegetales de múltiples colores que crecen en ella. Estos aportarán la cantidad de nutrientes necesarios, porque no solo contienen carbohidratos, tienen minerales, vitaminas, antioxidantes, propiedades antiinflamatorias. No lo olvide. Haga que esa sea su base en cada comida.

Volviendo al tema. Los carbohidratos no son "malos". Pero nos hemos encargado de consumirlos de una manera errada. Por ejemplo, comemos en demasía carbohidratos complejos como los almidones, entre ellos la papa, la yuca y el plátano. "¿Es malo el plátano, doctor?". No, tampoco la papa o la yuca, lo que está mal es comerlos en exceso y todo el día. La misma recomendación aplica para el consumo de cereales como la quinoa, el amaranto y el arroz, entre otros. "¿El arroz, doctor? Pero si los chinos lo comen todo el día y son delgaditos". Primero, los chinos también tienen otras fuentes de alimentación y consumen muchos vegetales; segundo, son delgados porque esa es su fisionomía; tercero, son personas muy activas y el arroz (que es glucosa) se comporta muy diferente al veneno que enferma a nuestro planeta. Sin embargo, como lo habrá leído al inicio de *El milagro metabólico*, hoy un alto porcentaje de la población de China tiene diabetes (10.9 %, de acuerdo con el informe de la International Diabetes Federation en el 2017), cifras que preocupan porque hace cuarenta años, antes de la entrada al país del peligroso *carb* del que le hablaré en el capítulo siguiente, tan solo el 1 % de sus habitantes la tenía.

No tiene que llenar el plato con los carbohidratos que le acabo de nombrar; por el contrario, llénelo de verduras de variados colores cargadas de nutrientes. No tiene que comerlos seis veces al día. La clave está en buscar un equilibrio. Tampoco debe consumir fruta cada dos horas, ni tomar jugos en abundancia, y menos aún bebidas alcohólicas. Mejor, tome nota; tome buenas decisiones. Los carbohidratos en exceso elevan la insulina, y si esta trabaja turnos extra, provocará que toda esa glucosa que está consumiendo se convierta en grasa.

El azúcar de mesa, la miel, el piloncillo y la lactosa son carbohidratos. Estos, nos dijeron desde hace décadas, son la fuente de energía disponible más relevante para el organismo. Y al escuchar aquello, todas las dietas de los deportistas de alto rendimiento –ciclistas, atletas, triatletas, futbolistas– se basaron en esa afirmación. Muchos de mis pacientes son, justamente, deportistas con estas cualidades y, aunque suene difícil de creer, tienen prediabetes o diabetes. ¿Por qué? Por el consumo excesivo de carbohidratos, porque creen que esa será la única manera de que su cuerpo cuente con la suficiente energía. Eso es como seguir poniéndole gasolina al coche cuando el tanque aún está lleno. Les pasa a los deportistas. Nos pasa a todos los que habitamos en Occidente, incluso a los habitantes del Viejo Continente. Consumimos demasiados carbohidratos y sobre todo uno que es el peor de todos, uno que a usted le gusta mucho y del que por fin le hablaré al terminar esta sección –sí, estoy creándole una gran expectativa de una manera muy intencional–.

¿Qué le recomiendo? Que sus carbohidratos base sean los vegetales de variados colores –lo repito–, que controle mucho el consumo de los productos de panadería, que sí, consuma un almidón de esos que le gustan tanto (arroz, papa, yuca, plátano verde) en algunas de sus comidas, pero no en todas.

Otros carbohidratos muy buenos son las famosísimas "fibras", que las hallamos en vegetales y algunos cereales. Hay dos tipos de fibras: las solubles y las insolubles. Las primeras se disuelven en agua. Son fermentadas por las bacterias del colon y crean una sustancia gelatinosa y viscosa en el tracto digestivo. Las segundas no se disuelven, en su gran mayoría tampoco se fermentan en el colon –hay excepciones– y le dan volumen y masa a la materia fecal.

Las fibras solubles son importantes porque en su proceso de fermentación producen ácidos grasos de cadena corta. Estos son un alimento crucial y además una fuente de energía para las células del intestino. Tienen efecto antiinflamatorio, mejoran la sensibilidad a la insulina, ayudan a disminuir el desarrollo de afecciones neurodegenerativas y a la producción adecuada de LDL, y son determinantes en el manejo de enfermedades inflamatorias crónicas del colon –en el intestino grueso– como la colitis ulcerativa y la enfermedad de Crohn. Uno de estos ácidos grasos es el butirato, que desempeña un papel importante en la resistencia al estrés y la respuesta inmune, y contribuye con múltiples funciones metabólicas. Las fibras solubles también han demostrado tener beneficios en la protección contra enfermedades cardiovasculares crónicas.

Por su parte, la gran mayoría de las fibras insolubles –excepto los almidones resistentes, de los que hablaré inmediatamente– tienen baja fermentación. Estas les dan el volumen a las deposiciones, mejoran la frecuencia de las mismas y, a diferencia de las solubles, no generan ácidos grasos.

¿Qué son los almidones? Son cadenas largas de glucosa que se hallan en las plantas y que son buenas para su dieta. La amilasa, una proteína que producimos los humanos, nos ayuda a "romper" los almidones en el organismo y de esta manera hacerlos fácilmente digeribles para el intestino. Los almidones resistentes –que son fibras insolubles de características especiales– tienen una particularidad y es que pueden ser fermentados por la microbiota (o flora) intestinal del colon para producir ácidos grasos como el mencionado butirato.

Los almidones resistentes, además, ayudan a la asimilación de muchos minerales como el calcio, mejoran la motilidad del intestino (el movimiento intestinal) y el balance de su flora, contribuyen a la resistencia y la sensibilidad de la insulina, a la reducción del cortisol en las mañanas –que en ocasiones produce glicemias elevadas matutinas en personas con buenos hábitos alimentarios–. ¿En qué alimentos los encuentra? Los contienen el plátano verde, la papa, la yuca, la tapioca y algunas leguminosas.

La fibra siempre debe estar en su dieta, pero debe consumirse con moderación –todo en exceso es malo; todo–. La encuentra en los almidones mencionados, en las frutas, en los vegetales, especialmente los de hojas verdes, en los frutos rojos, en las semillas y nueces como las almendras, la chía o la linaza.

Hay varias maneras de dividir y diferenciar los carbohidratos; a mí me gusta hacerlo así, 1) los simples: azúcares, mieles, jarabes y alcoholes; 2) los complejos: granos integrales, cereales, y 3) los almidones. Esta distribución nos facilita a todos, a los médicos y a los pacientes, la labor de balancearlos de manera correcta, dependiendo de lo que busque cada persona.

Y, si quiere mi opinión sobre cuál debería ser el orden jerárquico de los carbohidratos en su dieta, le repetiría que primero los vegetales no almidonados, como las crucíferas (brócoli, repollo, coliflor, col, rábano, nabo, entre otras), el kale, la espinaca, el tomate, las lechugas, las acelgas, la zanahoria, el rábano –y un largo etcétera–; luego las frutas y los almidones (ojalá resistentes).

Por último, hay que tener mucha cautela con el consumo de las harinas refinadas, y saber que el pan blanco y el integral elevan la insulina de la misma forma. Sé que media humanidad prefiere los panes integrales porque cree que son más saludables y que puede comerlos sin restricciones. Eso es falso. No pierda de vista que las mencionadas harinas refinadas –pan blanco, pasteles, pizzas, pastas– tienen la capacidad de elevar la insulina hasta diez veces más que el azúcar.

Lo mismo sucede con las frutas. La Organización Mundial de la Salud (OMS) recomienda consumir entre siete y nueve porciones de estas y de vegetales, solo que no explica cómo, ni cuáles. La intención de la OMS es muy buena: trata de incentivar la popularidad planetaria de los buenos carbohidratos, pero ha habido muchos líos de interpretación al respecto. ¿Qué hacer? Mi consejo es, si usted ya sabe que tiene desórdenes metabólicos, entonces consuma fruta una vez al día; suficiente. Si su metabolismo está regulado, podría comer una o dos porciones. Pero lo mejor sería que consumiera siete porciones de vegetales al día, es decir, grandes porciones de ellos con sus tres comidas; y una o dos de fruta, ojalá en la mañana, pero no entre comidas sino con ellas. La fruta no es mala; es malo el hábito de comerlas todo el día, a todas horas y en cualquier cantidad. Los que sí traen problemas son los jugos. Ya se lo cuento. Pasemos al siguiente capítulo y descubramos juntos a la protagonista más peligrosa de nuestra dieta. ¿Preparado? Quizás le cueste creerme. Quizás no quiera hacerlo.

La fructosa

Aquí estamos. Llegamos. Le presento a la protagonista letal de este libro. ¿Por qué si es un carbohidrato no la incluí en el capítulo anterior? Porque ella merece su propio apartado. La fructosa es el azúcar de las frutas –es un monosacárido–. Y siempre nos dijeron que es fantástica, necesaria y totalmente saludable. Al final, exceptuando a Blancanieves, nadie ha reportado un envenenamiento por culpa de una fruta. Pero es momento de alzar la voz.

A finales de los años treinta, antes de la Segunda Guerra Mundial, una persona consumía al día, más o menos, 15 gramos de fructosa al día. Los ingería directamente de la fruta, mordiéndola, chupándola, cortándola. Después de este conflicto, que marcó la historia de la humanidad, el consumo promedio de fructosa era de entre 35 y 40 gramos diarios. Hoy, en el siglo XXI, en una era tan moderna, avanzada, *fat free*, *light* y "saludable", se calcula que un adolescente puede consumir entre 75 y 80 gramos de fructosa al día, cinco veces más que hace 80 años. Esas cifras no son una gran revelación. No dicen mucho. Pero nos dan pistas sobre el incremento que ha habido en su ingesta. Entremos en materia.

Primero le voy a recordar cómo asimila la glucosa nuestro organismo, para que luego veamos cómo opera con la fructosa. ¿Le parece? Es una especie de resumen de todo lo que ha leído en este libro. Hablemos del arroz (un cereal, un carbohidrato), que a usted y a los chinos les gusta tanto. Digamos que todo ese arroz que consumió en el almuerzo le proporcionó a su cuerpo 100 gramos de glucosa. El 80 % de ella se distribuirá a las células del organismo para proveerlas de energía. Se lo expliqué antes, las células necesitan esta "gasolina". La glucosa provocará que el páncreas (una glándula) produzca insulina (una hormona) para que la pueda regular y administrar. Este mecanismo prende una señal de la leptina (la hormona que da la orden de "no coma más, ya está lleno"), que empieza a tomar nota de cuánto alimento está entrando y le manda ese mensaje al cerebro: "¡Ojo, comenzó a llegar comida!".

El otro 20 % de esos 100 gramos de glucosa que usted consumió con su arroz se va rumbo al hígado y se guarda ahí en forma de glucógeno. No olvide que este órgano puede almacenar glucógeno hasta cierto punto; si rebasa su límite, se exportará el resto de glucosa al hígado en forma de lipoproteínas de muy baja densidad (VLDL) que formarán triglicéridos en los tejidos, y es así como usted podría aumentar la grasa en su cuerpo. Entonces esa reserva, en forma de lípidos, se refugiará en los tejidos para ser utilizada después. ¿Vamos bien?

Los seres humanos almacenamos grasa para poder hacer uso de ella en caso de que no tengamos alimento disponible. El cuerpo es sabio, no es derrochador, es ahorrativo, siempre está pensando en guardar un poco de esa energía que le proporcionamos cuando comemos. Note que esa energía en principio era glucosa, pero que en este momento está convertida en grasa. ¿Vale? Ese mecanismo corporal de recurrir a la grasa y transformarla en glucosa se llama gluconeogénesis; "gluco", de glucosa; "neo", de nueva, y "génesis", de creación.

Si no hay comida, el cuerpo accede a esa grasa que ha ahorrado, a esos fondos preciados, para producir energía. **Por eso sobrevivieron los nómadas –que no contaban con supermercados ni servicio a domicilio–. Podían comer cada tres horas como los atletas de alto rendimiento del siglo XXI, porque no tenían fuentes alimenticias disponibles todo el tiempo. No consumían barritas energéticas, ni proteínas de tarro con sabor a vainilla de Tahití ni** *croissants* **¡y vivían! Ni siquiera sabían si podrían comer al día siguiente, ¡y no morían! ¿Por qué? Por lo que le estoy explicando: tenían reservas de energía en sus cuerpos en forma de grasa en los tejidos. Como las tiene usted, como las tengo yo. Así funciona el almacenamiento de la glucosa.**

Ahora veamos el otro caso. ¿Qué pasa con la fructosa? ¿Ha oído hablar de los malos atajos? Si usted consume cien gramos de fructosa provenientes de un jugo de manzana, resulta que el 100 % de ella (¡toda!) seguirá directo al hígado. Nada irá a las células para servirles como fuente energética. Que quede bien claro: la fructosa *no* le da energía a su cuerpo. Recuerde que cuando la glucosa llega al hígado, lo hace con previo aviso, toca la puerta y le abren. Bueno, si nos ponemos técnicos, la glucosa usa un receptor y un transportador para entrar a la célula del hígado. ¿Qué hace la fructosa? Ingresa por transporte pasivo. Se cuela silenciosa, sin avisar.

Cuando el hígado recibe ese 100 % de fructosa que llegó sin aviso, requiere mucha energía para procesarla. Activa otros mecanismos en el cuerpo, estimula la producción de ácido úrico y este provoca tanta inflamación que puede llegar a causar hipertensión arterial porque disminuye el óxido nítrico –descubierto por el científico y nobel de Medicina Louis Ignarro–, que es vital para el buen funcionamiento de las arterias. Ante la visita inesperada de este azúcar de las frutas, el hígado poco puede hacer; sin embargo, guarda una pequeña cantidad de ella en glucógeno. Pero lo que resta –es decir, casi toda la fructosa– tiene que ser exportada en forma de VLDL y de triglicéridos para generar grasa. Note, entonces, que la glucosa y la fructosa tienen diferente recorrido y asimilación en el organismo.

Le hablé hace poco del enorme crecimiento de la cirrosis no alcohólica en el mundo. Le conté del hígado graso (y del *foie gras*). Este se forma, justamente, debido al exceso de fructosa. Ella, con su llegada impetuosa al hígado obliga a que este realice la llamada liponeogénesis; en otras palabras, hay una "nueva formación de grasa". Tiene sentido. Si el cuerpo ya no cuenta con más espacios, más "casillas" disponibles en su tablero orgánico para almacenar glucosa, pues solo queda que se lleve a cabo la liponeogénesis. Esta convierte la glucosa huérfana en lípidos. La cantidad restante será exportada como grasa a los tejidos, pero también se formará grasa visceral, es decir, esta se alojará dentro de los órganos. A partir de ella se desarrollarán el molesto músculo con grasa y el páncreas con grasa, que traerán riesgos para su organismo y pueden ser decisivos en la creación de enfermedades crónicas y cardiovasculares.

Este es el origen de una de las complicaciones finales de la diabetes tipo 2, a la que se conoce como "fallo de célula beta", que surge cuando el páncreas, que se ha llenado de grasa, no puede producir insulina. La enfermedad ya no es causada por el exceso de esta hormona sino por todo lo contrario. La glándula no puede crearla. Al final, el resultado es el mismo.

Hay algunas señales corporales inequívocas para saber si alguien a lo largo de sus años ha consumido mucho de este azúcar de las frutas. Hablemos de la panza del tío Pepe, el esposo de la tía Bertha. El buen hombre tiene una circunferencia abdominal pronunciada, muy similar a la de Pancho, el protagonista de la tira cómica *Educando a papá*. Su experimentada panza es fuerte: si alguien la toca notará que no se hunde, como si fuera un balón inflado. Es la típica barriga de cervecero, la que muchos hombres como el tío Pepe dicen haber cultivado con orgullo –deberían, por el contrario, estar preocupados de *eso* que cultivaron–. Su panza es así porque tiene una gran cantidad de grasa intraabdominal. Esta, dígale al tío Pepe, es el resultado del exceso de la fructosa en la dieta. Las personas que, en cambio, tienen gorditos, llantitas o "michelines" en su abdomen, también se los deben al consumo de carbohidratos, pero especialmente a los almidones y los cereales (en otras palabras, a la superabundancia de glucosa en la dieta), no tanto a la fructosa.

Las cosas por su nombre

Tal vez el tío Pepe se defienda y diga que él nunca consumió tantas frutas o jugos como para haber cultivado su panza de grasa intraabdominal producto de la fructosa. "¡No entiendo, sobrino!", dirá él. "¿Recuerdas, tío, toda esa azúcar blanca que le ponías al café, a tus aguas aromáticas 'sanas' y que te comías en las tortas de la tía Bertha? Pues ahí está el resultado". Sí, el azúcar de mesa, la blanca azúcar refinada, tan elegante ella, la conocida sacarosa, es mitad glucosa y mitad fructosa. Ahí está la respuesta, tío Pepe.

Le doy un ejemplo. Si usted, como el tío, consume 100 gramos de azúcar de mesa, tenga en cuenta que el 50 % de ella es glucosa y el otro 50 % es fructosa. ¿Cuál es la ruta que seguirá la glucosa? El 80 % de esta se va a las células para producir energía; el 20 % restante se dirige al hígado, le toca le puerta, le pide permiso para entrar y este la convierte en glucógeno. Por otro lado, la mitad restante de esos 100 gramos de azúcar, que son fructosa, se va directamente al hígado, no le toca la puerta, entra sin avisar y lo pone a trabajar de manera acalorada. ¿Entiende lo que le digo? La fructosa está ahí, en su azúcar de mesa. La mitad de esas tres cucharaditas que hoy le puso a la leche con cocoa del desayuno de su hijo es fructosa. La mitad de las cucharaditas que le puso a su café son fructosa –por cierto, el buen café no necesita azúcar–. Todos los días consumimos fructosa, aunque no nos comamos ni una sola manzana.

Y, para redondear la faena, el 80 % de los productos que encontramos en un supermercado tienen azúcar añadida –como la salsa de tomate que usó ayer para acompañar su plato de pasta–. Es un panorama poco alentador porque casi todos los endulzantes que usamos son mitad glucosa y mitad fructosa. "¡Doctor, pero yo uso miel del bosque escondido!". La miel es glucosa y fructosa. "¡Doctor, pero yo utilizo piloncillo orgánico!". Muy bien, es muy rico, pero es glucosa y fructosa. Casi todas las calorías de los endulzantes naturales del planeta son una parte de glucosa y otra de fructosa.

Uno de los peores endulzantes, que además se ha popularizado en el mundo y que incluso lo recomiendan los nutricionistas y algunos colegas, es la miel o jarabe de agave. Quienes lo venden aseguran que es "especial para diabéticos" porque tiene bajo índice glicémico (o glucémico, IG). Sé que su memoria es buena y recordará que este término hace alusión a la capacidad que tiene una molécula de glucosa de estar disponible en la sangre después de que usted la consume. Lo aterrador es que la composición de la miel de agave es 20 % glucosa y 80 % fructosa. ¡Tiene más de esta última que el azúcar refinado! Por eso, si le dicen que el jarabe de agave es "ideal", responda que sí, "ideal para volverse diabético". Tenga cuidado con esas verdades que no lo son y que abundan en el ámbito alimentario.

Nos faltaba otro protagonista, que no es tan *fashion* como la miel de agave, pero sí muy popular: el jarabe de maíz rico en fructosa, o HFCS, por su sigla en inglés –55 % fructosa, 45 % glucosa– que, al ser más barato que el azúcar de la caña, se utiliza para todo. La percepción de dulce de este es hasta diez veces más alta que la de la sacarosa. Y repito, es más económico, una cualidad que cuenta mucho para las grandes compañías de comestibles que requieren endulzantes.

Me parece inadmisible que, en los supermercados, en las secciones orgánicas, saludables y hasta "funcionales", vendan paquetes de fructosa pura en polvo, afirmando, también, que es la mejor opción para quienes sufren de diabetes porque, otra vez, no tiene índice glicémico. Y en el empaque veremos que está avalado por asociaciones de diabéticos y de endocrinología de muchos países. Lo del IG es cierto, su índice es cero, pero eso no significa que esta fructosa en polvo sea buena y no afecte su metabolismo.

Tal vez, después de leer lo anterior, quiera hacerme esta pregunta: "Si la fructosa no tiene el tal índice glicémico, ¿cómo estimulará o elevará mi insulina? ¿Cómo puede producir diabetes? ¡Es ilógico!". **Mire, la fructosa no genera un "pico" en la insulina de manera inmediata porque sigue derecho hasta el hígado; como si fuera invisible para el páncreas. Y, peor, la leptina no la detecta. La fructosa es como un azúcar del equipo de** *Misión imposible:* **se filtra, se infiltra y no es descubier**ta. Pero el exceso de ella sí terminará afectando su metabolismo. La resistencia a la insulina se produce en dos momentos: por medio de la inflamación que se origina debido a la producción de ácido úrico, a partir de la inflamación de ciertas proteínas, como la JNK1, y desde el momento en que ocurre la exportación de los triglicéridos. Es un efecto tardío, pero que se sostiene fácilmente en el tiempo y por eso es tan eficaz para producir el exceso de insulina que posteriormente conducirá a la resistencia.

Ese es uno de los grandes peligros de la fructosa: que no se percibe su presencia. Seguro le ha pasado que después de un buen, abundante y grato almuerzo con amigos o con la familia, alguien en la mesa pide el postre. Aunque ya ha tenido suficiente, usted siente que le queda espacio para ese tiramisú que tanto le gusta. Y se lo come. Y lo disfruta. Y no se siente lleno. Incluso podría comerse otro. Es como si usted tuviera un estómago para los alimentos de sal y otro para el dulce. Casi como las vacas, que tienen cuatro. Eso sucede porque, como se lo dije, la fructosa no es captada por la leptina. No hay quién le mande la señal al cerebro de: "¡No más comida!". Es como si ese postre nunca hubiera existido. Como si usted hubiera hecho una consignación bancaria pero el sistema no la hubiera registrado. Pero su cuerpo sí está pagando las consecuencias.

Por cierto, ¿cuántos jugos se tomó en ese almuerzo? Porque he ahí otra costumbre que afecta y mucho el metabolismo. Crecimos escuchando: "No tome refrescos, tome jugo". Yo le diría, no se tome ninguno de los dos. "¡No doctor! Voy a cerrar este libro, esto ya es el colmo, ¡si los jugos son lo más sano que existe!", querrá gritar usted. Lo siento, pero no. Los jugos, al final, son pura fructosa suelta. Al licuar la fruta, al pasarla por un colador y desechar la fibra de esta, lo único que queda en el vaso es un líquido que contiene vitaminas, minerales, un buen sabor, agua y fructosa suelta. Creo que ya tiene muy claro cuál es el recorrido que esta hará en su organismo. Fíjese que la fibra de esa fruta sí lo ayudaría con su aporte de glucosa y con los beneficios que brinda al tracto gastrointestinal. Pero la fibra se quedó en el colador. Bueno, aún si usted no cuela el jugo, este va a ser fructosa suelta de la fibra.

Los dos jugos que causan más contratiempos son, justamente, los preferidos por todos. El de naranja, que suele ser el compañero perfecto de los desayunos de decenas de millones de personas en el mundo, y el de mandarina, ese que muchos piden en los restaurantes porque han dejado de lado los refrescos y están comenzando una vida más ligera y sana –y que es carísimo–. Antes de que de verdad quiera abandonar la lectura de *El milagro metabólico*, supongo que esta noticia debe ser muy molesta para usted, que quizás hoy exprimió las naranjas para el jugo del desayuno de sus hijos. Solo déjeme explicarle cuál es el error. Veamos. ¿Cuántas naranjas necesitó para hacer ese jugo? Tres o cuatro. ¿Cuántas mandarinas son necesarias para lo mismo? Siete u ocho. ¿Cuándo, en sano juicio, se comería usted tres o cuatro naranjas en el desayuno? Nunca. ¿Cuándo estaría dispuesto a comerse siete u ocho mandarinas en el almuerzo? Jamás. ¿La naranja es mala? No. ¿La mandarina es el demonio? ¡Que no!

Cuando las prepara en jugo usted y su familia se están tomando la fructosa suelta. Esa fructosa va directo al hígado, y es mucha. Sin embargo, usted podría beber dos o tres jugos de naranja o mandarina porque su cerebro nunca recibirá la señal de "estamos llenos". Sume, por favor, la cantidad de una y otra que estaría consumiendo si se toma dos vasos.

Le propongo entonces un cambio: ¿por qué mejor no se las come? No necesitaría exprimidores especializados que cuestan centenares de dólares, ni licuadoras de aspas de "diamante" para que el líquido sea perfecto. Las coge, las pela y directo a la boca. El sabor es fantástico. Su olor es una maravilla. Y al ingerir la fibra sí que está logrando que su amada naranja y su adorada mandarina sean buena información para su cuerpo. La fibra sí le dará aviso a la leptina y esta le mandará mensajes confiables a su cerebro. ¿Es tan difícil? No. Pero claro, significa romper una tradición, hacer un cambio en la rutina, aceptar que durante años usted, yo, todos, estuvimos exprimiendo y tomándonos una mentira.

¿Qué nombre podríamos darle a un compuesto que entra en el cuerpo, no tiene ningún beneficio sobre él y solo puede ser manejado por el hígado, el órgano encargado de desintoxicar al organismo? Le tengo uno: veneno. La fructosa es un veneno y nos está matando. Ella es la principal causa de las enfermedades cardiovasculares en el mundo; de la diabetes, en general, y la diabetes en los niños; de los infartos en adultos e infantes; de crear ese ejército de zombis del hambre adictos al azúcar, de producir ansiedad en la gente y causar decenas de desórdenes más.

Dios, o el campo cuántico, o la energía, el destino o el azar, llámelo como quiera, puso ante nosotros un regalo magnífico, las frutas, y nos las puso en dosis perfectas y dotadas de enormes cualidades (como la fibra). A excepción de Adán, Eva y Blancanieves, pocos se han quejado de las cualidades que tiene *una* sola manzana. Pero el *Homo sapiens resapiens,* en su inmensa "inteligencia", decidió que iba a alterar la forma de la fruta, que era mejor beberla y no comerla, que podía convertirla en polvos mágicos y además agregársela a todos los alimentos, incluso a los que son salados y a esos *fat free* –que al no tener grasa saben a cartón y les mejoran el gusto con el azúcar–. La industria lo sabe muy bien: cuanta más azúcar use en sus productos, más apetito y hábito generará en sus consumidores; la "dama blanca", no lo olvide, es más adictiva que la cocaína. Y si además esta forma de alimentación está impulsada por especialistas que le piden a la gente que coma seis veces al día, la catástrofe continuará su rumbo. Por favor, lea bien la información que hay en las etiquetas de cada producto que compra en el supermercado. Por favor, no tome jugos y menos de naranja y mandarina. Ojo con el azúcar en todas sus formas, sea piloncillo, miel o jarabe, pues todas estas tienen una gran parte de fructosa y esta está matando al planeta. Cómase las frutas. Aproveche su fibra. ¿Qué podría tomar entonces? Se lo cuento más adelante.

Los endulzantes artificiales y los edulcorantes

La gran industria siempre tendrá una solución para todo. Cuando varios millones de consumidores en el mundo empezaron a darse cuenta de los daños que causaba el azúcar, las grandes compañías de bebidas y comestibles encontraron un nuevo pretexto para seguir creciendo e incrementando sus ventas en el planeta: los endulzantes artificiales. Las piezas publicitarias, por medio de esbeltas modelos, anunciaban la era de lo *light*. Sin calorías. Sin sacarosa. Pero con el mismo sabor –o casi–. ¿No era lo máximo? Llegaron los endulzantes artificiales para que usted consuma sus alimentos sin mayor culpabilidad.

Solo quiero que no olvide, mientras se toma su bebida endulzada con algún tipo de nueva sustancia creada por las fábricas del sector, que todos estos endulzantes son derivados de los químicos. Se esconden en muchos alimentos con un montón de nombres diversos. La lista es tenebrosa e interminable, pero le nombraré algunos protagonistas habituales, como el acesulfame, el aspartame, la maltodextrina, la sucralosa y... no acabaríamos este libro si sigo nombrándolos.

Puse este apartado justo después del dedicado a la fructosa para sugerirle que no cometa el error de buscarle un reemplazo a esta en el universo de los endulzantes artificiales. Ese químico, así sea en menos cantidad, también irá directo al hígado. ¡Y es un químico! ¡Y no importa que no tenga calorías!

Los desórdenes metabólicos de su organismo no están determinados por el índice calórico; son causados por el efecto que tiene la comida sobre las hormonas que regulan su metabolismo. Todos los endulzantes artificiales afectarán a la hormona reina, la insulina; y algunos lograrán elevar sus niveles diez veces más que el azúcar tradicional de mesa. Además, dichos químicos creados por la industria tienen una mayor capacidad para estimular sus centros cerebrales y de activar su ansiedad por comer y comer sin descanso. ¿Ha notado que después de beber un refresco *light* o de comer chicle siente más hambre? ¿Notó que ambos productos contienen esos magníficos endulzantes artificiales?

Los comerciales y los empaques de cada producto nos dicen "libre de azúcar". Muy bien, pero tiene esos químicos a los que estamos haciendo referencia, que no son buenos para su organismo. A veces noto que la gente va a un lugar de comida chatarra, pide su enorme hamburguesa y, para compensar su "pecado", pide un refresco *light*. Porque es más "sano". Quisiera contarles a todos aquellos que siguen esta costumbre –ojalá usted no pertenezca a este grupo– que esa bebida le elevará la insulina de igual manera, o más, que el refresco "regular", el normal.

"Doctor, pero olvida algo". ¿Qué? "¡Que hay otros endulzantes naturales! Esos sí deben ser buenos". Quizás hable usted de los llamados *sugar alcohols*, los derivados del alcohol, como el eritritol, el xilitol y el maltitol, ¿no? Tampoco son los ideales para su cuerpo. Algunos estudios señalan que afectan la flora intestinal. Y, al final, también aumentan los niveles de la insulina y pueden incrementar el ácido úrico. Se lo conté antes: si tiene la insulina elevada debido a sus malas elecciones alimentarias, si genera más ácido úrico por el exceso de fructosa en la dieta y su cortisol está por las nubes debido a un estilo de vida que propicia la inflamación crónica, estos "tres amigos" provocarán una fiesta que será muy mala para su salud.

Estos químicos también los encontramos en los famosos tarros de proteínas que recomiendan en los gimnasios y que tienen sabor a piña colada de Bali como resultado de los químicos con endulzante que los componen. La etiqueta de la lata promete que no tiene azúcar, pero si revisa bien es posible que entre los componentes de aquel fabuloso tarro encuentre maltodextrina (derivada del maíz), xilitol, sucralosa y un largo etcétera. Pero si lo que quiere es ser Mr. Musculitos, continúe, muestre su magnífico *six pack*, aunque termine elevando su insulina y su ácido úrico.

Evite los endulzantes artificiales. Cuando le ponía punto final a este capítulo, recordé una canción muy divertida de los comediantes catalanes de La Trinca –autores de *Quiero una novia pechugona*–, que se llama *El hombre light*, este es un trozo de la letra:

Nada sabe lo que ha de saber.
Nada lleva lo que ha de llevar.
Nada tiene lo que hay que tener.
Nada es verdadero, todo es tan ligero.

Todo es tan *ligero,* y tan poco sano. El mensaje es claro para la generación *light*: ¿de verdad, prefiere consumir químicos antes que calorías? ¿Se ha dado cuenta de que las calorías no son las causantes de su sobrepeso? ¿Ha entendido que los químicos son como el detergente que usa para lavar su ropa? Voy a darle un ejemplo más alarmante. Hace algunos años un grupo de científicos de la Universidad de Drexel (Estados Unidos) descubrió que el eritritol, un endulzante artificial, sería genial como insecticida. No es una exageración, puede encontrar muchos enlaces sobre el tema en internet. Hay un artículo muy simpático en el diario español *ABC*; se titula: "El edulcorante que las mata bien muertas". Disfrute su insecticida.

Si definitivamente usted necesita endulzar sus bebidas o sus alimentos con un producto sin calorías, la mejor opción sería la estevia, y con moderación. Hay personas que critican su final amargo en boca, pero si la usa en dosis baja puede lograr un sabor muy agradable. Sin embargo, por favor revise que lo que va a comprar sí sea estevia. Hay muchos productos similares y algunas presentaciones en polvo que pueden confundirlo. Por eso es importante que lea el empaque. Si dice algo similar a "endulzante *con* estevia 100 % natural...", déjelo ahí en el estante del supermercado. Usted está buscando estevia, no un producto "*con* estevia". Seguro que si continúa leyendo la información nutricional descubrirá que tiene eritritol; maltodextrina, 80 %; estevia, 15 %, excipientes y otros componentes. Es decir, eso no es estevia. Es un endulzante medio insecticida "*con* estevia". Lea. Relea. Revise. Que no lo confundan.

Si tiene en sus manos *El milagro metabólico* es porque tal vez usted haya descubierto que algunos de sus hábitos alimentarios no son los mejores para su organismo. Uno de ellos es la necesidad de agregarle dulce a todo. ¿En realidad lo necesita? Su café, si está tomándose uno bueno, no necesita azúcar; tampoco sus aguas aromáticas ni el té. Piénselo bien. Se trata de un cambio de hábitos, de redescubrir los sabores, de reeducar su cuerpo. Sin embargo, **si el monstruo interior que ha convivido con usted durante tantos años le grita: "Dame dulce, pequeña criatura", pues elija la miel de abejas o el azúcar de coco.** Al menos sabe que contienen 50 % de fructosa y 50 % de glucosa, y ya conoce cómo actuarán ellas en su organismo. El efecto de los químicos, por el contrario, no podrá saberlo. Mejor el enemigo conocido. Y al día siguiente vuelve a su rutina sin azúcar, ¿vale? Todos podemos… si queremos.

Los suplementos

¿Qué son los suplementos alimentarios? Son nutrientes que usualmente encontramos en cápsulas, o presentaciones similares, pero que contienen una dosis más alta de la que podríamos hallar en los alimentos en su forma natural. Le doy un ejemplo: el omega 3. Usted puede hallarlo en ciertos pescados o en las algas marinas, pero si usa el suplemento (la píldora, la cápsula, el comprimido) tendrá una mayor cantidad de este ácido graso tan preciado de una sola vez.

Hoy se utilizan en todo el mundo. Yo formulo a diario suplementos naturales como el magnesio, el zinc, el ácido fólico, las vitaminas D y B12, el omega del que ya hablamos, entre otros. Son muy útiles y benéficos para el cuerpo si se usan con moderación, responsabilidad y solo si son totalmente necesarios. Suelo emplearlos con mis pacientes de manera transitoria, mientras corregimos sus enfermedades. Son muy útiles, pero lo que he notado es que la gente los usa sin saber muy bien para qué.

A menudo les pregunto a quienes vienen a mi consulta si los toman. Muchos me han dado una respuesta afirmativa que me sorprende: "Sí, doctor, yo tengo como 15 de esos suplementos. Me los traen de Estados Unidos". Casi siempre, cuando reviso sus casos, concluyo que los están consumiendo sin necesidad. Los usan porque un amigo se los recomendó o porque están de moda. Eso pasa mucho con el magnesio, que es buenísimo; los estudios indican que ayuda con más de 400 funciones en el cuerpo, pero las bondades de este mineral dependerán de la sal con la que se asocie. Por eso hay sulfatos, cloruros, citratos, treonatos y muchas otras formas de magnesio. Quizás el que usted necesite –en caso de que sí lo requiera– es diferente al que utiliza su amigo. Y, obvio, es mejor que consulte a un especialista para que lo oriente.

Muchos consumidores creen que como estos son producidos en el país de Trump y aprobados por la Administración de Medicamentos y Alimentos estadounidense (FDA, por su sigla en inglés), su calidad está garantizada, y no es así. Se lo digo para que por favor revise y lea muy bien cuáles son los compuestos de los suplementos que va a comprar. Fíjese en los "excipientes", que son todos aquellos componentes que tiene la tableta y que contienen la molécula principal. Así sabrá con cuáles materiales se hizo la cápsula, podrá establecer si son de origen animal, vegetal o si son sintéticos. Con frecuencia veo suplementos de pobre manufactura, con malas fuentes, que a la larga pueden representar un peligro para la salud. Revise siempre, no lo olvide.

Quizás los suplementos más recomendados por sus amigos, sus conocidos y los médicos sean los omega. Son muy buenos, sin discusión, pero es importante que sepa cuál de ellos necesita. Si usted compra omega 6 y omega 3, y resulta que en su organismo hay exceso del primero –no sería extraño; como se lo dije antes, hay superabundancia de este en el mundo, ¡gracias, canola; gracias, maíz!– y poco del segundo, pues estará causando un desbalance. Aumentará aún más el omega 6, pero el omega 3 sí será benéfico. En resumen, solo necesita uno; el otro sobra, no ayuda, todo lo contrario. No importa que ambos se los haya traído la tía Bertha de Estados Unidos.

Ahora bien: el omega 3, que quizás sea uno de los suplementos más consumidos, debe tener un balance y un equilibrio específicos, debe existir una relación indicada entre el EPA (ácido eicosapentaenoico) y el DHA (ácido docosahexaenoico) que lo componen –recuerde que el omega es un ácido graso–. Esa relación ideal debería ser, respectivamente, de 3 a 2. Si es diferente, está mal formulado y ya no será un suplemento benéfico sino un omega "patológico". Yo he revisado muy bien estos indicadores y puedo decirle que, de acuerdo con mis observaciones, solo uno de cada diez omegas está bien formulado. Lea bien la etiqueta, pida información. De lo contrario puede estar comprando un suplemento desbalanceado que no ayudará a su organismo. No espere efectos milagrosos si elige los productos errados.

¿Qué omega 3 debería comprar? Si es vegetal, asegúrese de que provenga de algas marinas o de aceite de linaza; si es animal, que esté certificado libre de mercurio y que tenga el balance EPA/DHA de 3 a 2; de lo contrario no será un suplemento de buena calidad.

Otro compuesto que ha ganado muchos adeptos es el ácido linoléico conjugado, el conocido CLA, que está muy de moda en el ámbito del *fitness* para perder peso. Este es un omega 6 de los buenos, que se encuentra naturalmente en las carnes de res, cordero, pato y pavo, y que, además, tiene la capacidad de luego convertirse en omega 3 y aportar todos los beneficios de este. Es como un dos en uno. Pero... Sí, hay un pero: el encapsulado del CLA que se formula regularmente proviene de fuentes vegetales como la soya, el maíz y la canola, sobre los que ya he hablado. En mis redes sociales he tocado el tema y aquí lo repetiré: si usted lleva una dieta alta en grasas saludables y baja en carbohidratos obtendrá muy buenos resultados para perder peso –si ese es su objetivo–, así que para qué las cápsulas de CLA.

En medio de esta eclosión de suplementos encontramos el regaliz. A veces los consumidores lo compran sin saber que lo hicieron; me explico: quizás buscaban un revitalizante natural y dentro de los compuestos de aquel se hallaba el regaliz. Este, si lo busca en Google, sabrá que ayuda a elevar los niveles del cortisol, que es la hormona que controla el estrés. Suena muy lógico. Si ante las preocupaciones diarias usted se siente decaído y cansado, pues una ayuda extra para "animar" el cortisol no estaría mal. Pero tampoco bien. Le vuelvo a pedir que haga memoria. Usualmente las mediciones de cortisol que se le practican en la mañana a los pacientes que dicen vivir fatigados tienen una marcación engañosa. Casi siempre revelan un cortisol bajo. Pero es porque lo están produciendo a deshoras, por la noche. Si el especialista pudo detectarlo, antes que recomendarle regaliz, intentará regular el metabolismo del paciente para que su cortisol se organice. De lo contrario, el ímpetu del regaliz puede empeorar el cuadro. He visto pacientes con crisis de hipertensión arterial por la inducción excesiva de este suplemento. ¿Por qué? Porque si tiene el cortisol elevado, seguramente tendrá la insulina elevada y con el *shot* de regaliz la estimulará aún más y ahí se habrá ocasionado un gran lío. Por lo tanto, tenga mucha cautela con su uso.

Hay otra gran tendencia mundial. Los compradores están decididos a invertir todo su dinero en esos productos denominados "quemadores" de grasa. Cada día nace uno nuevo y promete algo diferente (que no podrá cumplir). Primero, no existe un mecanismo externo que "queme" su grasa. Si fuera real, si funcionara como se supone, pues entonces todas esas fajas milagrosas que anuncian las televentas, o deshidratarse en un sauna durante horas, lograrían que las personas adelgazaran; lamentablemente no es cierto. Usted podrá decirme que sí ha usado saunas terapéuticos y ha perdido peso. Le creo. Los saunas infrarrojos ayudan a reducir la inflamación del cuerpo y, por ende, le permitirán perder grasa, pero no es una terapia de "quemar" lípidos y quitar llantas. ¿Me explico?

Desconfíe de esas cremas que, supuestamente, después de ser aplicadas sobre su piel, ablandarán o erradicarán la grasa. Ninguna crema puede conseguir ese resultado. Los "quemadores" de grasa que prometen ser "termogénicos" –como si elevar la temperatura del cuerpo sirviera– son una estrategia para timar a los compradores. Para ser exacto, debo decir que sí hay un verdadero proceso para quemar su grasa, pero se logra sin cremas, sin suplementos, sin saunas y sin televentas, pero se lo cuento más adelante.

En este negocio de los quemadores hay un compuesto disponible en el mercado que me produce terror. No diré su nombre porque en verdad es un peligro y sería irresponsable de mi parte siquiera mencionarlo, pero le cuento que lo usaron en la Primera Guerra Mundial y mató a mucha gente. Era una sustancia que contenían las bombas, los explosivos, que estaba presente en las bodegas donde los almacenaban y les causó intoxicaciones a quienes los vigilaban. Este elemento les elevaba la temperatura, les provocaba fiebre en segundos y, debido a las alteraciones en el consumo de oxígeno, perdían peso y luego fallecían. Lo triste es que hoy ese compuesto que estuvo enterrado durante casi un siglo (y que comienza con "d"), se ha empezado a distribuir y se le suministra a la gente en dosis ultrabajas con el fin de provocar pequeñas "fiebrecitas". Al día siguiente, quienes lo hayan consumido amanecerán con unos kilos menos, pero están jugando con su propia vida. Me parece peligrosísimo y aterrador su uso.

Usted no va a quemar grasa si se toma una cápsula milagrosa cada día y sigue ahí "echado" frente al televisor comiendo rosquillas cual Homero Simpson. Una pildorita, así sea la nueva molécula de la última molécula de las moléculas "quema-

doras", no cambiará ni su peso, ni su metabolismo ni nada. Controle su dieta, revise qué come, haga ejercicio, quiérase un poco y lo logrará.

¿Qué puedo decir sobre esos famosos suplementos que recomiendan en los gimnasios? Esos que se llaman Ultraboost Macho Man II o Max Energy Plus Reloaded, que prometen mayor fuerza, más *stamina*, total energía y capacidad. Que la mayoría son compuestos que no sirven absolutamente para nada. Algunos contienen aminoácidos, que son los pequeños ladrillos que componen la estructura proteínica. Usted dirá: "Bueno, si para tener músculos como los de Rambo se necesitan proteínas, y estas son formadas por los aminoácidos, entonces este tarrito que me los ofrece en polvo, y en sabores a fresa y a vainilla, es todo un tesoro". Pero no. Regrese unos párrafos y revise por qué no deberíamos confiar en esos suplementos con endulzantes y colorantes artificiales, estabilizadores, conservantes y demás.

Los aminoácidos son muy populares. Algunos los aman, otros los sepultan. Yo solo se los recomiendo, en cápsulas vegetales y como complemento nutricional, a quienes entrenan para aumentar su masa muscular y no tiene una adecuada función gástrica. De otra manera no valen la pena. Si usted busca esos resultados e incluye buena proteína en su dieta, logrará su objetivo.

Dentro de latas, frascos y diversos envases fabricados para los fanáticos del gimnasio hallará usted muchos que contienen fuentes proteínicas. En su mayoría provienen del suero de la leche y de la soya. ¡Pura proteína, cero grasa, cero carbohidratos! ¿Cómo logran semejante portento? ¿Cómo hacen los creadores de estos polvos para que luego se conviertan en malteadas con sabores exóticos si están hechos a partir de "cero"? El marketing y su magia. Otra vez, es *su* decisión; le aseguro que logrará una buena masa muscular con el ejercicio apropiado y fuentes alimentarias más sanas. ¿Para qué tantos químicos? ¿Para qué tantos batidos que los contienen? ¿Por qué consumir en exceso una proteína sospechosa? Después aparece el cáncer y su médico y usted dirán que la genética tuvo la culpa, que fue la herencia de su abuelo, pero no pueden apreciar lo más evidente: le dio una mala información a su cuerpo, lo enfermó.

Muchos de esos suplementos nos están matando. A la gran industria no le importamos ni usted ni yo, le importa que los compremos y ayudemos a este enorme negocio; y lo peor, tristemente: muchos de estos productos los hacen con materias primas muy baratas y nos los venden muy caros. Es cierto que algunos de estos, diferentes a los que menciono, son buenos y totalmente necesarios –no me ocuparé de ellos aquí– para apoyar la corrección de una doble enfermedad. Pero si somos buenos médicos, buenos terapeutas, podremos ayudar a nuestros pacientes para que su alimentación sea el pilar fundamental de su sanación, que no llegará a fuerza de suplementos ni de diversas pastillas. Para arreglar estos desórdenes se necesita comida de verdad, real; menos ficción, menos malteadas de mentiras. Lo decía Thomas Alva Edison: "El médico del futuro no tratará las enfermedades con medicamentos sino con la alimentación". Así que bienvenido al futuro.

Los lácteos

Cuando éramos niños, nuestros padres, los pediatras y los comerciales de televisión nos aseguraron que la leche de vaca era el mejor alimento del mundo. En eso estoy de acuerdo, es el mejor alimento del mundo, pero para los terneros. Si usted fuera un ternero no estaría leyendo este libro, seguro andaría por ahí, recorriendo el campo para luego buscar la ubre de su madre vaca y con el paso del tiempo se convertiría en rumiante. Pero como usted es un ser humano, un valioso miembro de mi manada, quizás le interese la información que voy a darle sobre este blanco fluido.

Si lo analizamos desde la óptica antropológica, si revisamos nuestra historia, quedará en evidencia que somos el único mamífero del planeta que, además de lactar más allá de la época de la lactancia, consume la leche de otro animal por elección propia. La gran mayoría de los mamíferos deja de lactar cuando le salen los dientes y se fortalece su mandíbula. Al ser capaces de morder y rasgar la comida solida están listos para cambiar la dieta. Sin embargo, nosotros los humanos somos la rara excepción a la regla. Somos *muy especiales*.

Todas las personas del mundo deberían ser intolerantes a la lactosa, que es el azúcar de la leche. "¿Y eso por qué, doctor? ¿Se volvió loco?". No, es una realidad. Así como antes le dije que la glucosa es un azúcar simple –un monosacárido–, ahora le cuento que la lactosa es un disacárido, porque su estructura está compuesta por la unión de dos monosacáridos: glucosa y galactosa. Cuando nacemos, nuestro organismo cuenta con una proteína llamada lactasa, que se encarga de "romper" ese disacárido y lo separa en sus dos componentes, glucosa y galactosa. Solo de esta manera nuestro intestino es capaz de asimilar la lactosa. Por eso los bebés, en general, no tienen problemas al alimentarse del pecho de sus madres. Están diseñados para tolerarla.

Sin embargo, con el paso de los años, cuando les salen los dientes, su propio desarrollo les está avisando que ha llegado el momento de empezar a nutrirse de otra manera. Progresivamente su organismo deja de producir lactasa. ¿Para qué la necesitaría si los años de la leche materna han acabado? Por otro lado, es apenas lógico; al igual que las madres vacas, cabras, jirafas, leonas o cebras, las mamás humanas no pueden amamantar a sus crías eternamente. Es un proceso evolutivo natural. Ellas tienen otros papeles determinantes que cumplir dentro de su "manada".

Pero volvamos al mundo de las personas. Ese bebé crece, se convierte en un pequeño que tiene una dieta diferente y su organismo empieza a dejar en el olvido a la proteína lactasa. Pero durante toda su vida va a consumir muchos productos lácteos porque, como se lo dirán sus padres, su pediatra y la publicidad, lo ayudarán a crecer, a fortalecer sus huesos, a evitar la tal osteoporosis y hasta la gastritis. La historia del jovencito (que puede parecerse a la suya o a la mía) estará marcada por la leche de vaca. El problema es que su cuerpo ya no tiene aquella lactasa que le permitía asimilar la lactosa. Por eso, cuando ingiere los lácteos, el organismo del joven, que luego será un adulto, tiene que enfrentar este reto solo. Pero, aunque su intestino se esfuerce, no podrá "romper" ese disacárido; no podrá asimilar ese alimento proveniente de un anónimo vacuno. Finalmente es un humano, no un ternero.

Si no tenemos lactasa seremos intolerantes a la lactosa. Así de simple. Por eso los derivados de la leche de vaca nos causarán inflamación en el abdomen, cólicos, dolores e incluso diarrea, entre otros síntomas. ¿Está claro? No estamos diseñados para digerir ese alimento. Y aquí haré una confesión, para que usted entienda que estoy de su lado. A mí me gustan los lácteos, deben ser muy pocas las personas del mundo que no disfrutan un buen queso, un helado, una pizza, un flan; la lista es interminable. Pero en el momento de hacer un balance entre sus beneficios y sus perjuicios, yo prefiero abstenerme de consumirlos –eso no quiere decir que *nunca* los pruebe–.

El 100 % de los humanos debería ser intolerante a la lactosa; sin embargo, hoy las cifras demuestran que el 30 % de la población mundial es tolerante a ella. Tres de cada siete individuos pueden asimilarla porque siguen produciendo lactasa. Esa es una prueba de que la evolución del organismo humano ha continuado su curso, no se ha estancado –como afirman muchos científicos–. Y vaya paradoja, yo estoy dentro de ese 30 %. Mi cuerpo tolera la lactosa. ¿Por qué no la consumo? Porque no basta con poder asimilarla o con tener la capacidad de romper la lactosa y descomponerla en glucosa y galactosa. A la larga, las desventajas del consumo continuado de este disacárido son muchas. La leche no es solo su azúcar, la leche tiene grasas y proteínas. No pierda la sintonía, que dentro de un par de párrafos hablaré de ellas.

Por lo pronto voy a contarle otra verdad incómoda. Si usted –al igual que la tía Bertha– se siente más saludable y lejano de aquel lío de la intolerancia a la lactosa porque consume leche deslacto-sada, está viviendo una mentira. Cuando le afirman que es "des-lactosada" usted cree que le quitaron la lactosa, pero no. Lo que hizo la gran industria creadora de estos productos es "romperla", dividirla en glucosa y galactosa para que su cuerpo no tenga que afrontar esa operación. El disacárido es separado entonces en dos azúcares simples. El azúcar simple (monosacárido) siempre ten-drá mayor dulzor en boca, por esa razón la leche deslactosada es más dulce; lo habrá notado. Y al tener esas características, estará más rápidamente disponible en su sangre y elevará más la insuli-na. Por ende, lo engordará más que la leche entera.

Cuando nació la era de los productos *light* se dio otro paso en falso que afectó el universo de los lácteos. Lo único bueno que tie-nen la leche y sus derivados son sus grasas, pero como los dioses de la nutrición en Estados Unidos le dijeron al mundo que estas eran malas, entonces las compañías del sector crearon sus muta-ciones de leche ligera. Los lácteos tienen diferentes tipos de gra-sa. Al igual que la leche materna, la de vaca, cabra y oveja tiene un alto porcentaje de grasas saturadas buenas y de otras que son altamente benéficas. Quizás usted eligió el camino señalado por la industria y comenzó a consumir lácteos sin crema, sin grasas, deslactosados, y piensa que hizo bien porque le dará menos calo-rías a su cuerpo –a esta altura ya sabe bien que el conteo calórico no es importante– y porque no tendrá sobresaltos de tolerancia a la lactosa. Pero no.

La crema o la grasa del yogur que se tomó, por ejemplo, habría ayudado a que el estímulo sobre su insulina fuera menor, pero al no tenerla, el azúcar suelto causará un pico mayor en esta hormona.

Buena parte de los "zombis del hambre" que recorren los supermercados y compran todos esos productos deslactosados y descremados porque supuestamente son *light*, al cabo de algún tiempo de consumirlos se darán cuenta de que lo único *light* fue su ilusión, porque estos yogures, cremas y leches los harán subir de peso y les provocarán desórdenes metabólicos. No sea parte de ese clan.

A fuerza de repetición, de verlo en los comerciales y escucharlo en la radio, millones de personas creen que es mejor consumir esas rebanadas de queso bajas en grasa que el queso tradicional. Pero tenga en cuenta que, en muchas ocasiones, para poder compactar esos lácteos que no tienen grasa, los fabricantes tendrán que acudir a diversas clases de cuajos y algunos de ellos contienen almidones. ¿Y qué es un almidón? Pues otro carbohidrato que se añade a la mezcla y terminará activando aún más la insulina de quien se lo coma. Entonces, si ya está decidido a devorarse ese trozo de queso porque se lo pide el espíritu que vive en su interior, pues elija uno de verdad; le hará menos daño.

Tenga en cuenta, eso sí, que hasta el gusto por el queso ha sido una imposición. A finales de los años ochenta y a comienzos de los noventa, cuando las compañías de lácteos de Estados Unidos empezaron a quitarles la grasa a sus productos, no estaban dispuestas a perder ese remanente. ¿Qué hicieron entonces con esas grasas? Inventarse una buena variedad de quesos. Por eso hoy le ponemos queso a todo. ¡Esa plata no la iban a perder! Ellos nunca pierden, los consumidores de sus ocurrencias, sí.

¿Qué onda, *whey*?

Le he hablado del azúcar de los lácteos, de sus grasas, y ahora es el turno de las proteínas. La favorita de los que dedican sus horas al gimnasio es la del suero de leche o *whey*. Si analizamos solo su potencial proteínico, se podría decir que tiene sus bondades. Pero no es buena para su metabolismo porque su consumo eleva mucho y muy rápido a la hormona reina, la insulina. ¿Qué prefiere, proteína para sus músculos o un desorden en su organismo? Usted elige.

Si las grasas son lo mejor que tienen los lácteos, lo peor que contienen es una proteína llamada caseína. Recuerde que el intestino humano funciona como si fuera un colador: deja pasar los nutrientes que necesita e impide la entrada de la materia que no requiere. La caseína produce el rompimiento de las células de este órgano y provoca la llamada permeabilidad intestinal. Crea fisuras dentro del "colador", echa a perder su labor de filtrado y permite la llegada de sustancias que no son bienvenidas.

Por eso los lácteos tienen relación directa con múltiples enfermedades, especialmente las del síndrome metabólico: el sobrepeso, la hipertensión, los triglicéridos altos, el hígado graso, el HDL bajo, el aumento de la circunferencia abdominal. Todas estas afecciones son la base de la prediabetes, la diabetes y los problemas vasculares crónicos. Además, el consumo frecuente de los productos derivados de la leche de vaca también tiene relación con el acné y las alergias crónicas. Se lo contaré con más detalle. Desde el principio, desde el instante en que un infante llega al mundo.

Supongamos que este niño nace por cesárea –como sucede hoy con millones de bebés –. Como no se expone al canal del parto materno, su flora intestinal –que es tan importante– no será la ideal. Quizás la madre de este pequeño no puede amamantarlo y desde sus primeras semanas tiene que tomar leche de fórmula –pasa muchísimo, cada vez más–, lo que quiere decir que su contacto con la caseína se produce muy poco después de haber salido del útero. Esta leche, que además de aquella mala proteína tiene mucho azúcar, empieza lentamente a causar daños en el metabolismo del pequeño. Así comienzan sus infecciones virales recurrentes, la rinitis, la conjuntivitis, la dermatitis, el asma; será un niño con muchas alergias. Tal vez el alergólogo de la familia les diga a los padres que no se preocupen y que "esto es hereditario".

Pero lo que sucede es que el intestino del pequeño no está bien. Y no puede estarlo porque desde que llegó a los brazos de sus amados papás está tomando caseína y azúcar. Con el paso del tiempo este niño, luego un joven o un adulto, termina teniendo permeabilidad intestinal (el colador roto). Eso es grave. Eso se debe evitar porque el intestino es la mucosa más grande que tiene el cuerpo humano. El tracto gastrointestinal está conectado con la mucosa respiratoria, con la piel, con el tracto genitourinario, todos están interconectados por medio del sistema linfático. Por eso, si hay un daño en el intestino, al final puede manifestarse en el sistema respiratorio en forma de alergias, que son el resultado de la inflamación crónica en el organismo. Todo tiene su origen en la alimentación que recibe esta persona desde que era un bebé.

Hay una enfermedad muy común, que nos afecta a casi todos en nuestros años de adolescencia, y es el acné. Décadas atrás nos decían que evitáramos las grasas y los chocolates, y que esto ayudaría a corregirlo, si además aplicábamos ciertas cremas que nos recomendaba el dermatólogo. Nadie nos hablaba de que los derivados de la leche ayudan a producirlo. Es un tema importante. Lo primero que yo hago para tratar el acné en mis pacientes es quitarles de su dieta los lácteos y aumentarles las grasas buenas. "¡Cómo se le ocurre, doctor, las grasas causan más granos!", seguro estará pensando usted. Sin embargo, qué curioso, qué coincidencia, qué milagro, mis pacientes se mejoran. ¿Por qué? Porque el problema del acné está más allá de la piel. Sí, hay una bacteria que lo produce, pero lo recomendable no es recetar un antibiótico para combatirla −eso sería quitar la inundación usando trapeadores−. La solución se halla corrigiendo el proceso metabólico para que la piel cambie y deje de ser un territorio amigable para esa bacteria que, con el cambio de condiciones, no podrá surgir ahí −esto es tapar la gotera del techo−.

El calcio es otro tema. **La tía Bertha nos dijo durante años que debíamos consumir leche porque es rica en calcio y este mine-**

ral ayuda a fortalecer nuestra estructura ósea. También lo decía el tío Pepe: "Tómate la leche, mijito, para que no se te rompan los huesos cuando juegues futbol". Los tíos estaban en lo cierto –los lácteos animales tienen calcio, e incluso vitamina D–, pero se equivocaban en su conclusión. ¡Las personas no asimilamos el calcio de la leche de vaca, ni de la de oveja ni la de la cabra! La relación de calcio-fósforo que tenemos nosotros es muy diferente de la de estos respetables cuadrúpedos. El calcio de la leche de la vaca le servirá a su ternero. El calcio de la leche materna le servirá a su bebé humano. Entonces, lo que hace la industria de los lácteos muchas veces es añadirles calcio a sus productos para que los *Homo sapiens* consumidores que los compran en los supermercados lo puedan asimilar. Si no se lo añaden, no nos sirve. ¡Se lo agregan!

Lo que acabo de contarle no es una ocurrencia mía. Muchos estudios demuestran que los países con menor consumo de leche, como los de Oriente, tienen las tasas más bajas de osteoporosis y de fracturas patológicas por deficiencia de calcio en el mundo. "Entonces, doctor, ¿por qué hasta hoy seguimos creyendo que necesitamos leche para que nuestros huesos no se rompan?". Porque la leche es un gran negocio. Deja millones de dólares de ganancias. ¡Todo tiene leche! Y, además, ¿sabe usted cuál ha sido durante años uno de los patrocinadores de la Asociación Americana de Ortopedia? La industria de los lácteos de Estados Unidos. Si los ortopedistas, que son los médicos que más saben de huesos en el planeta, nos recomiendan que tomemos leche para que no se nos quiebren ni la tibia ni el peroné, pues, ¿quién va a decir algo en contra? Lo que no nos dicen es que sus estudios no están libres de culpa porque los apoya la industria de las vacas lecheras.

La vía láctea

Dadas las evidencias, si las personas quisiéramos seguir consumiendo lácteos toda la vida, aunque nos falte la lactasa en nuestro organismo, lo más lógico sería que esa fuente primaria fuera la leche materna, que sí está hecha para humanos. ¿No? Lo sé, parece un disparate. Pero también es disparatado este hábito desenfrenado de consumo de los derivados de la leche. Mire, si le dijera que hay una gran compañía que ha comenzado su nuevo negocio en este ramo usando la leche de dos millones de madres humanas supersaludables, y con ella creó yogures, helados, mantequillas, quesos y una leche ultrapasteurizada con vitaminas, empacada en un recipiente ecológico reciclable, y cuyas ventas ayudan a la infancia en el mundo, usted no la compraría, no la tomaría ni se la daría a sus hijos. ¡Qué asco! Pero si a todo lo que le acabo de decir le cambia la fuente, y le pone que esa leche proviene de las vacas, sí la consumiría. ¿No? A ver, qué es más ilógico.

El blanco líquido proveniente de esos millones de vacunos, que seguramente viven hacinados en esos inmensos conglomerados donde lo que prima es la producción y la cantidad, pasa por un proceso de pasteurización en unos enormes contenedores donde supuestamente eliminan todas las bacterias que podía contener la leche. Es verdad, mueren, pero su ADN bacteriano queda ahí suelto y sus toxinas, los lipopolisacáridos, muchas veces persisten en los lácteos.

En múltiples ocasiones, además, las vacas tienen infecciones, sufren de mastitis y en su leche hay pus. En naciones como Australia o Nueva Zelanda hay estrictas regulaciones para que al ganado vacuno, además de sus antibióticos, se le inyecte un reactivo que, en caso de que la leche del animal esté aún con antibióticos circulantes, el líquido salga de color morado y no se pueda utilizar. ¿Pasa lo mismo en los países americanos o europeos? No, al menos en la mayoría.

Tomar leche de tantas vacas, que quizás crecieron a fuerza de hormonas, que puede contener diversas enfermedades y pus, termina ocasionando en sus consumidores humanos inflamación crónica, que luego producirá todos esos desajustes orgánicos de los que ya le hablé, que incluso pueden predisponer su cuerpo a un cáncer. Algunos estudios indican que la leche tiene la capacidad de elevar el llamado factor de crecimiento similar a la insulina (IGF-1), un actor importante en el desarrollo de enfermedades cancerígenas.

Cuando hablo del tema de los lácteos, muchas personas me han recordado sus historias familiares. "Doctor, mire, mi abuelo se murió a los 103 años y todos los días de su vida tomó leche, ¿cómo lo explica?". Luego empezamos a revisar la historia de ese hombre centenario, y resulta que creció en el campo, que se tomaba la leche de las dos o tres vacas de su finca, vacas alimentadas con pasto, vacas sin hormonas, vacas de verdad. Y, además, el abuelo comía más sano y tres veces al día, nunca tuvo el estrés laboral de este siglo, no estuvo expuesto a tanta radiación, no respiraba este aire que nosotros soportamos. **Lo que nos afecta no es solo consumir lácteos; es cómo el consumo repetitivo y a veces exagerado de estos, especialmente en sus presentaciones comerciales llenas de azúcar o desprovistas de grasa, sumado a una mala dieta, al estrés actual, a los malos hábitos, al sedentarismo, puede crear todo el colapso del andamiaje metabólico y producir el derrumbe inevitable de nuestro organismo.**

Los seres humanos hemos consumido lácteos durante milenios, pero no todos los días. Cuando el abuelo que cumplió 103 años –o los integrantes de las tribus que poblaban el mundo– tomaba leche de sus vacas, era porque acababan de estar preñadas, habían parido a sus crías y por eso la tenían disponible en su cuerpo. Era su época de lactancia. Era temporal. Sus ubres no eran una fuente inagotable de leche. Por tanto, era imposible que el abuelo –o los masái en África o cualquier grupo humano– contara siempre con lácteos.

Hoy, ya saben, es diferente. ¿Quiere leche o yogur *light* deslactosado con sabor a fresa reina de los valles y además trozos de cereal en él? Pues vaya al supermercado o pida uno a domicilio y listo. La industria tiene a sus vaquitas lactando siempre. Su leche se produce gracias a una hormona llamada prolactina que se genera por succión, de tal manera que si hay máquinas que están succionando todos los días las ubres de estos rumiantes, se llega al paraíso, a la vía láctea.

Qué mala leche

Este ha sido un apartado con mucha información y quizás muchas sorpresas. Quiero terminar invitándolo(a) a recordar algunos de los temas principales sobre los lácteos y dándole algunas sugerencias.

1 › No olvide que detrás de las guías alimentarias que nos invitan a consumir lácteos, e incluso de algunos estudios científicos que los promueven, está la gran industria de los derivados de la leche. Créame: a esta poco le importa nuestra salud, pero sí quiere que paguemos por sus productos.

2 › No es cierto que necesitemos leche para que nuestros huesos sean más fuertes.

3 › La leche no es una buena fuente de calcio para el ser humano; hay otras fuentes mejores como el brócoli, el ajonjolí o las almendras; de hecho, un puñado de estas últimas puede contener hasta 10 veces más calcio que un vaso de leche.

4 › De acuerdo con algunas investigaciones, la leche puede aumentar el riesgo de cáncer. Hay estudios que lo sugieren después de analizar muchos factores bioquímicos e inmunológicos. Pero será difícil encontrar un artículo que lo diga

claramente, que cuente con un buen número de pacientes que permita demostrarlo, porque la industria de los lácteos lo negará y acabará con cualquier evidencia.

5 › La grasa de los lácteos no representa ningún peligro para nuestro organismo; no sucede lo mismo con una de sus principales proteínas, la caseína, y con su azúcar, ese disacárido llamado lactosa.

6 › Los lácteos en sus formas deslactosadas y descremadas, o en su presentación de proteína *whey*, pueden provocar que la insulina se eleve más de lo que debiera. La caseína y el factor de crecimiento similar a la insulina (IGF-1) pueden generar inflamación crónica, causante de un listado de males que usted ya debería poder enumerar, e incluso del cáncer.

"Y entonces, doctor, ¿qué hago, si a mí me gusta la leche?", me dirá usted con desánimo. Ante todo, tranquilidad. Yo suelo decir que el veneno está en la dosis y en la frecuencia. Seguro habrá oído a sus amigos fumadores diciendo: "Yo no tengo problema, solo me fumo un cigarrillo al día". Pues ahí está la mala frecuencia de la que le hablo. O, "yo ya casi no fumo, pero cuando lo hago, me los fumo todos". Ahí está el consumo indebido. ¿Me explico?

Lo sé, vivimos en un mundo hecho de leche. Y, en efecto, sus derivados son muy ricos. Le daré algunas sugerencias para que las tenga en cuenta, pero partamos de lo anterior: cuidado con la "dosis" y con la "frecuencia". Si va a consumir lácteos, primero, tenga en cuenta que sean de leche entera, y ojalá de procedencia confiable. Lo ideal sería obtenerla de alguna finca conocida, con pocas vacas, que ojalá sean alimentadas con pasto y no con cereal. Esa sería la mejor fuente para obtener yogur, quesos, mantequilla o mantequilla clarificada (*ghee*, que ahora está muy de moda). Ese sería el panorama ideal. Si se le dificulta, trate de buscar entonces otra opción que le garantice un producto de calidad. Alguna tienda o mercado orgánico de confianza, por ejemplo.

¿Y los quesos? Si va a consumir queso de vaca, busque mejor los maduros que, debido a ese proceso de maduración, van perdiendo agua, se deshidratan, y así en ellos se van desnaturalizando algunas proteínas como la caseína, y quedará, sobre todo, la grasa –que usted ya sabe que es lo mejor de este lácteo–. Si yo tuviera que elegir, me inclinaría por los quesos curados de cabra y oveja, que tienen caseína A2 –la de los vacunos es A1–, que de acuerdo con algunos estudios realizados no produce el efecto dañino que causa la de la vaca en el cuerpo humano.

Hay otras formas que pueden traer algún tipo de beneficio, como el yogur griego hecho con leche entera y de buena procedencia –sin azúcar añadida y con todas sus grasas y cremas–, o el *kéfir*, aquel fermento del Caúcaso que ha ganado mucha popularidad. Durante siglos ha sido utilizado como medicina en el Medio Oriente y le aporta bacterias probióticas al intestino.

Pero, por favor, no consuma leche deslactosada ni descremada –ya le conté las razones–, ni yogures ni quesos *fat free*, o aquellos lácteos con la inscripción de *light*, y mucho menos esos supuestos quesos que vienen en un tarro o un *spray*. ¡Por nada del mundo! "¿Y el yogurcito de fresa, doctor, como los que anuncian en la tele?". Nada de yogures con frutas añadidas. Desconfíe de los comerciales.

Si le cuesta resistir la "tentación", le propongo una solución: saque los peores lácteos de su nevera. No más helado en el congelador. No más yogures azucarados o con cereales –y menos para sus hijos–. No más quesos de tarro. Limítese a tener lácteos buenos, como los que describí, pero regule su consumo y su cantidad. Y deje los postres basados en lácteos para los días en que salga a comer a un restaurante. De esta manera los va a valorar y a disfrutar más.

El gluten

Necesitaría otro libro para hablarle de este díscolo "muchacho" que se ha convertido en un tema recurrente en las conversaciones y que ha desatado fuertes discusiones entre médicos y nutricionistas de todo el mundo. Aquí le voy a explicar, de manera simple, qué es el gluten y cómo actúa en nuestro organismo, pero si usted pertenece a la liga más radical de los sagrados adoradores del pan nuestro de cada día, y se resiste a creer en los daños que este produce, le recomiendo seguir los estudios del gastroenterólogo pediátrico Alessio Fasano, fundador y director del Centro de Investigación de Celiaquía del Hospital General de Massachusetts, y autor del libro *Gluten Freedom* (2014), disponible en la biblioteca virtual que elija. O, si aún no queda satisfecho, hay otro buen texto sobre el tema, escrito por mi profesor y neurólogo, David Perlmutter, llamado *Cerebro de pan* (*Grain Brain*, 2013). Le recomiendo esas lecturas para que complemente las explicaciones generales que comenzaré a darle de inmediato.

Con el corazón en la mano (y el pan sobre la mesa), ¿usted de verdad sabe qué es el gluten? Es una proteína que hace parte del grupo de las lectinas, que están presentes en el trigo, la cebada y el centeno. El cuerpo humano, por cierto, no le tiene un gran cariño a las lectinas. Lo realmente curioso es que el gluten como tal no es malo, el dañino es el que consumimos hoy porque ha sido modificado genéticamente (como el maíz, como la soya, ¿recuerda que hablamos del tema?).

Miles de años atrás, antes de que los hombres se hicieran agricultores, el pan que consumían nuestros antecesores provenía de trigo silvestre. Ellos no lo sembraban. Estaba ahí. Luego sí lo cultivaron, pero había poco que temer.

En la última cena Jesús no les repartía pan libre de gluten a sus discípulos, ¿no? Pero en la época en que vivimos, ese gluten que está en el trigo, con el que se hizo la masa del *croissant* que usted comió en el desayuno y que comerá mañana y toda la semana, es una mutación. Esa proteína, esa lectina *transformer*, está entrando a su cuerpo con demasiada frecuencia.

"Pero ¿qué hace el tal gluten en el cuerpo, doctor?". Casi nada: causarle permeabilidad intestinal, de la que hemos hablado en varios apartados de *El milagro metabólico*. El intestino es un colador. Deja entrar lo "bueno", detiene lo "malo". El gluten rompe el colador y así se echa a perder su labor de filtrado. El doctor Fasano ha descrito en detalle todo el daño estructural fisiológico, bioquímico e inmunológico que se produce en la barrera intestinal debido a esta lectina. A principios de siglo, junto con su equipo de científicos, este médico descubrió una molécula llamada zonulina, que desempeña un papel muy importante en esa labor de tamiz de las células intestinales. La zonulina les avisa para que permitan el paso de determinada sustancia. El lío surge cuando, por algún desorden, la zonulina da las instrucciones erradas y hace que las células abran sus puertas en los momentos inadecuados y durante más tiempo del estimado. No daré más detalles, no quiero desviarme de mi objetivo que es contarle esto de la manera más sencilla posible, pero los hallazgos de Alessio Fasano son fascinantes.

Entonces, el colador se ha roto. El gluten empieza a generar inflamación local crónica en su cuerpo. El intestino no puede impedir el ingreso de los "enemigos". A través de sus células de portones abiertos entran restos de hongos, bacterias, parásitos; al notar la presencia de estos huéspedes indeseables, su sistema inmunológico querrá dar la batalla, y su manera de afrontar el combate es provocar una respuesta inflamatoria, que será constante porque los enemigos seguirán entrando a través de ese intestino maltrecho. Es como una pelea interminable entre la policía (el sistema inmunológico) y los malhechores (las bacterias o sustancias no bienvenidas).

Por diferentes rutas, el feroz gluten de su amado pan produce afecciones crónicas como las alergias, la diabetes, problemas gastrointestinales crónicos, pero también puede ser el causante de enfermedades autoinmunes como el lupus, la artritis reumatoidea, el síndrome de Sjögren, la diabetes tipo 1, la esclerosis lateral amiotrófica y la esclerosis múltiple, y de diversos tipos de cáncer: de seno, de próstata, de colon, de páncreas e intestino delgado, entre otros.

¿Quiénes son los afectados por esta proteína del trigo? Todos los consumidores, pero hay casos específicos. De un lado encontramos a quienes sufren la enfermedad celíaca, lo cual significa que su cuerpo no puede tolerar dicha lectina y, ante su llegada, el intestino produce una reacción muy severa, con síntomas similares a los que afrontan los intolerantes a la lactosa: muchos gases, fuerte dolor abdominal, cólico punzante, y a veces diarreas explosivas. Pero los celíacos son una minoría. El grueso de la población que es afectada por el gluten no presenta molestias tan evidentes porque está constituida por personas que tienen "sensibilidad". En muchos casos ni siquiera presentan molestias gastrointestinales y es probable que los síntomas puedan aparecer hasta 72 horas después de la exposición a la proteína del trigo. A veces su sensibilidad se manifiesta en la piel o en episodios mentales; conozco casos de personas que tienen crisis de alucinaciones al cabo de dos días de haber consumido algún alimento con gluten. Por eso, a los médicos se les dificulta identificar estos casos de sensibilidad, porque las molestias de los pacientes surgen muchas horas después de la ingesta del alimento.

El gluten, sin duda, es uno de los grandes azotes de la era moderna e industrializada, por sus daños y sus consecuencias. No solo está en el pan de la mañana; está en las pastas, las galletas, las tortillas, las tostadas. Atención con esto: incluso hay marcas de salsa de soya que lo incluyen. Hace tiempo, leyendo en el supermercado los componentes de una de ellas, descubrí que sus tres ingredientes principales eran, de mayor a menor proporción, agua, trigo y soya. ¿Por qué no la llaman entonces "salsa de gluten"? Revise muy bien las etiquetas de lo que piensa comprar. Y tenga muy en cuenta, también, que de nada le servirá comprar avena o harina de avena –muy buenas las dos– para hacer sus *hot cakes* o *waffles* si no son productos certificados. Con frecuencia la harina de trigo –la prima con gluten– está almacenada junto a la harina de avena –la prima sin gluten– y la contamina.

No tengo nada en contra del pan o los productos hechos con trigo. Son muy ricos. Pero si usted y yo los analizamos, si ponemos en una balanza sus beneficios y desventajas, las segundas van a ganar. El gluten va a inducir la inflamación crónica en nuestro cuerpo, la cual marca el inicio del camino a muchas enfermedades crónicas y al síndrome metabólico. **Le doy entonces mi consejo: si es celíaco, evite el gluten; si tiene sensibilidad a este, evítelo; si no es celíaco y no tiene sensibilidad, también evítelo. "¿Cómo así, doctor?". Así, como lo lee, ¡e-ví-te-lo! O limite al máximo su consumo, a menos que quiera que su amable intestino termine como un colador roto.**

"Doctor, ¿entonces debería comprar solo productos *gluten free*?". Al llegar al final de este capítulo estaba pensando sobre los esfuerzos que hemos hecho los humanos para crear falsas alternativas saludables a todos aquellos alimentos que nos pueden enfermar. Para reemplazar al azúcar se hicieron los endulzantes artificiales. Para "simular" los productos lácteos se inventaron las variaciones deslactosadas. Y ahí están las mutaciones *light* y *fat free*. Y, ¿cómo no?, la más reciente tendencia: ¡la panadería *gluten free*!, que además tiene un ejército de influenciadores que la recomiendan en las redes sociales. Es cierto que algunas de las opciones que ofrece este mundo panadero sin gluten pueden ser sanas. Sin embargo, desde el punto de vista metabólico, estos panes se comportan igual que los otros, y usted terminará teniendo gorditos, llantitas o "michelines" *gluten free*.

Hay algunas recetas y productos que lo(a) ayudarán a corregir la permeabilidad intestinal, entre ellos el aloe vera (la sábila), el caldo de huesos de pollo o pescado –que se prepara a fuego lento– y el polvo de glutamina, que se utiliza con frecuencia en el mundo del deporte para la recuperación muscular.

A mí me encanta la opción del caldo de huesos de pollo, pero no es tan fácil de preparar. Por eso, si quiere hacer una bebida sencilla que contribuya con esta causa, le tengo la receta: tome un trozo del cristal de una sábila, licúelo en agua con medio limón exprimido, y cuando la mezcla tenga la apariencia de una limonada uniforme y espumosa, es el momento de beberla. Esto será benéfico para su salud gástrica y determinante en la recuperación del daño producido por el gluten. ¡Salud!

Capítulo 7

La actividad física

Entrenar en ayunas

Como se lo conté hace algunos capítulos, me gusta el ejercicio y suelo practicarlo muy temprano en la mañana, cuando la ciudad aún está dormida y antes de llegar a mi consultorio. Justamente, en algunas de esas madrugadas pensaba en cómo explicarle a usted la importancia que tiene este apartado del libro. Creo que la manera más directa es decirle que esta es una información valiosa, que le preste mucha atención a las siguientes líneas y que sí, que por supuesto está bien hacer deporte sin haber desayunado. Se lo cuento.

Otra vez, derribemos ciertos mitos: a) no morirá si sale a trotar, si va a su rutina de pesas o a su sesión de "cardio" en ayunas; b) no se va a consumir su propio músculo; c) si lo hace de manera responsable, su cuerpo se lo agradecerá. Varias páginas atrás le expliqué cuál es el orden en que nuestro organismo utiliza la energía que ha recolectado mediante la información (el alimento) que le hemos dado. Primero su cuerpo consumirá la energía proveniente de la glucosa que tiene almacenada en el hígado, digamos que esa es la fuente a la que accedemos más rápidamente. Segundo, cuando esta se acaba, su organismo acude a la reserva energética que tiene guardada en forma de grasa –por aquel proceso llamado gluconeogénesis o nueva formación de glucosa– y, tercero, sí, el cuerpo recurrirá a la proteína, pero esta no proviene necesariamente de su músculo; puede que su origen sean las proteínas de la piel que a usted comienza a sobrarle cuando pierde peso –lo desarrollaré más claramente hacia el final del capítulo–. Insisto, no destruirá su músculo, ni se lo "devorará" ni terminará en cuidados intensivos.

Entrenar en ayunas sí que le permitirá lograr eso que prometen en los canales de televentas: ¡quemar su grasa! De verdad, sin trucos, sin engaños. Supongamos que usted cenó a las 7:00 de la noche –por cierto, trate de no cenar muy tarde–. Y no comió más porque, siguiendo la tradición de los sabios abuelos, esa era su tercera comida del día y con esa bastaba. Por tanto, desde esa hora su insulina estará "tranquila". Durante la noche, mientras duerme, su cuerpo estará consumiendo sus niveles de glucosa en el hígado. Si se levanta a las 5:00 o 6:00 de la mañana del día siguiente y se va a entrenar, aún tendrá algo de glucógeno en el hígado y usted estará utilizando la energía albergada en ese órgano; esa será la que use al ejercitarse, y claro, ahí sí la va a "quemar" –sé que le gusta ese verbo–. Cuando se termine este recurso, usted comenzará a consumir su propia grasa, que será la fuente energética para seguir adelante y no "fundirse". Ese es el método, un poco diferente al que le dio la tía Bertha, quien le dijo que tomara agua caliente con limón en ayunas "para que queme la grasita, mijo(a)".

"Pero doctor, si salgo a trotar sin desayunar, o comerme mis barritas energéticas o mi batido proteínico, me va a dar la pálida", dirá usted en voz alta. No le dará "la pálida", tranquilo. Mire, desde hace muchos años yo soy atleta y hago alto rendimiento; he corrido maratones en ayunas varias veces y aquí estoy escribiéndole esto, sigo vivo. ¡Y nunca me dio "la pálida"! Déjeme darle este ejemplo. Cuando usted sale a cenar con su pareja

lleva cierta cantidad de dinero en la billetera. Aunque su capital fuera mayor que el de Jeff Bezos, no podrá tener mucho efectivo en ella porque su billetera tiene un límite, ¿verdad? Cabe lo que cabe. Así que la cena estuvo estupenda y usted paga con todo su efectivo. Pero su pareja le propone que se vayan de parranda (de fiesta, de marcha, de reventón, llámelo como quiera), y como ya no tiene *cash*, pero en su cuenta bancaria hay suficientes fondos como para alargar la noche, pues paga con su tarjeta de crédito.

Ahora imagine que la billetera es su hígado y que el dinero en efectivo es el glucógeno albergado en él. A este órgano solo le cabe una cantidad específica de glucógeno –de *cash*, de efectivo– y lo que sobra se exporta del hígado en forma de grasa que usted acumula en sus diversos órganos o tejidos, y esta es la que forma los gorditos, las llantas o los "michelines". Esta grasa es como el dinero que usted tiene en el banco –que no le cabe en la billetera–. Está ahí, guardada, lista para ser usada. Si usted sale a entrenar en ayunas su organismo no podrá hacer uso de la "energía rápida", el efectivo, porque casi toda la consumió durante la noche –puede que le quede un poco–; sin embargo, para eso está su grasa, que son los fondos ahorrados en el banco, así que use las tarjetas de débito o crédito sin problema. Salga a entrenar a sabiendas de que está consumiendo la energía de su grasa, que tiene recursos bancarios para hacerlo. ¡Y gaste! Le va a quedar dinero (energía) y le va a ir muy bien.

Ya usó el efectivo del hígado, usó los fondos bancarios de la grasa; ¿y qué sucede cuándo se agotan estos últimos –si es que eso llega a pasar–? Pues que le toca hacer uso de sus bienes inmuebles, de ese patrimonio que es la proteína. Pero no se va a "consumir" el músculo, se lo aseguro, y no pasará porque su organismo es muy sabio y durante el ayuno produce hormona de crecimiento que va a proteger su sistema muscular. De ninguna manera provocará el fallecimiento de sus músculos.

Cuando ayunamos se encontrarán restos de proteína en nuestra sangre, pero estos no provienen del músculo sino de la piel.

¿Cómo así? Aclaremos esto, lo teníamos pendiente. Si aumentamos de peso, tendremos un incremento de grasa y de piel. Pero el crecimiento celular de una y otra es diferente. Las células grasas ganan tamaño infinitamente –es un proceso llamado hipertrofia–, pero no crecen en número. Las de la piel no se alargan ni se estiran, pero sí se multiplican –a esto se le conoce como hiperplasia–. Por eso, por ejemplo, a las mujeres embarazadas les salen estrías, porque el aumento del tamaño de su cuerpo, que contiene el feto, es más rápido que la capacidad de las células de la piel de multiplicarse, y como estas no se estiran como las grasas, pues se rompen y se forman la estrías.

Si se entrena de esta manera, usted va a perder peso y con esa pérdida de peso empezará a corregir su metabolismo. Pero no le estoy proponiendo una rutina de adelgazamiento, lo que le propongo es que comience de esta manera su cambio metabólico, su propia manera de sanarse. Si se ejercita en ayunas, los lípidos contenidos en sus células grasas van a salir de ellas porque usted las está usando como energía. Mientras tanto, del lado de las células de la piel habrá un recorte de personal, porque si sus dimensiones corporales están bajando, pues tendrá menos piel.

Volvamos al caso de las embarazadas. Cuando dan a luz, aquella piel que durante meses estuvo tensionada debido al alto contenido abdominal perderá esa forma, quedará flácida durante algunos meses y recuperará su forma. Lo mismo sucederá cuando alguien está bajando de peso; ya no se necesita tanta piel, así que debe haber una disminución en el número de células que la forman. Varias de ellas serán despedidas de su trabajo; a este proceso se le conoce como autofagia, o capacidad del cuerpo humano de "comerse" a sí mismo. De esto hablaremos en detalle al final de *El milagro metabólico*.

Le he contado todo esto para explicarle que, si se ejercita sin haber desayunado y hay proteínas en su torrente sanguíneo, estas no provienen de sus músculos sino de esa piel que, ante sus cambios físicos, está reduciendo su número de empleados. ¿Ya empieza a encontrarle el sentido?

Entrenar en ayunas tiene muchos beneficios para su metabolismo porque le ayuda a controlar a la hormona reina, la insulina; le permite acceder rápidamente a su grasa como fuente de energía –esa es su reserva bancaria– y favorece la producción de hormona de crecimiento.

"Pero doctor, sin desayunar me va a dar la pálida, se lo aseguro", seguirá diciendo usted. Inténtelo. Si presenta algún tipo de inconveniente al ejercitarse de esta manera es porque usted debe tener altos los niveles de insulina y por eso se le baja el azúcar al entrenar. Eso, sin duda, es una señal de que su metabolismo no está bien. Un organismo sin desórdenes metabólicos es capaz de ejercitarse en la mañana sin haber tenido ayuda de barritas energéticas o batidos de vainilla llenos de químicos. Además, hay otra ventaja: al hacer deporte sin alimentación previa estará libre de toda pesadez corporal.

"Doctor, yo solo puedo ejercitarme por las noches, ¿qué hago?". En ese caso le recomiendo cenar antes de entrenar. Después de la cena su cuerpo hará el último pico de insulina, luego usted sale a realizar su práctica y durante ella estará consumiendo la energía rápida que proviene del glucógeno almacenado en el hígado. Después, como usted *no* comerá más –esto es importante–, hacia el final de la noche o el inicio de la madrugada accederá a la energía que le proporciona su propia grasa corporal. Si puede elegir su manera de ejercitarse, la ideal es la primera, en la mañana y en ayunas –así podrá contar con la ayuda hormonal del cortisol y la insulina–. Hágalo, notará los cambios.

El gran deseo de media humanidad es poder "quemar la grasa" corporal. Y se puede, de una manera muy fácil y amigable. Aquí se lo conté, se trata de usar esas reservas de grasa como motor principal; es una energía abundante, adecuada, buena y agradable para el cuerpo. Le pongo otro ejemplo. Hay muchas maneras de prender una fogata. Si quiere un fuego rápido puede usar una buena cantidad de papel periódico; al acercarle la llama del encendedor, de inmediato habrá fuego, pero ¿cuánto durará? Si usted tiene un poco más de paciencia, recurrirá a la madera, que tardará un poco más en prenderse, pero le brindará un fuego y calor duraderos. Cada persona elige cuál es el fuego que necesita para prender el motor de su cuerpo. Si su opción son los carbohidratos, habrá elegido el papel periódico. Si, por el contrario, aprende a usar su propia grasa, tendrá mucha y buena madera.

Y, por el amor de Dios, olvídese de las fajas, de los geles reductores, del quemador milagroso y empiece sus rutinas de "quemar" su propia grasa a partir de los mecanismos fisiológicos y bioquímicos adecuados. ¡El milagro lo hace usted!

¿"Cardio" o pesas?

Las dos. Ambas prácticas son muy buenas y cada persona, dependiendo de los resultados que busque, podrá elegir la que más le convenga. No pretendo decirle cuál es la mejor, no hay una "mejor". No se trata de una competencia entre los fondistas y los amantes del gimnasio. Voy a darle algunas sugerencias sobre cómo cada una de estas prácticas ayuda a nuestro metabolismo.

Si usted ha decidido inclinarse por las rutinas cardiovasculares ("cardio") para recuperar el buen funcionamiento de su metabolismo, lo más recomendable es evitar las sesiones de "cardio" planas, es decir, aquellos ejercicios que se desarrollan durante un buen periodo de tiempo, pero que tienen una velocidad e intensidad constantes, sin grandes cambios, como montar bicicleta o trotar. Si lo que busca es poner en orden su andamiaje metabólico, le aconsejo seguir la conocida rutina *HIIT*, o entrenamiento a intervalos de alta intensidad. Se trata, palabras más, palabras menos, de hacer ejercicios muy intensos durante 3 o 5 minutos y luego, durante un minuto, hacer unos de baja intensidad. Ese cambio de ritmo generará variaciones en su frecuencia cardíaca, puede ayudar a su cuerpo a llegar al proceso de "cetoadaptación" y a mejorar el consumo de oxígeno. Al final, esta sería la verdadera definición de metabolismo.

Cetoadaptación es, simplemente, ese mecanismo que se pone en marcha con el ejercicio en ayunas. Es la forma en que su cuerpo consume rápidamente su glucógeno para hacer uso de su propia grasa como fuente de energía. Ah, por cierto, esto es importante: la cetoadaptación es diferente de la cetosis, de la que hablamos en el apartado de las grasas. Aunque suene a trabalenguas, todo(a)s lo(a)s pacientes en cetosis están cetoadaptado(a)s. Pero también se puede acceder a la cetoadaptación de otras maneras. Si además de estar interesado(a) en el metabolismo del *fitness*, usted es un(a) buen(a) lector(a), le recomiendo que revise las referencias bibliográficas del capítulo pasado (que están al final del libro). Se dará un banquete y podrá entender a fondo la bioquímica y la fisiología detrás de la cetoadaptación –además de sus grandes beneficios–.

Del lado opuesto de la "cardio" están las pesas. Esta práctica se realiza para cumplir con tres objetivos básicos: 1) generar masa muscular –hipertrofia–; 2) ganar más fuerza; 3) obtener más resistencia. En este tipo de entrenamiento se suelen ver las dos caras opuestas: el deportista supermusculoso, tipo Arnold "Terminator" Schwarzenegger, y el hombre delgado de músculos definidos, como un soldado en entrenamiento. El primero es una mole, se ha ejercitado para lograr el crecimiento muscular, pero esta hipertrofia no significa que tenga mucha fuerza. He visto muchos deportistas con estas características a quienes, al final, les cuesta levantar un colchón de plumas durante una mudanza. El segundo, a primera vista, parece un tipo normal, flacucho, sin mayores aptitudes, pero se quita la camiseta en un parque y hace 300 flexiones de pecho sobre las yemas de los dedos en 30 segundos. Tiene una resistencia magnífica.

Si usted elije el levantamiento de pesas orientado a la hipertrofia, su consumo de oxígeno hará que el proceso de utilización de su propia grasa como fuente de energía sea muy eficiente, especialmente si lo hace en ayunas. Sobre esta práctica también hay mitos muy simpáticos. La gente suele decir que si usted tiene grasa y se pone a levantar pesas, esta se va a endurecer en su cuerpo. ¡Falso! Quienes cuentan con grasa "dura" en su organismo es porque tiene algún desorden en su metabolismo, ocasionado por las hormonas que le presenté al inicio de esta edición. De hecho, está demostrado que el levantamiento de pesas es una de las prácticas que más ayuda a perder grasa.

Otro beneficio de las pesas en ayunas es que así producirá, de forma natural, la hormona de crecimiento, que es determinante para tener un buen desarrollo corporal. Nuestro cuerpo tiene dos maneras naturales de estimular dicha hormona: la cetosis y el ayuno. La primera es un mecanismo muy útil para enfrentar afecciones como el cáncer o enfermedades neurodegenerativas como el alzhéimer y el párkinson (ya se lo conté). El ayuno, por su parte, y aunque le parezca extraño, ha ayudado a aumentar de peso a cientos de fisicoculturistas que hoy han descubierto en esta práctica una manera sana, natural, de crear hormona de crecimiento. Así dejan de lado las inyecciones de hormonas sintéticas que pueden ser inductoras de tumores.

Por cierto, el actor Hugh Jackman, protagonista del filme *The Wolverine* (2013) y de la saga de los X-Men, logró ese musculoso aspecto que luce en las películas porque se preparó reduciendo grasa con los ayunos, y aumentó su masa muscular ejercitándose en ayunas para producir, de manera natural, hormona de crecimiento.

Después de leer estos párrafos, ¿qué conclusiones saca usted? ¿Pesas o "cardio"? Mi propuesta sería que el día que levante pesas haga muy poco cardio –solo para activarse y calentar–. Ojalá sus levantamientos incluyan los llamados ejercicios compuestos, que serán mejor que los aislados. Así ejercitará más músculos de un solo envión. Practique los que prefiera, pero le cuento cuáles son mis favoritos si los quiere intentar –si no le interesan estas rutinas salte tranquilo al párrafo siguiente–. Los realizo en diferentes rutinas, cuatro veces por semana. Son el *press* con barra o mancuerna en banca, plano y declinado; el *press* militar, siempre por delante de la cabeza; el peso muerto, los fondos; las dominadas (barras) con agarre en pronación (palma hacia delante); los remos con barra o mancuerna; las sentadillas libres o en Smith; las sentadillas búlgaras, y las dominadas en pronación para bíceps.

Y para los días en que realice sus rutinas cardiovasculares, siga el entrenamiento a intervalos de alta intensidad. **Le sugiero entonces que combine estas prácticas. Ambas tienen beneficios. La primera le ayudará con el desarrollo de los músculos de su cuerpo, la segunda será muy favorable para su circulación. Las dos bien complementadas ayudarán con su balance metabólico.** Si levanta pesas los lunes, los miércoles y los viernes, haga cardio martes y jueves. Eso sí, ojalá siempre en ayunas.

Por último, después de haber entrenado no tiene que salir corriendo como león en plena cacería a comer toda la proteína que pueda. Los estudios demuestran que la ingesta proteínica es eficiente hasta cinco horas después de haber realizado la práctica deportiva. Pruébelo; le ayudará también a recuperar su orden metabólico.

Está demostrado que uno de los factores determinantes para lograr un metabolismo adecuado, contribuir con su longevidad y su vitalidad positiva es tener buena masa muscular. Esta se consigue entrenando como debe ser, pero también comiendo como debe ser. ¡Sin caer en las innecesarias orgías proteínicas! Si combina las dos variables tendrá un cuerpo bien formado como resultado de un interior en armonía y gracias a una alimentación complementaria adecuada.

Dormir poco, entrenar mucho...

Lea con atención el título de este apartado. Vuelva a leerlo, por favor. ¿Le parece que dormir poco y entrenar mucho tiene sentido? Se lo digo porque miles de personas piensan que esta es la mejor manera de bajar de peso y yo creo que dicha combinación no ayuda para nada. Dormir es muy importante para su organismo y para que su metabolismo esté bien. Durante sus horas de sueño usted libera una hormona llamada melatonina. Esta, además de tener el efecto de "apagar su disco duro" o ayudar a su cuerpo a permanecer en "modo ahorro", también tiene propiedades antioxidantes muy poderosas. Si usted no duerme lo necesario, no producirá suficiente melatonina y oxitocina, y entonces tendrá un desbalance entre sus antioxidantes y los radicales libres –se los presenté en el capítulo de la inflamación crónica–.

¿Qué sucederá entonces? Que en las noches tendrá elevados los niveles de cortisol –la hormona que regula el estrés– y de adrenalina –la hormona que lo pone alerta–, y por ende, en las mañanas se sentirá agotado y su cuerpo entrará en un ciclo de fatiga que usted mismo provocó –no olvide lo que pasa cuando se juntan el cortisol, la insulina, el ácido úrico, la leptina...–. Esto puede causarle serios descontroles metabólicos y, en resumen, va a engordar más. Y, ¿qué hará si ha ganado peso? Pues subir su dosis de ejercicio. Se dará palizas en el gimnasio, y esto tampoco le ayudará.

El llamado sobreentrenamiento hará que usted produzca aún más cortisol. ¿Por qué? Porque está "estresando" su organismo. Por lo tanto, no juegue con fuego. Duerma bien –ese sí que es un ejercicio importante– y busque el momento para entrenar. Sé que hoy tenemos jornadas laborales muy largas, que el trabajo no nos deja tiempo para nada, pero siempre podremos hallar momentos para el sueño y para el ejercicio. Además, si en realidad quiere un cuerpo moldeado, sepa que dormir bien es uno de los factores más determinantes para la adecuada recuperación y reparación muscular.

El que peca y reza…

Me lo preguntan todo el tiempo mis pacientes: "¿Puedo cometer un pecado, doctor?". Hablan de comida, por supuesto. "¿Puedo comerme un postre lleno de calorías y azúcar y gluten y lácteos, de vez en cuando?". Aquí vamos de nuevo. Las calorías no son un problema. El azúcar y el gluten y los lácteos sí lo son. Sin embargo, recuerde que hemos hablado de que cuentan mucho la "cantidad" y la "frecuencia" con que los ingiera. **En resumen: sí, por supuesto, cómase su postre de vez en cuando. ¡De vez en cuando! –yo también lo hago, no crea que soy un mártir que solo come lechuga–. Pero luego vuelva a sus buenos hábitos alimenticios. Lo importante es mantener el balance.**

En el lenguaje *cool* del siglo XXI esto es lo que se denomina un *cheat meal*, es hacerle una pequeña trampa a la dieta. Si tiene ganas de comerse un postre, primero asegúrese de que sea el que usted quiere, el que sueña, uno que vale la pena; no una opción barata –no hablo del precio sino de sus ingredientes–. Si quiere un volcán de chocolate con helado de vainilla *old style*, pues vaya al lugar donde le preparen uno que lo haga suspirar. Disfrútelo, no se culpe por ese momento de placer. No le traslade sentimientos de culpa a su comida, agradezca por poder comerla.

No busque un postre *light*. Es una tontería: el sabor no será el que espera, pero la culpabilidad de habérselo comido sí será la misma. Además, a estas alturas usted sabe muy bien que los endulzantes artificiales afectan el metabolismo igual o incluso peor que el azúcar, y que las harinas gluten *free* o *fat free* no son garantía. Hay heladerías muy famosas que venden helados "dietéticos" o "aptos para diabéticos" porque están endulzados con fructosa pura. Sí, leyó bien. ¡Qué barbaridad! Apártese de ellos. Son veneno puro.

¿Por qué le hablo del tema en este segmento de "Actividad física"? Porque cuando usted se siente culpable por salirse del libreto, por tener ese *cheat meal*, por haber engañado su dieta, seguro querrá salir disparado para el gimnasio o querrá correr tres horas en el parque para "matar" las calorías de lo que comió. Así su sentimiento de culpa será menor. "Doctor, el que peca y reza, empata", me dicen muchos. Mmm... No, de esa manera no funciona. No pienso repetir el discurso otra vez, no quiero aburrirlo, así que devuélvase al apartado de "La gran mentira: contar calorías", donde todo está explicado. **Nuestro cuerpo no opera con la aritmética calórica; el movimiento, el bailoteo, el ejercicio, no bastarán para compensar el tiramisú que se comió con tanto gusto (dígaselo a los Obama). Usted no "engañó" a su dieta. Usted sabía qué hacía, lo deseaba, lo disfrutó, fue buenísimo ese postre, cero arrepentimiento. Mañana vuelve a su sana rutina y listo. El melodrama déjeselo a las telenovelas.**

Dos cosas más antes de terminar este apartado. Una mala alimentación jamás podrá compensarla con tres siglos de ejercicio. No existe una "fórmula" que se llame "coma mal y después compénselo entrenando". No se puede. No lo logrará.

Y deje de lado la famosa dieta IIFYM (*If It Fits Your Macros*), que también mencioné ya, en la que solo se tiene en cuenta cuál es el porcentaje de macronutrientes diario, pero no cuáles deberían ser estos.

Si esta dieta le exige que el 35 o el 40 % de las calorías de su comida deba provenir de los carbohidratos, no se quede solo con los números; recuerde que no es lo mismo comerse un pan de chocolate que una ración de brócoli, así las dos fuentes puedan aportar las mismas calorías de *carbs*.

Por otro lado, ha empezado a ganar fuerza la voz de aquellos que en las redes sociales, a pesar de no haber estudiado en detalle el funcionamiento del cuerpo humano, hablan de la "dieta flexible", que solo promueve que usted esté en déficit calórico, que cuente, sume, reste, multiplique y divida sus calorías y sus "macros" (los macronutrientes). ¿Lo digo otra vez? Estas matemáticas no funcionan con nuestro metabolismo. Quizás esta táctica barata ayudará a que muchos luzcan muy lindos por fuera y estén muy enfermos por dentro. No sea usted uno de ellos.

Voy a usar de ejemplo a mi hermano mayor (espero que no me mate por esto), quien suele decir que nuestro organismo estará bien si comemos "de todo" pero con "moderación". Suena lógico, pero su apreciación es fallida. Primero, ¿qué es comer "de todo"?, ¿cuál sería el modelo de alimentación? Segundo, ¿qué es moderación? Al final del día la dieta de mi querido hermano puede haber sido esta (y siempre dicha en diminutivos): dos juguitos, una galletita, un cafecito con una cucharadita de azúcar morena, una tortillita para el *wrap* del almuerzo, una agüita saborizada con endulzante, quince almendritas fritas en canola, medio yogurcito *light* con leche descremada y la granolita que le regaló un amigo yogui. ¡Esa no es una dieta flexible! Esa sería una especie de dieta semitibetana con la que el honorable dalái lama nos aceptaría una invitación a casa. Ese modelo no funciona.

¿De acuerdo? Podré dormir tranquilo si sé que lo que le conté aquí le queda claro. Se trata de vivir una vida plena, con coherencia, y de darnos permisos ocasionales para poder disfrutar (¡de una buena rebanada de pastel de chocolate!) y que esos momentos nos hagan vibrar.

Capítulo 8

Las falsas creencias colectivas

"Comer a deshoras engorda"

En este apartado del libro quiero rebatir otras creencias sobre nuestros hábitos alimentarios que, a fuerza de repetición, se convirtieron en verdades, pero claramente no lo son. Comenzamos con esta joya de la corona, una frase recurrente de la tía Bertha: "Mijo(a), si comes a deshoras vas a engordar". Tranquila tía, eso no pasará.

Recuerde que la hormona que nos engorda a todos es la insulina. Eso está demostrado y lo hemos hablado ampliamente aquí –basta revisar el incremento de peso que tienen quienes deben inyectársela–. Entonces, la obesidad no será una consecuencia de comer a deshoras, será el resultado de estimular demasiado nuestra insulina y dejarla descansar poco.

"Pero doctor, ¡hay que tener un horario fijo para comer!", me dirá usted. No sea tan estricto. Yo le recomiendo lo siguiente. Le dará buenos resultados. Cada día trate de alimentarse dentro de un lapso de 12 horas, de tal manera que si usted desayuna a las

7:00 de la mañana, lo ideal es que cene a las 7:00 de la noche y, desde ese momento, boca cerrada: deje descansar su cuerpo y no le dé trabajo extra a la insulina. No morirá de inanición.

Dentro de esas doce horas, lo recomendable es que usted coma, máximo, tres veces al día, siguiendo las instrucciones que le he dado en el libro. Bastará con esos tres momentos de sentarse a la mesa para que su organismo esté bien; y es un hábito que encaja en los ritmos de la vida moderna, pero no hay una orden divina tallada en piedra que nos indique que ese es el número obligatorio de comidas diarias, porque podrían ser menos –pero nunca más–. Trate, si es posible, de dejar un periodo de cinco horas de descanso entre cada comida. Por ejemplo, desayune a las 7:00 de la mañana, almuerce a la 1:00 de la tarde y cene a las 7:00 de la noche.

Pero, desde el punto de vista fisiológico, no le pasará nada a su organismo si un día usted desayuna a las 9:00 de la mañana, almuerza a las 3:00 de la tarde y cena a las 8:00 de la noche (y si no cambia cada día de horarios). Lo importante es que respete ese margen de 12 horas. De esa manera su insulina estará muy feliz, porque podrá trabajar al ritmo que le gusta. Y si su insulina está feliz, su metabolismo también lo estará, y usted será un mar de dicha. Pero si usted desayuna a las 6:00 de la mañana, se come un *snack* matutino a las 9:00, almuerza a la 1:00 de la tarde, va por un postre vespertino a las 3:00, cena a las 6:00 de la tarde, repite una "cenita" tres horas más tarde y se toma un vaso de leche con una galleta de chocolate a las 10:30 de la noche viendo Netflix, pues ¡vaya lío! Su insulina siempre estará trabajando y... todo el proceso de la glucosa en su cuerpo ya debe saberlo de memoria.

Mi mensaje es: coma tres veces al día dentro de un margen de 12 horas, y regálele a su cuerpo ese preciado ayuno las 12 horas siguientes. Preferiblemente deje un espacio de cinco horas entre cada comida, para no causarle "picos" inesperados a su insulina. No entre en pánico si todos los días no puede desayunar, almorzar o cenar a la misma hora exacta. Si respeta este

margen temporal, cuenta con una buena base de carbohidratos sanos y el porcentaje adecuado de proteínas y grasas buenas en el momento de alimentarse, no engordará aunque llegue a comer a deshoras. Obvio, si no se le vuelve costumbre. *Next!*

"Los niños necesitan dulce"

No, los niños necesitan que nosotros como padres les enseñemos a alimentarse bien. ¿Por qué se hizo tan popular esa idea de que debíamos darles dulces todo el tiempo a nuestros hijos? Porque las viejas teorías científicas y la industria alimentaria nos reforzaron la idea de que en el paraíso de las golosinas, los cereales, las leches achocolatadas, las gomitas, los refrescos, estaba la energía de la vida. Es cierto que la glucosa les aporta energía a nuestras células y ayuda al funcionamiento de nuestro cuerpo, pero, como hemos visto, hay otras fuentes energéticas. Los dulces, que son carbohidratos, son la energía más barata y de menor duración a la que podemos acceder.

La frase aquella de "los niños necesitan dulce" seguramente es de los mismos creadores de "voy a comerme un chocolate porque tengo frío". **Hay algo que no entiendo: si el azúcar (o sacarosa) es una de las sustancias más adictivas del planeta, si su mezcla de 50 % de glucosa y 50 % de fructosa causa millones de muertes en todo el mundo, ¿por qué habría de ser buena para los menores?** He atendido en mi consulta a niños de ocho años que han sufrido infartos, que tienen diabetes o prediabetes. Cada día veo más jóvenes con hipertensión arterial o trombosis cerebral, enfermedades que antes solo eran usuales en personas adultas o ancianos.

¿Y cuál es la causa de sus enfermedades? Su prolongado consumo de esa supuesta "energía de la vida". Un niño con una alta ingesta de azúcar tendrá el 100 % de probabilidades de tener trastornos metabólicos y de ser un adulto enfermo. Esa es la realidad actual. ¿Se ha dado cuenta de que un tarro de leche de fórmula etapa dos para un bebé tiene una libra de azúcar añadida? ¡Y serán cinco biberones al día! Estamos creando pequeños adictos al dulce.

A mis pacientes adultos que buscan una solución para el desorden de su metabolismo que se inició en la infancia les suelo preguntar si les habría gustado que sus padres les contaran sobre los riesgos de la sacarosa cuando ellos apenas crecían. Todos me dicen que sí. Pero los seres humanos estamos llenos de contradicciones. Cuando algunos de estos pacientes me traen a sus hijos pequeños para comenzar a cambiar sus hábitos alimentarios, de repente los ataca el sentimiento de culpabilidad. Se sienten malos papás porque deben afrontar la crítica social; los demás les dirán que no exageren, que el dulce va de la mano con los niños. Así las cosas, si el azúcar es parte esencial de la infancia, la enfermedad será parte esencial de la adultez. Esto no quiere decir que su hijo deba olvidarse de los helados o los postres, este es solo un llamado para que revise muy bien su dieta, y qué tanto dulce incluye en ella (la cantidad, la frecuencia, ¿se acuerda?).

Enseñarles a los niños es muy fácil. Son los mejores pacientes. Entienden todo mejor que nosotros. Después de un par de pataletas habrán cambiado su dieta, como si nada. El problema de los pequeños hijos son sus papás. Hasta los ocho años los infantes tienen, principalmente, la conciencia de sus padres. Si su mamá siente ansiedad por comer dulce, por ejemplo, el niño adquirirá esa costumbre, pero si ella transforma sus hábitos, su hijo también lo hará. Es obvio que el buen ejemplo paterno también es vital, pero en esos años el pequeño sigue con mayor atención los patrones de conducta de la persona que lo tuvo dentro suyo. Lo importante es que ambos, la mamá y el papá, hayan aceptado el cambio con sinceridad. De nada valdrá el esfuerzo si, cuando el niño no se da cuenta, sus padres corren al clóset para comerse un paquete de galletas de vainilla a escondidas. Nosotros somos la conciencia de nuestros hijos. Si nosotros tomamos buenas decisiones alimentarias ellos también lo harán.

Mis momentos más hermosos como médico funcional los he vivido cuando noto que mis pequeños pacientes han aprendido a sanarse ellos mismos. Ver a una niña o a un niño de siete u ocho años convencidos totalmente de su modelo de alimentación sana –lejos de los paquetes, del dulce veneno– es muy conmovedor. Además, cada pequeño que toma esta decisión le servirá de ejemplo a sus amigos, quienes, seguramente, aprenderán de él.

El cambio comienza por nosotros y nuestro ejemplo. Basta ya de premiar a nuestros hijos llevándolos a un restaurante de comida chatarra para que se den un "banquete". O de llenarlos de chocolates que ni siquiera tienen cacao, o de gomitas y diversos paquetes de dulces de variados colores –y químicos–. ¿Es esa acaso una recompensa? Claro que no.

"Los flacos pueden comer lo que quieran porque no engordan"

Se suele pensar que las personas flacas son muy sanas y además afortunadas. Primero, por una causa divina: "Dios lo hizo flaco"; segundo, porque como dice la tía Bertha "los flaquitos tienen el metabolismo rápido". Del otro lado, y partiendo de esa lógica, a quienes ganan peso rápidamente y sufren con la obesidad "Dios los castigó" y, en palabras de la tía, "los gorditos tienen el metabolismo lento. ¡Pero no hay nada qué hacer, eso es genético, mijo!". Muy bien. Este párrafo entero es una mentira.

Ni ser flaco es una bendición, ni ser gordo una maldición. Y, con respecto a la herencia, recuerde que, a la luz de la epigenética, todos podemos cambiar la historia de los genes que recibimos como dotación familiar. Es totalmente falso eso de que los flacos son más sanos y que pueden comer lo que quieran. En el mundo han aumentado los casos de personas delgadas con infartos, diabetes, hígado graso, colesterol elevado e incluso trombosis cerebral. ¿Por qué, si es flaco y parece "sano", tiene problemas de salud? Ese interrogante empezó a desvelarse por medio del análisis de diversas imágenes diagnósticas. Con estas, los radiólogos descubrieron que muchos pacientes delgados tenían infiltración de grasa en el hígado y habían empezado a generar más grasa alrededor de sus órganos. Dichas características definen el *TOFI* (*Thin on the Outside, Fat on the Inside*), o universalmente conocido como el flaco metabólicamente obeso.

Es muy común encontrarlo. Pero a veces es difícil hallar la causa de su mal porque su aspecto engaña. Desde la perspectiva clínica, yo prefiero atender a personas que comen muy mal y que han engordado. Las evidencias serán más claras y con el paso del tiempo lograremos recuperar el buen funcionamiento de su metabolismo y su peso adecuado. Pero con los pacientes flacos que no engordan a pesar de que comen terrible, o los que tienen sobrepeso –y no bajan–, aunque tienen hábitos muy sanos, a veces se complica el trabajo de hallar su "gotera". Este último se comporta como una represa (hay que entender cuál es el bloqueo que no permite que su cuerpo baje ni un solo gramo), mientras que el primero, por su fisionomía, tiene un disfraz. Paradójicamente, el cuerpo del flaco oculta su "gordo" problema.

Por eso, **si usted es una mujer flaca o un hombre delgado, pero tiene algunos síntomas o molestias en su cuerpo, como los que ha leído a lo largo de las páginas de este libro, acuda al especialista indicado para que revise su metabolismo. Su delgadez no es una protección, no es una garantía de salud; quizás su enfermedad se esconde tras un telón y usted está viviendo la ilusión de ser saludable cuando no lo es.** ¿Cómo es su dieta? ¿Está durmiendo bien? ¿Se ejercita? ¿Alimenta a su mente y a su espíritu? Revíselo: lo que diga la báscula es solo una cifra que puede estar ocultando algo.

"Se necesita fuerza de voluntad para comer bien"

Quizás esto le suceda. Después de desayunar cuatro *hotcakes* con mantequilla, miel de maple, mermelada, dos huevos fritos con tocino y dos tazas de café malo con azúcar, se mira al espejo, nota de nuevo su sobrepeso y se siente terriblemente molesto(a) porque, otra vez, la faltó la tal "fuerza de voluntad" para controlar su apetito, comenzar una manera diferente de alimentarse y dar el primer paso hacia una nueva vida. A pesar de su molestia, las porciones de su almuerzo serán igual de abundantes y equivocadas. La cena va a ser un desastre similar. Usted quiere cambiar, pero no logra juntar esa "fuerza". Y se siente angustiado por esa razón y la angustia le genera ansiedad, y la ansiedad le da hambre. Y comerá más de lo que debe. Pues esta sección la escribí pensando en usted.

Tengo varias cosas que decirle: 1) millones de personas en esta Tierra se sienten como usted; 2) claro que puede juntar esa fuerza de voluntad para cambiar su historia; 3) no se culpe, seguramente su metabolismo está tan alterado que no le permite pensar y obrar claramente, a pesar de sus ganas de transformación. Lo primordial es eso: que usted *sí* quiera dar el paso hacia una manera apropiada de alimentarse. ¿Quiere?

Con lo que ha leído hasta aquí tiene herramientas suficientes para saber si hay un desorden metabólico en usted. Se lo dirán las curvas de su figura, los productos que hay en su nevera y en la alacena, el número de veces que come al día, la cantidad de tiempo que se dedica a usted mismo para darse un *like* real por haber hecho algo muy bien, en especial las horas que ha dormido, que ha dedicado a una rutina de ejercicios o que ha usado para castigarse por "pecar" con tanto dulce. Si su metabolismo está mal, si sus hormonas están de fiesta, si la insulina se juntó con la leptina, el cortisol y el ácido úrico, entre otros amigos, pues seguramente usted está comiendo de esa manera porque ha perdido el control de sus actos. Digamos que el diabólico espíritu del hambre (del que hemos hablado) lo ha poseído. Usted no puede controlar su apetito.

Todo se complica más porque comer no tiene un mecanismo de recompensa y genera culpa, como muchas otras adicciones. Hoy, la comida es la adicción más común en el mundo, pero nadie la quiere aceptar. Somos adictos a ella con la ayuda de los falsos profetas de la nutrición que nos dicen que debemos alimentarnos seis veces al día, y estos nos produce un reflejo neurohormonal condicionado, como los perros de Pavlov. Y la gran industria nos da otro empujón al agregarles elementos innecesarios (como el azúcar) a los productos que consumimos. Así avivamos nuestra adicción.

Si el espíritu diabólico del hambre habita su cuerpo y su mente, es hora de comenzar el exorcismo. El primer paso que debe dar es aceptar que necesita un cambio. Está claro que su mente siempre buscará la solución más rápida, la comodidad. A mí me pasa: cuando suena el despertador muy temprano en la mañana tengo el impulso de apagarlo; es lo más fácil, "una horita de sueño más". Pero salgo de la cama porque soy consciente de que debo ejercitarme –y me gusta, por supuesto–. Y no lo hago porque mi fuerza de voluntad sea mayor que la suya, claro que no. Pero decido salir de las cobijas e ir a practicar. Es mi elección. Lo mismo sucede a la hora de comer: es más fácil ordenar una pizza a domicilio –llega rápido, no hay que cocinar– que cortar el brócoli, lavar los demás vegetales y luego decidir si irán al wok o, simplemente, al recipiente de la ensalada.

Cada día usted y yo tomamos pequeñas decisiones que pueden cambiarnos la vida. Piénselo bien: ¿qué hará mañana? ¿Repetirá la dosis de *hotcakes* y azúcar? Haga el esfuerzo, tome la decisión desde su interior, busque otras opciones para desayunar (para alimentarse, en general). Al final de *El milagro metabólico* encontrará algunas recetas que le pueden ayudar –sí, también hay postres–. Al principio no será fácil, pero con el paso de los días usted empezará a sentir el cambio, el espíritu maligno empezará a disolverse y su vida será más agradable y feliz. Es tan fácil (y tan difícil) como decir: "Sí, quiero cambiar". Cuando acepte ese cambio disfrutará mucho más cada alimento.

Por otro lado, es triste que muchas veces ni siquiera miramos la comida que tenemos en el plato. Ni siquiera damos las gracias por la fortuna de contar con ella. En los restaurantes veo a muchos niños que parecen pequeños robots y, mientras pulsan algo en su *tablet*, abren la boca para que su padre o su madre les dé unas papas fritas con cátsup –llena de azúcar– o un trozo de pollo frito con almíbar sabor a miel –que ni siquiera es miel–. El niño no sabe qué come. No le interesa. Pero lo aprendió de sus padres, quienes almuerzan de la misma forma. Todos juntos, pero aparte, cada uno con su móvil, dándole mordiscos desganados a su hamburguesa, mirando la última imagen que su peor enemigo puso en Instagram, o la celulitis de Kim Kardashian en la foto de un paparazzi. Zombis creados por el sistema.

No se necesita una gran fuerza de voluntad para dejar de comer todo el día o para abandonar los celulares a la hora de reunirse en la mesa y poder mirar, oler, entender qué alimento se llevará a la boca y, ante todo, agradecerles a la vida y al planeta por ese hermoso milagro que tiene ante sus ojos. Si usted es capaz de apreciarlo, también lo harán sus hijos; y ellos se lo enseñarán a los suyos. Que comer sea un hecho de unión y no de separación. ¡Que la fuerza lo acompañe!

"Es normal tener hambre todo el tiempo"

Sí, si tenemos en cuenta que el modelo de alimentación nos ha provocado esas ansias locas y absurdas de comer. Pero la respuesta en realidad debería ser un *no*. Si su metabolismo está en orden, no debería sentir ese apetito voraz todo el tiempo. He citado en un par de ocasiones al endocrinólogo y pediatra de Harvard, el doctor David Ludwig, quien escribió un libro que le recomiendo sobre este tema: *Always Hungry?* (*¿Siempre tienes hambre?*). En él explica gran parte de lo que hemos discutido aquí y analiza en detalle todo el efecto que tiene la insulina en el cuerpo. Ludwig reitera que si esta hormona y sus amigos están elevados, debido al régimen alimentario que tenemos en Occidente en el siglo XXI, siempre tendremos hambre. Y será un estímulo muy superior a nuestra fuerza de voluntad.

Ahí estará en evidencia el trastorno neurohormonal del que hemos venido hablando en este capítulo. Por eso, si usted siente ganas de comer todo el día, esta puede ser una señal, una alarma temprana –o tardía– de que algo falla en su metabolismo. Si le está pasando esto desde hace poco, hágase los chequeos de rigor y verifique si hay algún indicador de los que hemos estudiado aquí que pueda ser sospechoso. Si le pasa desde hace un buen tiempo y ha engordado y sus exámenes revelan triglicéridos altos, hígado graso, insulina elevada, ¿qué está esperando para cambiar sus rutinas? ¡Repase los apartados anteriores! Suelo decir que si usted siente hambre, siempre tiene las mismas posibilidades que un viajero que espera la llegada del tren. Si lo escucha a lo lejos, sabrá que llegó a la hora y podrá abordarlo. Si nota que se está acercando y usted no está muy próximo al área de abordaje, quizás alcance a subirse o quizás no. Si ya ni siquiera lo escucha, su tren se fue. No permita que eso pase.

Hay muchos factores que nos provocan el hambre de manera continua. He notado que algunos de mis pacientes que sufren de ansiedad, por ejemplo, terminan trasladándole su trastorno emocional, su problema, a la comida. A veces, esas señales de incomodidad interior, de poca aceptación ante lo que somos, nos impiden hacer una pausa y tener un momento de reflexión y claridad para tomar buenas decisiones. Y se crea otro círculo vicioso. **Ante la ansiedad muchos reciben el impulso de "hay que comer". Y usualmente se comerá algo dulce. El azúcar, con su adictivo encanto, estimulará más el cuadro ansioso de esta persona y su creencia de que es "ansiosa". La ansiedad le dirá de nuevo "hay que comer" y... comer y comer provocará más ansiedad.** Si cree que le está sucediendo esto, haga un alto en el camino. Revise sus hábitos.

Casos como estos los atiendo con muchísima frecuencia. Es cierto que en los cuadros de ansiedad en algunos pacientes hay unos detonantes fisiológicos y bioquímicos totalmente demostrables, pero buena parte de ella se halla en nuestras creencias arraigadas; y a partir de ellas podemos trasladarle ciertas emociones a nuestra comida.

Si usted ha logrado elegir de manera consciente qué va a comer, cómo llenará su plato y en qué momento lo hará, es una señal de que sus hormonas están bajo control. El acto de alimentarse será una celebración sin angustias. Estoy seguro de que no tendrá hambre a todas horas, aunque ese día, por voluntad propia, haya elegido comer tan solo dos veces –sobre este tipo de decisiones y el ayuno controlado, hablaremos al final del libro–.

"Hay que darle al cuerpo lo que pide"

Uno de los momentos decisivos para la mejoría de mis pacientes que han desarrollado una adicción a la comida –por las causas que describí en la sección anterior– es cuando les pido que coman tres veces al día y no seis o siete, como lo han hecho durante años. Al poco tiempo de empezar su nueva rutina, la gran mayoría de ellos me dice: "¡Doctor! No puedo. A las 4:00 de la tarde el cuerpo me pide [ponga aquí lo que se le ocurra] y yo se lo tengo que dar". El cuerpo les pide dulce de leche, pasteles de carne, pastel de chocolate, chorizo con arepa, helado de fresa..., todo alimento que exista sobre la faz de la tierra. Bueno, pensándolo bien, ninguno me ha dicho que su organismo le pide brócoli, coliflor o rábano.

Esa es la primera señal de su propio síndrome de abstinencia, que dentro de muy poco superarán. Algunos de ellos me cuentan que a la mitad de la mañana tienen mal aliento. ¿Por qué? Porque como a esa hora solían comer, su cuerpo, a fuerza de costumbre, por un efecto neurohormonal, los hará salivar de manera involuntaria y abundante; esa saliva propiciará el mal aliento.

Lo que todos deberíamos comprender es que comer no es una acción que llevamos a cabo "porque el cuerpo me pide...". Comer debería ser el resultado de elegir de manera consciente qué información le daremos al cuerpo, y cuándo se la vamos a dar. **Obvio, todos sentimos hambre, pero es un mecanismo fisiológico que va y viene por oleadas. Está demostrado que esas ansias por fumar, apostar, aspirar coca, tomarse un trago o comer duran más o menos entre cuatro y cinco minutos.** No lo digo yo, el hereje funcional. Lo describió Pavlov cuando presentó sus estudios sobre los reflejos condicionados. Lo reto a que lo pruebe usted mismo. Cuando sienta el llamado del maligno espíritu devorador que vive dentro de usted y le diga: "El cuerpo me pide un pan de chocolate con un *capuccino* doble y crema chantilly", respire y haga la prueba. ¿No se va aminorando su antojo con el paso de los minutos? ¿Podrá vivir sin ese pan de chocolate a media tarde? Sin duda. Le hablaba páginas atrás de tomar decisiones, seguro que esa fue una muy buena decisión.

¡Si usted conociera a mi madre! Al hacer este apartado he pensado mucho en ella. Su metabolismo es único en el planeta. El cuerpo le pide dulce de jalea porque tiene baja la jalea en su sangre. O le pide pandebono porque tiene en mínimos históricos sus niveles de pandebono en sangre. Yo creo que en el cuadro hemático de mamá, además de la hemoglobina, hay una tabla anexa especial donde salen esas mediciones: nivel de bocadillo de guayaba 14.5 mg/empc (donde "empc" es "esto me pide el cuerpo"), nivel de plátano maduro 12.4 mg/empc... Lo peor de todo es que yo crecí con esa creencia.

No tiene que darle a su cuerpo lo que supuestamente le pide. Ese impulso no es real. Si usted lleva muchos años comiendo cada tres horas o cada que su organismo en teoría se lo exige, es porque tiene un trastorno hormonal y neurohormonal. Pero puede controlarlo, puede cambiarlo. Cuando éramos chicos y nos salía una roncha y nos picaba mucho, nuestros sabios padres nos decían: "No se rasque, si se rasca le picará más". Pero, a pesar de la advertencia, nos rascábamos y, en efecto, la picazón empeoraba. En este caso pasa exactamente lo mismo.

¿Sabe qué le pide su cuerpo? Que lo alimente bien.

"Es pecado dejar comida en el plato"

Más allá de si tenemos creencias católicas o no, deberíamos abandonar el uso de la palabra "pecado" cuando hablamos de la comida que nos alimenta. Usted no es una mala persona por haber dejado un poco de filete y brócoli en el plato. Si la sensación de saciedad es total, no tiene sentido forzar su apetito. Sin embargo, desde pequeños nuestros papás nos dijeron a usted y a mí que era "pecado" no dejar el plato vacío, y que "hay muchos niños en el mundo muriéndose de hambre...". Por lo tanto nos sentíamos fatal cuando eso sucedía.

De ninguna manera estoy de acuerdo con desperdiciar comida, pero también sé que la mayoría de personas que dejan algo en su plato son víctimas de la ansiedad por comer que golpea el siglo XXI, y esa ansiedad los hace servirse más de lo que su cuerpo puede tolerar. Y si a esto le sumamos que la gente come muy de prisa y, especialmente, mucha chatarra, pues tendremos resultados como el del "efecto pizza" o el "efecto palomitas". Seguro le ha sucedido. Está en un almuerzo con amigos y empieza a comer pedazos de pizza a una velocidad desmedida. Ha devorado dos; luego suma cuatro. ¡Seis y aún no se siente lleno! Pero con el octavo trozo usted, de repente, siente que va a estallar –lo mismo pasa con las cajas gigantes de palomitas de maíz que compra en el cine–. ¿Por qué sucede esto tan de repente si usted sentía que le cabían tres pizzas completas más? Porque mientras comía a toda velocidad, su cerebro aún no había recibido el "aviso" de que usted estaba en plena fase devoradora de pizza. Este proceso puede tardar, más o menos, veinte minutos y es un reflejo que llega por dos vías; por la distensión del estómago y por una señal hormonal (la leptina, de la que hablamos antes). Por esa razón, de manera sorpresiva, usted se siente repleto y se pregunta: "¿Pero qué pasó, en qué momento comí tanto?". Y seguro dejará comida en su plato.

Una buena estrategia para que esto no le suceda es comer despacio, masticar varias veces sus alimentos, imponerse un tiempo mínimo de 15 o 20 minutos para desayunar, almorzar o cenar, y si nota que está terminando antes sabrá que en realidad está comiendo demasiado rápido. ¿Por qué tiene tanta prisa? ¿Porque tiene que volver al trabajo? ¿Porque ni siquiera le interesa lo que está comiendo? El acto de alimentarse y disfrutar su plato es, además, un momento para estar "presente", consciente de lo que hace, durante al menos unos minutos cada día. Le aseguro que si se toma un poco más de tiempo para comer, será difícil que deje comida en el plato, porque se servirá las porciones justas. Este es un buen hábito que imitarán sus hijos. El real "pecado" es que usted no reflexione al respecto.

"El desayuno es la comida más importante del día"

No sé si en el resto de América Latina o en la Madre Patria exista esa creencia tan afianzada en mi país, Colombia, de que uno debería desayunar como rey (es decir, de manera muy abundante), almorzar como príncipe (otra vez, comer bastante) y cenar como mendigo (o sea, casi nada). Y a esta idea se suma otra, de gran arraigo, que puede leer aquí arriba, en el título de este apartado. Nuestros abuelos y nuestros padres fomentaron esa noción en nuestro pequeño cerebro infantil. "Niño, debes desayunar muy bien –mucho– para que tengas energía para todo el día". Y claro, uno terminaba vomitando en el autobús del colegio.

¡Mentira! No es cierto. Retomando lo que le he contado en las páginas de este libro, aun sin haberse alimentado durante todo el día –o hasta durante tres días– tendrá energía. Ahora, le pregunto, ¿por qué? "Porque podremos usar todo el poderío energético de nuestra segunda turbina corporal, cuyo combustible se halla en la grasa de nuestro cuerpo, doctor". ¡Eso es! Tiene un 10, un sobresaliente.

No creo que el desayuno sea la comida más importante del día. Y, por otro lado, deberíamos saber que comer inmediatamente después de que nos levantamos no es lo más recomendable. "¡Ay, no, doctor! Otra vez con sus ocurrencias, ¿ahora me va a decir que no puedo desayunar?", pensará usted. No se trata de eso, tranquilícese. Pero repasemos. Digamos que son las 6:00 de la mañana, usted sale de las cobijas y su cortisol –la hormona del estrés– también se despierta lúcido y de muy buen humor –es su primera carga del día–. Lo ideal, para que él pueda estar tranquilo, sería no molestarlo durante dos horas. Por eso le hago la propuesta anterior: ese tiempo podría emplearlo, por ejemplo, en hacer ejercicio en ayunas.

Pero si usted se levanta a las 6:00 de la mañana y desayuna a las 6:30, pues le agregará a su metabolismo otro trabajo. Al comer, la insulina se activa y va a interrumpir el buen despertar del cortisol, hará que todo el proceso metabólico sea más lento. Y peor si desayuna como rey, con sus cuatro *hotcakes*, dos huevos, tocino, un café con azúcar XL... Dicha rutina puede hacer que usted, crónicamente, empiece a subir de peso. Sé que algunos especialistas afirman que todos deberíamos comer de manera inmediata, al despertarnos, porque eso es bueno para la tiroides. Aunque ella no es la protagonista de *El milagro metabólico* –necesitaríamos un libro entero para hablar de esta glándula–, si su tiroides se llega a afectar por el ayuno, es debido a un déficit crónico de nutrientes –tocaré el tema más adelante–.

Entonces, en un mundo ideal, lo más recomendable sería que desayunara dos horas después de levantarse. Y en ese lapso ojalá se ejercite. Así tendrá mayor uso del cortisol y consumirá más la glucosa que tiene guardada en el hígado y en el cuerpo. Entiendo perfectamente que la vida moderna nos deja muy poco tiempo, que a veces es imposible tener esas dos horas cada día. Sin embargo, inténtelo. ¿Hay alguna manera de reacomodar su horario?

Mientras que las ratas son animales nocturnos y se alimentan de noche, los humanos somos diurnos y por eso nuestras principales comidas deben ser consumidas de día. Eso no significa que tenemos que alimentarnos a primera hora de la mañana. Si regresamos en el tiempo y recordamos la historia de nuestros antepasados, que vivieron en este planeta hace algunos miles de años, descubriremos que lo primero que hacían al levantarse era salir a buscar comida. Si la conseguían, hacia el mediodía podrían preparar algo, comían por la tarde y volvían a hacerlo cuando oscurecía y prendían el fuego, poco antes de dormir. Si el señor iba a cazar en la mañana, era difícil que su tía Bertha prehistórica le dijera: "Arlo, primero debes desayunar para que tengas energía y no te dé 'la pálida' cuando estés cazando mamuts". La respuesta de nuestro antepasado habría sido: "Tía, ¿y qué voy a desayunar si no hay nada? ¡Por eso me voy a cazar! Ya vuelvo".

Así hemos sido durante siglos. **Estoy seguro de que no llegamos a este planeta para levantarnos a las 7:00 de la mañana y de inmediato salir a servirnos una enorme taza llena de cereal azucarado con leche deslactosada y un gran jugo de muchas naranjas. La industria ha propiciado que esto sea así.** En el próximo apartado del libro hablaremos en detalle sobre qué podríamos desayunar y cómo.

¿El desayuno es la comida más importante del día? No. Todas son importantes; incluso, desde mi perspectiva, son más relevantes el almuerzo o la cena, siempre y cuando usted no cene muy tarde.

Tercera parte

El milagro metabólico

Capítulo 9

¿Qué comer?

Regla universal

Los seres humanos debemos alimentarnos principalmente de todas aquellas maravillas que nacen de una planta que crece en la naturaleza y jamás de los productos que nos brinda una planta industrial. ¡Tenemos que volver a los mercados, a la comida real, la que nos da el planeta en su forma original!

Este es el primer paso para comenzar a sanar su metabolismo. Quizás el suyo tenga un desorden leve, o tal vez esté severamente afectado. Si ha leído con atención los capítulos de este libro, puede empezar a intuirlo. No importa cuál sea su estado, aquí hallará las soluciones iniciales para mejorarlo. La cura comienza por su boca, por las elecciones que usted hace, por la información que le da a su organismo. Gracias a ella puede corregir los problemas hormonales, que son los que causan las enfermedades de síndrome metabólico, y así dar el paso hacia una mejor vida.

No importa si usted es vegetariano(a), vegano(a) u omnívoro(a), la solución para regular su metabolismo es mantener una alimentación responsable, consciente y coherente. Eso nos involucra a todos, sin importar las preferencias alimentarias, sin generar separaciones.

¡No coma esto!

Comencemos. Le recomiendo tener lejos de su casa y de su vida los siguientes productos, alimentos, preservantes, polvitos, aditivos y demás "chicos malos". Por cierto, tampoco guarde una reserva de comida chatarra destinada al refrigerio de una visita inesperada. ¿Qué no tener en casa?

1 › **Nada de azúcar.** Ni mieles –¡menos la de agave!–, ni endulzantes naturales o artificiales, nada de fructosa en polvo, ni químicos dulces que puedan servir de insecticida. "Pero doctor, ¿con qué endulzo el café?". Lo repito en voz alta: ¡El café no necesita azúcar, especialmente si es un buen café! ¡Y recuerde las recomendaciones que le di sobre esta bebida!

2 › **Los lácteos de origen animal,** especialmente los de vaca. Sin dramas, si algún día el espíritu que vive dentro de usted le pide un helado, busque uno bueno y continúe después sus buenos hábitos. Nada de productos deslactosados, *light* o descremados. Y no olvide que si se desespera y quiere un pedazo de queso, es mejor seleccionar los grasos y los madurados de cabra y oveja. Pero,

sea fuerte, adiós a los lácteos durante un buen tiempo (recuerde lo de la permeabilidad intestinal).

3 › **Los embutidos industriales,** porque tienen demasiado sodio, muchos nitritos y un compuesto llamado glutamato monosódico que eleva el ácido úrico. Elija solo embutidos con largos procesos de curación y maduración. ¡Lea las etiquetas! La mayoría de estos contienen azúcares de nombres identificables: sacarosa, dextrosa, maltodextrina, mieles, entre otras.

4 › **Los enlatados,** también tienen muchos procesos químicos y cuentan con residuos de metales pesados y demasiado glutamato monosódico.

5 › **Los jugos de fruta,** sean batidos, *smoothies* y extractos, incluidos los de zanahoria y remolacha. Lo expliqué a fondo en este libro. Son un *veneno.*

6 › **El cacahuate,** porque tiene omega 6 –el exceso de este ácido graso nos está afectando a todos– y una toxina llamada aflatoxina, de gran incidencia en el cáncer de hígado.

7 › **La comida procesada** con colorantes y conservantes, y todos los productos que se vanaglorien de tener "sabor ahumado" o alguna palabra rara que usted no pueda pronunciar. ¡Volvamos a lo natural!

8 › **El alcohol.** Algunas bebidas como el vino tinto pueden tener cierto tipo de beneficio corto; una o dos copas ocasionales probablemente ayuden con la resistencia a la insulina, pero está demostrado que más de dos copas

lograrán el efecto contrario. No olvide que el alcohol es un carbohidrato y se comporta de manera similar a la fructosa. A mí me gusta, al igual que a usted, pero si queremos sanar nuestro metabolismo, lo mejor es evitarlo. Sin embargo, una copa de un buen vino, un trago de un gran *single malt* y una cerveza de manera ocasional –¡ocasional!– no representan un riesgo.

9 › Cereales de caja y sus primas las granolas, aquellas que están llenas de mieles y jarabes. Sáquelos ya de su dieta y la de sus hijos, por favor.

10› Los productos de panadería y pastelería, y también esos hojaldres que a todos nos gustan, provenientes de cualquier tipo de harina. Todos producen los mismos daños para el metabolismo. No importa si tienen gluten o su etiqueta los certifica como *gluten free*. Finalmente, quienes los consuman con frecuencia terminarán siendo obesos *gluten free*, teniendo hígado graso *gluten free* o una diabetes muy *cool* porque es *gluten free*. El daño metabólico será igual. "¿Y la panadería cetogénica, doctor?". Esta puede ser aceptable, pero altera el ácido del estómago y produce reflujo con frecuencia.

11 › La pasta. Debo decir que tiene sus excepciones, pero *en general*, evítela. En casos particulares, que el médico funcional estudia con sus pacientes, la pasta se puede consumir. Pero si está comenzando el proceso de mejorar su metabolismo, déjela fuera de su dieta por un buen tiempo. Incluso la *gluten free*.

12› La carne de cerdo, por sus altos niveles de histamina, que puede producir una respuesta corporal inflamatoria que eleva la producción del cortisol y, cómo no, de la insulina, especialmente en las personas que sufren de alergias crónicas.

13 › **Las salsas industriales,** la de tomate, la mayonesa, la mostaza, la salsa de soya. Recuerde que varias de ellas las puede hacer en su casa y quedarán mejor, ¡y libres de azúcar!

14 › **Los aceites vegetales,** de canola, maíz, girasol o soya, y los productos que los contengan. Otra vez: son una muy mala fuente de omega 6.

15 › **Alimentos "hidrogenados" o margarinas,** es decir, todas esas malignas grasas trans. No se deje engañar por los avisos de colores de las etiquetas que informan: "Sin colesterol". Pues claro que no lo tienen: las margarinas provienen de los vegetales. Sería mejor y más honesto que pusieran un aviso grande donde se leyera: "Grasa trans lista para untar".

16 › **Las comidas en aerosol** (con muy pocas excepciones). Al final usted quiere un alimento, no un desodorante.

17 › **Productos con nombres** "tiernos" y diminutivos, como muchos de esos yogures y leches achocolatadas para niños. No lo digo yo, lo dice mi profesor Mark Hyman y ¡tiene razón! Entre más tierno es el nombre, más dañino su efecto.

18 › **La** *Dirty Dozen* **o "La docena sucia".** Se trata de frutas y vegetales con alto contenido de químicos y pesticidas, y que usualmente son transgénicos. En el próximo apartado veremos a sus primos buenos, que se llaman los *Clean Fifteen*, "Los quince limpios". Por ahora

conozca a estos doce protagonistas no tan sanos, en su orden de contaminación: a) las fresas, b) las espinacas, c) las nectarinas, d) las manzanas, e) las uvas, f) los duraznos tradicionales, g) las cerezas, h) las peras, i) los tomates, j) el apio, k) las papas y l) los pimientos morrones. Todos los alimentos con pesticidas deben salir de su dieta. Aclaro: ¡no significa que estos vegetales sean malos! Si son productos orgánicos, si provienen de pequeñas fincas, serán una alegría para su cuerpo. Si no pudo hallarlos orgánicos, pues intente no consumirlos en altas cantidades.

19 › La terbutil hidroquinona, TBHQ, un conservante derivado del petróleo, mejor conocido como "líquido de los encendedores". Lo usan mucho en las margarinas, en los cereales de caja y en algunos chocolates de renombre que les fascinan a los niños. ¡Qué rico! Chocolatina con petróleo, qué buena nutrición. También se halla en algunos de tipos de cacahuate y de almendras.

20 › Productos con nitritos o nitratos, bromato de potasio y parabenos. Hay dos compuestos terribles que son muy utilizados como preservantes en los cereales de los niños, el BHT (cutilhidroxitolueno) y el BHA (butilhidroxianisol), ¡y están en los chicles!

21 › Los alimentos con sabor artificial. Y mucho cuidado con aquellos que dicen "sabor natural". Algunos de ellos, como los "sabores naturales" a grosellas o a arándanos –aprobados por la FDA–, son derivados de las glándulas anales de los castores, y a veces los ponen en los cereales. Al final la industria no miente, es algo "natural", pero ni usted ni yo, ni nuestros hijos, queremos trasero de castor en el desayuno, ¿verdad?

22 › El famoso color "caramelo". El más conocido es el que tiene la marca de refrescos más vendida del mundo. De hecho, hay evidencias de que es productor e inductor de diversos tipos de cáncer. Obvio, la Administración de Medicamentos y Alimentos de Estados Unidos (FDA) no lo ha tenido en cuenta. ¿Cuántas muertes más tendrán que ocurrir para que se lo tomen en serio? ¿Y usted, cuanto "color caramelo" se toma al día?

23 › Frutas y vegetales perfectos. Le hablo, por ejemplo, de esos tomates redondos, como si los hubieran creado con un compás, y de color rojo imposible; son tan bellos, tan simétricos, tan perfectos, que por eso son transgénicos. Pasa lo mismo con las naranjas gigantes, las cebollas enormes de blanco profundo y creaciones similares. Nada tan perfecto es real. El consumidor busca la perfección estética, pero no piensa en las bondades del producto.

24 › Los batidos milagrosos. Esos que le proponen al consumidor que reemplace su desayuno por "polvitos" mágicos contenidos en una lata. Ningún químico será un buen sustituto de los alimentos de verdad. Está demostrado que muchos de estos productos afectan los conductos biliares –encargados de transportar la bilis entre el hígado y la vesícula biliar– y pueden provocar una enfermedad letal llamada colangitis. Todos esos batidos terminados en *life*, que promocionan muchos conocidos deportistas, debe sacarlos de su menú.

25 › Los suplementos de gimnasio. Ya conoce sus peligros. Se lo he contado en detalle: tenga mucha precaución con esos "cocteles" de aminoácidos y proteínas dulces, que al agregarles agua parecen la malteada perfecta.

Cuidado con todos esos químicos contenidos en tarros y frasquitos.

26 › **Otros compuestos** que no deberían entrar en su dieta son los emulsificantes y algunas de las denominadas gomas. Dentro de los primeros se halla la carragenina, que tiene muchos defensores porque es un derivado de las algas marinas, como si esto lo convirtiera en el elíxir de Poseidón o la mezcla secreta con la que se nutría Mitch Buchannon –de *Guardianes de la bahía*–. Hay investigaciones que demuestran que la carragenina industrial puede causar colitis, problemas digestivos y que tendría injerencia en algunos tipos de cáncer. Por otro lado, hay gomas que son derivadas de los árboles y pueden ser buenas, y otras que hoy son la forma más conocida para esconder el nombre del *gluten*.

27 › **Los contenedores de plástico** que compramos para albergar nuestros alimentos, o que usamos para llevarlos a la oficina, en su mayoría son ricos en derivados como el bisfenol A (BPA). También está presente en las botellas de plástico que contienen el agua que compramos o tomamos. Lo que no sabemos es que esos envases pueden llevar varios meses guardados en una estantería y con el paso del tiempo irán liberando el BPA en el líquido. Este componente –que también se encuentra en el papel químico de las facturas– tiene la capacidad de ocasionar exceso de insulina y, por ende, resistencia a ella. Si a una mala alimentación, al sedentarismo y a los malos hábitos se les suma este factor, pues pondrá en riesgo su salud. Hay otros derivados del plástico llamados ftalatos –ésteres de ácido ftálico–, que están en su hogar por todas partes: en el PVC, en la pintura de las paredes, en las cortinas de plástico del baño y en

muchos de los juguetes de nuestros hijos menores, ¡que suelen llevarse todo a la boca! A ellos debemos cuidarlos especialmente de los ftalatos, unos químicos que usted, la tía Bertha y yo, aunque no queramos, ya tenemos en nuestro cuerpo. Estos pueden afectar el sistema reproductivo y el cerebro, principalmente.

28 › Carnes importadas de países de gran producción industrial porque, en general, las reses de las que provienen han sido alimentadas con cereales transgénicos, les han aplicado antibióticos para alterar su flora intestinal, lo cual les ha provocado inflamación, resistencia a la insulina y por tanto obesidad –entre más gordos los especímenes mayor es su valor– y, además, les han inyectado hormonas que dan como resultado sospechosas reses "fisicoculturistas". Todas esas alteraciones que tiene el animal se las comerá usted. Si vive en una de estas grandes naciones como, por ejemplo, Estados Unidos, revise que la carne que va a consumir provenga de ganados alimentados con pasto. Si vive en Latinoamérica no tendrá mayores problemas para conseguirla, casi todo el ganado local se nutre de esa forma.

29 › ¿Y la sal? ¡Buena pregunta! Mucha gente quiere sacarla de su dieta, pero dejarla es un error. Quise cerrar con ella este apartado de "Qué no debería comer", porque mucha gente piensa que es dañina. Pero no, si repasa la historia de la humanidad notará que siempre ha sido importante. De hecho, la palabra "salario" hace referencia al valor que tenía el trabajo de una persona en sal.

La sal es absolutamente necesaria para el cuerpo. Básicamente hoy la consumimos en su forma de cloruro de sodio (NaCl) y pensamos que es la única que existe. Ah, bueno, y hay otra muy popular, creada por los genios del *marketing*, y es la sal *light*, que tiene más contenido de potasio. Usted ya sabe qué puede hacer con ese tipo de productos: ¡no comprarlos! Ignorarlos, y si los tiene, despídase de ellos.

¿Por qué, mientras el azúcar mata a millones de personas, seguimos agrandando su reino? ¿Por qué, por oposición, le hacemos la guerra a la sal? Por razones ciertas: el exceso de sodio en su cuerpo va a favorecer el estancamiento de líquido en su organismo: usted tendrá exceso de agua en sus tejidos y en sus vasos sanguíneos, lo cual lo puede conducir a la hipertensión arterial y propiciar otras complicaciones. Sin embargo, la deficiencia de sal también está ligada a múltiples enfermedades y afecciones cardiovasculares. No olvide jamás que el sodio tiene un papel crucial en su cuerpo, tanto que si se le bajan demasiado los niveles de este macromineral, usted va a morir rápidamente. Si tiene bajos el sodio y el potasio, siempre va a estar en riesgo.

Creo que he respondido uno de sus interrogantes: ¿hay que incluir la sal en la dieta? Sí. Pero ¿cómo lograr un equilibrio de sodio y potasio en el cuerpo si la sal convencional no es tan "versátil"? Una de las soluciones es consumir alimentos que tengan una buena cantidad del uno y del otro, productos altos en sodio como las aceitunas y los frutos secos, y altos en potasio, como la espinaca, el brócoli, los aguacates, la papaya y el plátano, entre otros. Hago un paréntesis. Sí, dije "espinaca", y usted debe estar sorprendido(a): "¡Pero doctor, me acaba de decir que este vegetal de Popeye hace parte de la tal *Dirty Dozen*! Y que no lo consuma". Tranquilo. Nunca le dije eso. Le sugerí que buscara un lugar donde pueda encontrar espinaca orgánica. ¡La espinaca es muy buena! Sigamos.

Si usted quiere disfrutar sin peligros el sabor salado, será mejor para su paladar y para su cuerpo comprar una sal multimineral, como la sal del Himalaya, que le dará ese toque salado pero gracias a los muchos minerales que la conforman y que están presentes en ella en bajas concentraciones.

Sin embargo, debe estar desconfiando de mis palabras porque durante décadas la tía Bertha ha asegurado que "cualquier ser humano en sus cabales debe dejar la sal para no sufrir de hipertensión". Olvide ese consejo. Yo creo que es un error. ¡Debe incluir la sal en su dieta! Pero le hago una propuesta: ¿qué tal si cocina sus platos sin esta y al momento de servirlos se la agrega? Yo lo hago y me funciona, y no sacrifico el sabor de la preparación que me voy a comer. Si adiciona la sal de esta manera, ella estará muy cerca de la superficie de los alimentos servidos y la lengua detectará con rapidez el sabor salado, por lo cual solo deberá agregar un poco de ella. Si la añade cuando está cocinando, la sal se mezclará con otros sabores, pero el contenido de sodio se va a quedar ahí inmerso.

En síntesis: use la sal con precaución y moderación, no la saque de su dieta. Compré sal del Himalaya o sales marinas sin procesar, que son muy buenas. Y evité siempre la sal añadida que tienen los alimentos industriales. Si quiere ampliar su conocimiento sobre esta gran fuente de sodio, le recomiendo la lectura del libro *The Salt Fix* (2017), del doctor James DiNicolantonio.

Cuando mis editores y yo revisamos este capítulo por última vez, pensamos que justo aquí usted querría: a) cerrar el libro, b) ¡quemar este libro!, c) ante la desesperanza de no encontrar nada para comer, comerse las páginas de este capítulo –con algo de sal del Himalaya–. De hecho, creo que ese podría ser un nicho interesantísimo, el de los libros que se comen, altos en carbohidratos buenos, altos en grasas y proteínas saludables –¡sin azúcar y sin gluten!–. Lamentablemente, la idea no les gustó mucho a los directivos de la editorial. En fin. No cierre el libro, no lo queme y no se lo coma. Sé que este listado parece desolador. Sé que en este momento debe estar enfadado diciendo: "¡Este Jaramillo me dañó la existencia! ¡Ya no podré tener vida social! ¿Y qué les doy de comer a mis hijos? ¡Me voy a comprar chicharrón con refresco, remato con tres postres y me olvido de todo esto!". ¿Y qué tal si tiene un poquito de paciencia, pasa la página y hablamos de lo que sí deberíamos comer? Con un poco de calma, algo de disciplina y voluntad, y mucha conciencia, va a dar un paso importante para su vida. Será fácil, y también apetitoso.

Por favor, coma esto

No espere imposiciones de mi parte. No le voy a dar un menú estricto de cómo alimentarse cada día. Tampoco le voy a sugerir que vaya a los restaurantes con una pequeña "gramera" para pesar las porciones de cada macronutriente (carbohidratos, grasas y proteínas) o que se descargue las últimas aplicaciones para contar las calorías –sumatoria inútil–. Voy a pedirle algo que tal vez le suene contradictorio: ¡relájese! "Pero, doctor, ¿cómo me voy a relajar si usted en este libro me está diciendo que deje el pan, la leche, los jugos y hasta la pasta? ¡Ya no tengo qué comer!", podrá argumentar usted. Y con razón.

Vamos paso a paso. Aquí voy a darle unas recomendaciones que le van a servir, y en el siguiente capítulo le explicaré cómo puede combinarlas, mezclarlas, transformarlas, para que, en medio de toda esta información y sus nuevos hábitos, no pierda la cabeza el día que lo inviten a la nueva *trattoria* que recomiendan los críticos gastronómicos, y entonces se quede perdido sin su guion.

Comencemos por los macronutrientes que deben ser los protagonistas de su película alimentaria: los buenos carbohidratos.

¡Muchos vegetales!

No deben faltar en su plato. "Pero, doctor, ¡la lechuga y yo no tenemos química alguna!", explicará usted desolado. Hay vida más allá de esta verde hortaliza, aunque a mí me parece fantástica. Recuerde que la lechuga no es *una* sola, hay una diversidad enorme. Y con una buena vinagreta y los acompañamientos indicados, es un alimento de las grandes ligas. Pero el de las verduras es un universo muy extenso. No lo limite. Baje la guardia. Le aconsejo incluir en su dieta *vegetales verdes fibrosos,* como el kale (o col rizada), la espinaca y sí, ¡las lechugas! Pero recuerde combinarlos con vegetales de diversos colores; sea usted el diseñador gráfico, el pintor, el artista de su ensalada, use el Pantone y que haya verdes (como los que cité antes), rojos (tomates, pimientos, rábanos, entre otros), amarillos (calabacín [*zucchini*], pimientos y similares), blancos (coliflor, palmitos, ajo, cebolla, espárragos, champiñones, por citar algunos) y violetas (remolacha, col morada, berenjena, diversas lechugas). Y los puede ir cambiando cada día. Incluya muchas verduras en sus comidas.

"¿Doctor, puedo comer papas? ¿Y el plátano y el arroz?", me preguntan con frecuencia los pacientes cuando comenzamos su recuperación metabólica. Y yo suelo responderles que todo a su tiempo. Al inicio de la dieta prefiero dejarlos a un lado, pero luego los vamos reincorporando –dependerá de cómo va evolucionando cada uno–. Con el paso de los días sí podrán estar en su plato los cereales (arroz, quinoa, cuscús, entre otros) y los almidones (papa, yuca, plátano, camote), pero no olvide que tanto los unos como los otros son básicamente fibra y glucosa. Sin embargo, al principio del proceso, es mejor apartarlos, recuerde que estamos

corrigiendo su metabolismo. Mientras logramos que sus indicadores en sangre y su porcentaje de grasa corporal sean los adecuados, permanezca fiel a los vegetales iniciales.

Frutas, por supuesto

Pero la mejor manera de integrarlas a su dieta es durante el
desayuno. No son tan recomendables para la cena –en la noche–
y no las incluya entre comidas. ¿Cuántas porciones de estas
debería consumir a diario? De acuerdo con lo publicado por la
Organización Mundial de la Salud en agosto del 2018, "al menos
400 gramos (o sea, cinco porciones) de frutas" cada día. Esta
indicación a mí me parece excesiva. Hago esta afirmación a partir
del trabajo que hemos realizado, en compañía de mis pacientes,
para lograr la corrección de su metabolismo. Los resultados que
hemos obtenido me permiten recomendarle que, si usted no
tiene problemas metabólicos, podría comer hasta dos porciones
de fruta diariamente –*con* sus comidas–; y si ya le han detectado
algún desorden metabólico, una porción será suficiente, hasta
que su organismo se normalice.

"¿Y qué tipo de frutas, doctor?". Preferiblemente las de baja
carga y bajo índice glicémico (o glucémico). Este último, como
ya se lo he explicado, hace referencia a la capacidad disponible
de glucosa que una persona tiene en su sangre después de haber
consumido un alimento –en este caso la fruta– y qué tanto se eleva el nivel de dicha glucosa. La carga glicémica es la cantidad de
"azúcar" por centímetro que contienen los alimentos, y será alta o
baja dependiendo de si su ingesta produce una elevación del azúcar en sangre durante un tiempo largo o corto. Aquí, sobre todo,
se tiene en cuenta la intensidad de la respuesta de la insulina ante
la comida que recibe.

Para responderle de una manera más directa, incorpore a su
dieta las que tengan más fibra y, especialmente, menores índice

y carga glicémicos, como las fresas (orgánicas), las frambuesas, las moras, los arándanos, la toronja, el kiwi, la piña, la naranja, el limón, la lima, las uchuvas, el coco, la manzana verde, el mango verde o con poca maduración, entre otras.

Muchas frutas no reúnen estas dos últimas propiedades y sin embargo son buenas. Tomemos como ejemplo a la sandía. Esta tiene poca fibra y un alto índice glicémico (70); de hecho, muchos nutricionistas la condenan por eso. Pero, por otro lado, tiene una carga glicémica baja, lo que quiere decir que su concentración de fructosa por centímetro es muy poca. La sandía es, básicamente, agua. ¿Lo notó? Alto índice, pero *baja* carga. Punto a favor de la sandía. El mundo no es perfecto. Tampoco las frutas. Sin embargo, lo reitero, la mejor elección serán las frutas que tengan "bajos" los dos anteriores, y mejor si tienen buen aporte de fibra.

No lo he olvidado: en el apartado anterior le hablé de la *Dirty Dozen* –los doce vegetales y frutas con más pesticidas– y le prometí darle la lista de los *Clean Fifteen* –los "quince limpios"–, que, por oposición, son los que menos rastros de pesticidas tienen. Aquí están: 1) el aguacate, 2) el maíz dulce –consúmalo solo si es orgánico para que no se coma un mutante transgénico–, 3) la piña, 4) el repollo, 5) la cebolla, 6) los guisantes, 7) la papaya, 8) los espárragos, 9) el mango, 10) la berenjena, 11) el melón, 12) el kiwi, 13) el pomelo, 14) la coliflor y 15) el brócoli.

Grasas saludables

Se lo conté en varios apartes de este libro y en detalle. Las grasas saludables son benéficas para su cuerpo y deben ser parte permanente de su dieta. A lo largo de la historia de la humanidad nuestros antepasados las consumieron sin descanso. ¿Dónde hallar esas grasas buenas? En los aceites de oliva, de coco, de aguacate o de ajonjolí (recuerde: nada de aceites vegetales como canola o girasol); en el coco entero, el aguacate, las aceitunas; en nueces como las almendras, las nueces de la India, las macadamias, las pecanas, la nuez del nogal (¡no compre las que han sido tostadas con aceite vegetal!); en semillas como la chía, el girasol, la linaza, el ajonjolí, el cáñamo; en pescados como el salmón, y en el huevo, el cacao y el *ghee* (mantequilla clarificada; le enseño a prepararla al final del libro). Inclúyalas cada día en su dieta; le doy más instrucciones dentro de algunas páginas.

Proteínas animales

Si va a comer carnes rojas lo más recomendable es que provengan de ganado vacuno que haya sido alimentado con pasto, como sucede en nuestra región. Evite los famosos angus norteamericanos. Hay otras muy buenas fuentes de proteína animal que no son tan habituales, como el cordero, el pato y el pavo, que además ofrecen un complemento de primer orden, ¡grasas saludables! Si va a comer pollo, que sea orgánico, de campo, que no haya sido engordado con antibióticos, ni maíz transgénico, ni tenga excesos de sodio. No es una labor imposible, pregunte, consulte, seguro hay un sitio cerca de su barrio donde pueda hallarlo, pero quizás usted no lo sabe porque siempre lo compra en el supermercado.

Se suele creer que la opción proteínica más saludable es el pescado, pero es la especie más contaminada de todas; es una víctima del "progreso" humano. El hábitat marino o fluvial donde vive está contaminado con mercurio, arsénico, desechos industriales, materias fecales, plástico y decenas de tóxicos que les servirán de alimento por culpa nuestra. Se lo sugerí en páginas anteriores: cuando hablamos de los omegas, trate de consumir los pescados más pequeños de la cadena alimenticia –como las sardinas, por ejemplo– porque siempre serán los menos contaminados. Aquí sí se puede decir que su tamaño es directamente proporcional a su toxicidad. Evite el pez espada –no es muy común en nuestros países, pero hay quien puede sucumbir ante el encanto de lo "exótico"– y consuma fresco el atún, una vez al mes –jamás enlatado–. Algunos aficionados del gimnasio y las pesas empiezan a comer una cantidad absurda de este buen pescado azul con el fin de incrementar y definir su masa muscular. Es probable que obtengan el resultado esperado en su exterior, pero estarán enfermando su interior. ¿Vale la pena? Se podría pensar que los peces de cultivo no tienen los problemas que acabo de enumerar, pero eso dependerá de su fuente alimenticia; si los nutren con cereales, ¡descartados!

"¿Y es cierto, doctor, que comer hígado es malo?". Qué bueno que lo preguntó. Esta es una víscera que cuenta con muchísimos nutrientes que el cuerpo necesita; sin embargo, tiene una muy mala reputación debido a un malentendido. Es cierto que es el órgano que lleva a cabo la mayor parte de la desintoxicación del organismo, lo que no se dice es que la mayoría de las toxinas se acumulan en la grasa y no en el hígado. Si quiere comerlo, hágalo –pero que provenga de una buena fuente–.

No voy a mencionar las proteínas de los lácteos porque, como se lo expliqué en el capítulo dedicado a la leche, si utilizamos la sana balanza de los beneficios y los perjuicios que estas traen a su cuerpo, los segundos ganarán. Lo mismo aplica para la carne de cerdo.

Huevo

El huevo es una gran fuente de proteína animal, por supuesto, pero no quise incluirlo en el apartado anterior porque tiene sus particularidades. Son muchas sus bondades, como muchos sus detractores. El huevo, además, ofrece una buena cantidad de grasas saludables; es un provechoso "dos en uno". Sin embargo, suscita desacuerdos: hasta hoy no existe un consenso entre los especialistas de la nutrición sobre cuántos huevos podremos comer a diario. No es fácil marcar una pauta porque muchas personas son alérgicas o presentan sensibilidades al huevo –como mi esposa, tiempo atrás–. Y, por otra parte, a este alimento le hacen una propaganda negativa. La tía Bertha, por ejemplo, dice que "el huevo eleva el colesterol", una afirmación que es falsa y le pido que la olvide. Generalizando, si su metabolismo está bien, si ya sabe que no es alérgico o tiene sensibilidades, podría comerse entre dos y tres huevos diarios, y no necesariamente en el desayuno. Esta rutina ni aumentará su colesterol ni le producirá un infarto, se lo aseguro.

El huevo, además, contiene múltiples vitaminas esenciales para el desarrollo y la regeneración de los tejidos. Es un complemento del sistema neurológico y contribuye al mantenimiento de funciones involuntarias como el sueño, la relajación, la digestión, la producción de hormonas y muchas otras, a partir de un poderoso nutriente llamado colina, que contiene en abundancia. Esta es la molécula precursora de un compuesto muy importante para nuestro cuerpo, la acetilcolina, un neurotransmisor de primer orden.

Al huevo podríamos dedicarle decenas de páginas, pero eso nos provocaría un desvío temático innecesario. Quedo satisfecho si usted comprende que este es un superalimento. ¡Tiene tantas ventajas que de él puede nacer un ser vivo! ¿Cuándo lo pueden incluir los niños en su dieta? Antes del primer año de vida, sin problema. ¿Qué tipos de huevos comprar? Los orgánicos. Mire, lo importante no es si provienen de gallinas que corren libres o bailan *ballet*, lo relevante es cerciorarse de que los han producido aves de campo, bien cuidadas y alimentadas. Si llega a encontrar los que son orgánicos y además enriquecidos con omega 3 –que provienen de gallinas que tuvieron como complemento alimenticio las algas marinas–, ¡fantástico!, pero en los países latinoamericanos no son fáciles de hallar. Si son orgánicos quédese tranquilo, tendrá una buena fuente de proteína y grasa para usted y su familia. ¡Y el huevo es muy versátil! Se puede preparar de muchas maneras diferentes.

Proteínas vegetales

Antes de seguir adelante me parece pertinente hacer esta aclaración: no existe un alimento natural que sea solo proteína o solo carbohidratos; casi todos tienen, en mayor o menor grado, varios macronutrientes en su estructura. Como se lo expliqué varios capítulos atrás, la carne no es solo proteína, también está compuesta por grasas, fibra y agua. Lo mismo sucederá con los vegetales que hallará en este apartado. Estos no dejan de ser carbohidratos, pero tienen un buen contenido proteínico. Es importante que usted lo tenga claro para no caer en confusiones. Que las hay. Durante los almuerzos de compañeros de oficina que deciden ir a un lugar de comida "saludable" es común escuchar frases como "la quinoa es una superproteína". No. Ante todo, la quinoa es un carbohidrato, es un cereal que cuenta con buena proteína, ¿vale? Eso es distinto.

Se lo cuento porque si usted empieza a consumirla en exceso pensando solo en su contenido proteínico, pues va a provocarle un desorden metabólico a su cuerpo porque esta, ante todo, es un *carb*, de manera que terminará alterando su insulina. No caiga en la trampa. Entienda por qué y qué está comiendo.

Las proteínas de origen vegetal más utilizadas son los granos, como los frijoles, los garbanzos y las lentejas; los hongos como los champiñones, los portobellos y las setas; el edamame y el tofu, ambos provenientes de la soya –que debe ser certificada y no transgénica–; el brócoli y los frutos secos, de los que hablamos también en el apartado de las grasas: almendras, macadamias, nueces de la India y sus primos.

Aunque los granos son una buena fuente de proteína y son muy ricos, los pacientes con enfermedades autoinmunes temen consumirlos porque contienen lectinas, que pueden producir daños intestinales –al igual que el gluten, que es una lectina– y empeorar su condición. Sin embargo, si usted tiene alguna de estas afecciones y quiere consumir granos, lo invito a que lo haga siempre y cuando utilice este sencillo método: déjelos remojando durante varias horas en agua con limón y vinagre de sidra de manzana, luego enjuáguelos, y después cocínelos también en agua con limón y vinagre de sidra. ¡Adiós lectinas! Y buen provecho.

Casi lo olvido: en general, la pasta de ajonjolí, o sésamo, conocida como *tahini* –una joya gastronómica de los árabes y los turcos– es otro alimento que puede incluir en su dieta, junto a las mantequillas de nueces puras –sin aceites vegetales añadidos– y el hummus de garbanzo, berenjena, coliflor o aguacate. Hay muchas opciones, ¿lo ve? No solo tiene que comer lechuga –igual, en unas semanas, la lechuga verde o morada y usted serán los mejores amigos–.

Especias

Estas tienen cualidades y poderes enormes. Desde hace miles de años han sido utilizadas en diferentes culturas para mejorar el sabor de las comidas, pero también para la sanación del cuerpo. Una de ellas es la cúrcuma, usada durante siglos en la medicina tradicional de China. Múltiples estudios sobre su eficacia y su función muestran que es el antiinflamatorio más poderoso que existe. La cúrcuma influye en los mismos sitios de nuestro cuerpo donde actúan los antiinflamatorios comerciales más conocidos de la industria, como el ibuprofeno o los corticoides. Podría afirmarse que al consumir esta especia se estarían modulando esas mismas zonas que afectan dichos medicamentos. Para poder activar la cúrcuma y lograr que su asimilación sea mejor, le recomiendo tostarla ligeramente sobre un sartén seco con pimienta negra. Así, además, le sumará las propiedades antiinflamatorias de esta última.

Quise darle protagonismo a la cúrcuma porque en nuestra región no es tan popular –deberíamos usarla más–, pero hay muchas otras especias esperando que usted las incluya en su dieta, entre ellas, los clavos, la canela –para el control de la producción y la resistencia a la insulina–, el jengibre –otro antiinflamatorio–, el tomillo, el orégano, el laurel y el cilantro –tienen propiedades antimicrobianas y ayudan a remover el exceso de flora intestinal–. Hay muchos picantes y ajíes que, como la pimienta de cayena, también son antiinflamatorios.

Una de las estrellas de rock de la familia de las especias es el ajo, que está presente en casi todos los hogares del mundo y les da un sabor imponente y maravilloso a las comidas. El ajo se suma a la lista de antiinflamatorios –gracias a sus moléculas de azufre llamadas trisulfitos–, cuenta también con propiedades antimicrobianas –antivirales y antiparasitarias– y puede ser consumido por todo el mundo, pero no en todos los momentos de su vida. ¿Por qué? Si tiene buena memoria lo recordará. Se lo dije en la primera parte del libro: el ajo es rico en fructanos y estos pueden elevar el ácido úrico. Algunas personas son víctimas de esto; digamos que en la noche tienen una cena deliciosa con preparaciones ricas en ajo, pero al levantarse a la mañana siguiente sienten que han engordado diez kilos –es una exageración, pero esa es la idea–. ¿Qué sucedió?, se preguntan. "Seguro fueron las papas". Pero no. "O el lomo al horno". Tampoco. La culpa fue del señor ajo, a quien nadie culpa. Y eso sucede porque estas personas presentan un problema metabólico: los fructanos de esta especia provocan una crisis y su organismo retiene muchísimo líquido. ¿Cuál es la razón? Una inflamación crónica. ¡Todas las rutas inflamatorias del cuerpo conducen a la retención de líquidos! Siempre. En pocas palabras, tenga precauciones con el ajo.

"¿Y la cebolla, doctor? Usted dijo algo de ella y los fructanos". Es verdad. Esta tiene el mismo problema de la estrella de rock de las especias, solo que no cuenta con propiedades antiinflamatorias. Esto no quiere decir que no pueda consumirla. Hay otros alimentos que también pueden elevar el ácido úrico; no los nombro aquí, pues actúan de manera diferente en cada persona; los analizo en consulta, con cada paciente y con sus exámenes de ácido úrico más recientes; yo suelo trabajar sobre unos valores diferentes a los aceptados tradicionalmente por la mayoría de los laboratorios, que resultan muy permisivos.

Líquidos

Partamos de una base científica innegable: todos los seres humanos somos básicamente agua, el 60 % de nuestro organismo es agua, nuestras células están llenas de agua. Y necesitamos beberla, pero debe ser buena y sana.

La que corre por los acueductos y sale por los grifos de cada país es diferente y tiene distintas propiedades. Es potable, sí, pero eso no significa que sea la más indicada para nuestro cuerpo. Entonces, ¿cuál deberíamos tomar? Yo sugeriría que sea agua filtrada; hay diversas marcas que ofrecen buenos filtros, elija el de su preferencia. La inversión valdrá la pena y así se podrá alejar de las aguas embotelladas en plástico, debido al BPA del que hablamos antes. Si el líquido está envasado en vidrio no existirá ese riesgo de contaminación.

Hace algunos años mucha gente comenzó a buscar bebidas alcalinas o a tomar agua con bicarbonato y limón, en ayunas, para alcalinizar el cuerpo. Esta ha sido una de las modas del siglo XXI. ¿Y eso sirve? Pues al menos no lo intoxica, pero sus beneficios son, ante todo, una leyenda urbana. ¿Por qué busca esa alcalinidad? "Porque tengo gastritis, doctor, como todo el mundo", quizás me explique usted. Lo entiendo, es lógico lo que dice, pero, por trigésima vez, nuestro cuerpo no funciona así. El estómago en su estado natural es ácido y, aunque suene contradictorio, deberíamos conservarlo así.

Yo tuve gastritis crónica porque, como la mayoría de los terrícolas, en mi infancia comí cereales de caja, tomé refrescos con la chispa de la vida y tenía unos hábitos alimentarios lamentables. Con el paso de los años, y del conocimiento adquirido, pude controlar la gastritis –sin ayuda de píldoras o suspensiones milagrosas–. Entendí eso: para huir de la gastritis hay que conservar la fisiología estomacal, su acidez, no tratar de erradicarla. Le voy a dar mi "poción" favorita para mantener al estómago en condiciones óptimas: agua, limón o vinagre de sidra de manzana. Yo la bebo todo el día, incluso mientras escribo estas líneas. No es un mito. No es leyenda urbana. Es un líquido muy valioso que además tiene buenos resultados sobre el control de la insulina, el ácido úrico y el cortisol. Y también es un magnífico indicador de cómo está su estómago. Si usted no resiste esta bebida, si le cae mal, si le provoca mucha "acidez", esa es una señal de que debe comenzar un proceso para sanarlo, porque cualquier persona debería tolerarla sin contratiempos.

Hágalo. Agua, un chorrito de limón, un chorrito de vinagre de sidra de manzana –que sea orgánico y que la etiqueta diga *with the mother*, o "con la madre", ese es el bueno–. Si su estómago está bien, tendrá una buena asimilación de nutrientes y podrá estar desinflamado. Como después de compartir tantas páginas con usted ya he empezado a conocerlo, le advierto que esta "poción" no le servirá si se sigue alimentando mal y a todas horas, si además bebe mucho alcohol, no duerme las horas necesarias y no intenta disminuir esa jornada laboral de 16 horas diarias que usted considera tan normal y productiva.

Todos deberíamos tomar entre un litro y medio y dos litros de agua o líquido al día, pero tenga en cuenta que muchos de los alimentos que come son ricos en líquidos; le hablo de la lechuga –su mejor amiga– o la sandía, solo por citar dos ejemplos. Ese aporte ayuda. ¿Qué más puede tomar? Té (no del embotellado); ahora hay buenos tés en todas partes, vaya a su tienda favorita y hable con los encargados, que le expliquen sus propiedades; aprenda a prepararlos: té negro, té rojo, té blanco, el matcha

–verde en polvo– y el mejor, al menos para mí, el verde, que lo podrá beber en todo momento. Pero, ¡sin exageraciones! ¿Qué es lo malo del té? La cafeína. Por favor, téngala muy presente, que ya vamos a hablar de ella. No olvide tomar infusiones de frutas y vegetales que son muy buenas; ese es otro universo por mezclar, disfrutar y redescubrir.

Si usted comenzó a leer este libro de atrás para adelante y se pregunta por qué nunca le recomendé beber jugos de fruta o *smoothies*, vaya al capítulo de la fructosa y lo entenderá. Por ahora, tengo un par de invitados líquidos más, de los que hablaré en los dos apartados siguientes. Comencemos por las leches vegetales y luego vamos a la bebida oscura incomprendida.

Leches vegetales

Han ganado popularidad en todo el mundo y es apenas obvio. Hoy, el 70 % de la población global es intolerante a la lactosa –todos los habitantes del planeta deberíamos serlo, pero ya lo discutimos en el capítulo de los lácteos– y no se resigna y busca un sucedáneo que calme sus ganas de leche. Sí, también es cierto que un gran puñado de personas busca estos líquidos blancos porque entiende que pueden ser mejores para su organismo. Les decimos "leches", pero en realidad son bebidas vegetales que provienen de las almendras, el coco y la nuez de la India, entre otros –no incluyo la de soya, de la que desconfío, por todas las transformaciones genéticas que ha tenido esta semilla–. Sin embargo, haciendo una precisión, técnicamente sí podemos llamarlas "leches" porque tienen fermentación láctica y este proceso no es único de los lácteos animales. Ahí les dejo esta aclaración a los puristas y especialistas del universo de la vaca lechera.

Siempre les sugiero a mis pacientes que aprendan a prepararlas en casa; no es muy complicado. "Ay, no, doctor, no sea tan *hippie*,

¡no tengo ni tiempo ni un machete en casa para partir cocos!", gritará desesperado(a) en este momento. Ojalá se anime. Pero, si definitivamente no le alcanza el tiempo, búsquelas en lugares donde le garanticen su preparación. En los supermercados veo cada vez más gente comprando leche de almendras; me atrevería a decir que lo hacen porque un amigo se las recomendó. Van a la estantería de comida "saludable" y toman la primera que ven. ¡Y no leen la etiqueta! Y terminan consumiendo una bebida producida a gran escala con un pobrísimo contenido de almendras. Quizás, si se hubieran detenido a revisar la información de la caja, se darían cuenta de que esa "leche" tiene menos de 8 % de almendras y que el contenido restante está compuesto por químicos, colorantes y espesantes.

Saque su calculadora de contar y multiplicar calorías. ¿La tiene ahí? Bueno, vamos a hacer operaciones matemáticas. Resulta que usted compró una caja de leche de almendras que dice que tiene 30 CAL por vaso. Perfecto. Una sola almendra tiene siete CAL. Entonces ese vaso tiene 4.28 almendras. Si usted coge esas 4.28 almendras y las licúa, jamás tendrá una leche tan espesa como la que le sale de la caja. ¿Cuál es el truco? Que todo el resto de su vaso está compuesto por espesantes y emulsificantes, justo lo que usted no debería consumir, pero tómese tranquilo su vasito de químicos. Algunas de esas leches, para rematar, contienen azúcar, y otras son aun peores: están mezcladas con aceite de soya, de canola o de girasol –malas fuentes de omega 6, altamente inflamatorias–. Busque una buena leche de almendras o de coco –esta es mi favorita, la conozco muy bien (recuerde que yo soy alérgico a las almendras)– o de nuez de la India. No se las tome por castigo, no las beba esperando que le sepan a leche de vaca. Mi querido lector-ternero, se lo dije desde un principio: estas no son "leches animales". Pueden ser mejores que eso.

Café

Tengo la fortuna de vivir y de haber nacido en un país que cuenta con una variedad notable de cafés. Es un cliché, sí, pero es cierto. Lo he comprobado. Cuando he vivido lejos siempre extraño el café de Colombia –¡que suene el himno nacional!–. Pero esta bebida, tan popular en el mundo, es una de las grandes incomprendidas. Y le pasa lo mismo que el ajo, que *todas* las personas pueden tomar café, pero *no en todos* los momentos de su vida y tampoco en la misma forma y frecuencia. Este es un gran líquido, tiene antioxidantes que ayudan a combatir la inflamación crónica y los daños que causan los radicales libres. Contiene, además, grasas buenas, pero el componente que lo hace único es, al mismo tiempo, su peor enemigo: la cafeína –que también está presente en los tés de los que hablamos hace poco, ¿se acuerda?–.

La cafeína estimula la adrenalina, una hormona y un neuro-transmisor que actúa en conjunto con el sistema nervioso simpático, que es el encargado de preparar el cuerpo para activar el estado de "alerta o huida" (conocido como *fight or flight*, en inglés). En dicha condición de alarma, se aumentan la frecuencia cardiaca y la tensión arterial, se dilatan las pupilas –porque se requiere una visión mucho más clara para poder escapar–, se envía toda la circulación hacia las extremidades y se corta el flujo sanguíneo hacia los órganos.

En el proceso del estímulo de la adrenalina se deja una señal sobre las glándulas suprarrenales para producir cortisol, la hormona del estrés. Y atención con esto: si usted tiene un desequilibrio en el eje hormonal que parte de su cerebro hacia las glándulas suprarrenales, cada vez que tome café producirá más adrenalina, que al rato estimulará la creación de cortisol, y en medio de todo este caos se producirá más insulina y si esta ya se conoció con el ácido úrico, ¡sálvese quien pueda! Y todo comenzó por un pequeño estímulo generado por una bebida que, en general, debería ser benéfica para su cuerpo.

El café es delicioso, pero no es el líquido más indicado para aquellos que saben que tienen problemas con el cortisol; para el resto, sí. En condiciones normales todos podríamos tomarnos entre una o dos tazas de café diarias –principalmente en la mañana y máximo hasta el mediodía–. Pero, volvemos a lo mismo que he repetido sin descanso en todo el libro: busque un buen producto, cómprese un buen café, ojalá sea orgánico, de alta montaña, mejor aún si lo adquiere en grano, si no fue tostado hace mucho y si lo muele en su casa –el precio de las moledoras de café eléctricas ha bajado, son pequeñas, cómodas, rápidas–. Será un placer para su cuerpo, y mejor si es colombiano, claro.

"Doctor, ¿por qué es mejor tomarlo en la mañana?". Porque es cuando tiene más cortisol en su organismo. En ese estado, si su cuerpo hace un pico de adrenalina con el café, estará bien. Si lo toma de noche, por ejemplo, puede inducir un pico de adrenalina y cortisol en unas horas en las que este debería estar bajando y preparándose para dormir. "Y entonces, doctor, ¿qué pasa con mi cafecito de la tarde?". Tómese un *buen* descafeinado, cada día los hacen mejores, pero tenga en cuenta que hay dos formas de descafeinar: 1) por extracción química y 2) por lavado. A casi nadie se lo aclaran, por eso pregúntele al barista del local donde usted suele tomar su café. Lo ideal es contar con un descafeinado por lavado.

Ah, casi olvido a la tía Bertha, que estaba muy interesada en este capítulo. Ella dejó de tomar café porque, según su teoría, esta bebida es sinónimo de gastritis. Si usted siente lo mismo que ella cuando se toma una taza de esta bebida es porque seguramente la acidez de su estómago está mal y tiene la mucosa irritada. Ya se lo explico. Así como usted cuenta con el sistema nervioso simpático, que controla los estados de alerta o huida de su cuerpo, también tiene su opuesto, el sistema parasimpático, que maneja el sueño, la relajación, la digestión, la respiración, los estados de calma y paz, controla la secreción de hormonas y se encarga de que las glándulas cumplan todos sus procesos. Además, administra la producción del ácido en el estómago. Este órgano debe preservar su acidez, pero cuando usted toma café, que tiene cafeína y estimula la adrenalina, pues le está dando una señal al sistema simpático, y por esa razón se corta la producción de ácido en ese órgano y se irrita la mucosa. Sin embargo, el café no es el culpable de la gastritis.

Vinagres y fermentados

Otros productos que puede incorporar a su dieta son condimentos sanos como la mostaza –no la que venden en sospechosos tarros de supermercado–, los aceites saludables como el de oliva, aguacate y coco, por ejemplo; los vinagres como el balsámico y el de sidra de manzana con la madre (lo importante es que no sean reducidos con azúcar); la mayonesa casera, preparada con buenas grasas y huevo; los fermentos como el *sauerkraut* o chucrut –provenientes de la col–, el *kimchi* –creación coreana– y la *kombucha* –bebida a base de té fermentado–. Esta última es recomendable en pequeñas cantidades (media copa al día), porque, al igual que cualquier fermento, si se consume en exceso puede elevar el ácido úrico. Noto que mucha gente la elige porque es *cool* (está de moda) y la toma sin control. Debería informarse mejor sobre qué está bebiendo.

Capítulo 10

Cómo comer lo que debe comer

Ya sabe qué alejar de su vida y de su plato. También sabe qué debería incluir en sus tres comidas diarias. Aquí le explico cómo puede lograr un buen balance entre sus alimentos, cómo puede "calcular", de manera intuitiva, sin aparatos electrónicos, la proporción de esos valiosos macronutrientes que usted le dará a su cuerpo cada vez que se siente a la mesa solo, con amigos, o en familia.

La base de cada plato debe ser los carbohidratos

Principalmente los vegetales. Como se lo conté en el capítulo anterior y aunque suene repetitivo, para comenzar a corregir su metabolismo sin píldoras que dejan rastros en su ropa interior, sin productos de televentas, sin recetas milagrosas o productos selváticos preparados por chamanes, hay que comenzar por el cambio de los hábitos alimentarios y por entender que las primeras grandes aliadas serán las verduras. Ese es el inicio. Pero, mientras vamos produciendo las correcciones adecuadas en su organismo, es necesario que aleje de su plato durante un tiempo a los cereales y almidones como el arroz, la quinoa, la papa, la yuca, el plátano, el camote, la ahuyama, la remolacha y el maíz. Tal vez podría comer, de vez en cuando, media arepa en el desayuno. Pero solo en el desayuno; no la incluya en la cena. "¿Cuántos siglos durará este tormento, doctor?". No sea exagerado(a). El tiempo que tarde este proceso dependerá de qué tan comprometido(a) esté usted con sus nuevos hábitos. Cuando sus niveles de sangre, su peso y su porcentaje de grasa regresen a valores normales, habrá llegado la hora de redescubrir los cereales y los almidones. No se apresure.

¿Listo para el primer paso? **Sé que usted está acostumbrado(a) a las medidas exactas, a los números precisos que le entregan cada día su teléfono móvil o su reloj inteligente, que registran cuántos pasos dio, cómo late su corazón, cuántos kilómetros recorrió, cuántas calorías quemó. Ahora quiero pedirle que deje sus aparatitos de lado y a golpe de ojo, simplemente con la ayuda de su vista y su sentido común –que es una *app* que poco usamos–, calcule que en su plato haya siempre 75 % de vegetales.** Recuerde esa proporción: las tres cuartas partes de sus comidas deberían ser carbohidratos de origen vegetal. A partir de ellos su organismo podrá fabricar toda la glucosa que se le antoje, e incluso proteínas, porque los vegetales están llenos de aminoácidos.

"No, doctor, ¿cómo así? ¿Podría ser un poco más preciso?". Vale. Fácil, haga una gran ensalada. "¿Y qué le pongo?". Comience por los vegetales verdes fibrosos –incluya a sus mejores amigas, las lechugas (verdes, crespas, romanas, moradas, lisas), el kale, la espinaca, la rúcula (su toque amargo es delicioso)–, y sobre esa base verde, como le dije en el capítulo pasado, haga su propio diseño: incluya colores, sabores, vegetales crudos o cocidos, y haga una buena vinagreta, con aceite de oliva extravirgen, vinagre de sidra de manzana –orgánico y con la madre– o vinagre balsámico y un poquito de sal del Himalaya. Agréguele si quiere semillas de chía y algunos frutos secos. Lo más hermoso de "diseñar" su ensalada es que tiene muchas posibilidades. O, de lo contrario, traiga el wok o una sartén honda y prepare unos buenos vegetales salteados. Como verá, las opciones son numerosas. Pero por favor, no utilice el horno de microondas para calentar o cocinar los vegetales; de hecho, no use el "micro", usted no necesita esa radiación en su alimento. ¿Hay padres entre el público? Una receta que suele gustarles mucho a los niños es la pasta con calabacín. Se la recomiendo. En resumen, si usted logra que esta sea la base de su alimentación –y probablemente la de su familia–, le estará dando a su cuerpo un aporte enorme de vitaminas, minerales y antioxidantes.

Asegúrese de comer la cantidad de proteína adecuada para usted

Si tiene buena memoria, recordará que en la segunda parte de *El milagro metabólico* hablamos del tema. Aquí retornaré a esos planteamientos iniciales. Este libro está escrito para todas las personas y todos sus regímenes alimentarios, pero para explicar el aporte proteínico en la dieta, recurriré a las carnes animales, que forman parte del régimen alimentario de la mayoría de los humanos en el planeta. Y esta vez lo explicaré de una forma más esquemática.

1 › Aproximadamente el 25 % del peso de las carnes blancas, y cerca del 30 % de las carnes rojas, son proteína efectiva.

2 › Es decir, si va a consumir 100 gramos de carnes blancas o mariscos, más o menos 25 gramos de estas serán proteína efectiva. Si se trata de carnes rojas, serán 30 gramos. No son valores absolutos, exactos, perfectos, pero así le será fácil realizar el cálculo proteínico.

3 › Si usted no tiene mucha actividad física –se levanta, va al trabajo, de vez en cuando se ejercita y no le interesa ser un "musculitos"–, debería consumir entre 0.8 y 1.0 gramos de proteína por cada kilo de su peso.

4 › Si usted es mujer y mide 1.60 metros, su peso ideal sería –más o menos– de 55 kilos, por lo tanto debería consumir 55 gramos de proteína.

5 › Le doy un ejemplo de ese consumo: se come un huevo en la mañana (7 gramos de proteína efectiva), una porción de carne de salmón de 100 gramos en el almuerzo (25 gramos de proteína efectiva) y una porción de pollo de 100 gramos en la cena (25 gramos de proteína efectiva), para un total de 57 gramos de proteína efectiva al día –no importa que la cifra no sea exacta a la de su peso, que sea cercana es lo importante–.

6 › Ahora le pregunto: si mide 1.60 metros pero pesa 90 kilogramos, ¿cuánta proteína debería consumir? En este momento espero que usted me diga: "Pues los mismos 55 gramos, doctor, porque el aporte proteínico se calcula de acuerdo con el peso ideal, es decir, 55 kilos". Y justo en este instante yo lloro de la felicidad. Tiene toda la razón.

7 › Nunca lo olvide: siempre el cálculo de proteína que requiere una persona se realiza con base en su peso ideal y no con el que tenga en ese momento.

Ahora hagamos el mismo ejercicio con un hombre que también tiene una actividad física moderada.

1 › Supongamos que su estatura es de 1.85 metros. Por lo tanto su peso ideal sería de 80 kilos –más o menos–. Esto quiere decir que necesita un aporte proteínico de 80 gramos.

2 › ¿Cómo lo consigue? Digamos que se come dos huevos en la mañana, que representan 14 gramos de proteína efectiva. En el almuerzo se queda contento con 120 gramos de carne de res, o 36 gramos de proteína efectiva. En la cena consume 120 gramos de pato, en una comida especial de celebración, lo que le da un aporte de 30 gramos de proteína efectiva. En total tuvo 80 gramos de proteína efectiva durante el día, así que perfecto.

Sí, usted tiene otros interrogantes, uno de ellos será: "Doctor, ¿cómo hago para saber cuántos gramos pesan las porciones que me voy a comer?". Teniendo en cuenta su peso, dígale al carnicero que le corte la carne en trozos que le permitan lograr el aporte proteínico deseado. Si volvemos al ejemplo del señor que mide 1.85 metros y cuyo peso ideal debe ser de 80 kilos, pues él debería pedir trozos de entre 120 y 150 gramos. "¿Y si voy a un restaurante? ¿Llevo una gramera?". No. Si va a un restaurante, reléjese y disfrute; y use el "ojímetro", o medición visual unida a la *app* de su sentido común. "Doctor, yo tengo un entrenamiento físico frecuente y activo, ¿debería comer más o menos proteínas?". Lo más recomendable es que consuma hasta 1.5 gramos de proteína efectiva por cada kilo que pese.

"Doc, yo lo que quiero es ganar mucha masa muscular con mi entrenamiento, ¿es verdad que debo comer mucha proteína para crear músculo?". Buena pregunta. Algunos autores sugieren que una persona con sus pretensiones debería comer hasta 3 gramos de proteína por kilo. Yo no comparto esa apreciación. Consumir muchísimas proteínas no garantiza más formación de músculo. Este crece y se forma con un entrenamiento adecuado y enfocado en lograr esa meta. No olvide que el exceso proteínico hará que su cuerpo produzca más glucosa y además puede ser un mal estímulo para sus genes y quizás termine creando un cáncer. "Ay, doctor, no sea tan fatalista, ya está hablando como la tía Bertha". No es fatalismo. Es prevención. Si no me cree, lo invito a que lea *El estudio de China*, del doctor T. Colin Campbell.

Antes de pasar al siguiente apartado recuerde que todas esas magníficas proteínas de las que hemos hablado deben estar en su plato junto a esos maravillosos carbohidratos vegetales y su amigaza la lechuga. Son complementos de su lienzo alimentario. Le dejo una tabla útil para que calcule cuántos gramos de proteína le aportan ciertos alimentos.

CARNES	
Carne de res (170 gramos)	54 gramos
Pavo, pechuga (170 gramos)	51.4 gramos
Chuleta de cerdo (170 gramos)	49 gramos
Pavo, carne oscura (170 gramos)	48.6 gramos
Hamburguesa (170 gramos)	48.6 gramos
Pollo, carne oscura (170 gramos)	47.2 gramos
Atún (170 gramos)	40.1 gramos
Bistec asado (170 gramos)	38.6 gramos
Pollo, pechuga (170 gramos)	37.8 gramos
Jamón (170 gramos)	35.4 gramos
Salmón (170 gramos)	33.6 gramos

LÁCTEOS / HUEVOS	
Requesón (1 taza)	28.1 gramos
Yogur bajo en grasa (1 taza)	10.7 gramos
Leche descremada (1 taza)	8.3 gramos
Leche entera (1 taza)	8 gramos
Queso amarillo (28 gramos)	7 gramos
Leche de soya (177 mililitros)	6.7 gramos
Huevos (1 grande)	46.3 gramos

SUSTITUTOS DE LA CARNE. GRANOS. LEGUMBRES Y NUECES	
Hamburguesa de vegetales (170 gramos)	51.4 gramos
Tofu (170 gramos)	13.8 gramos
Mantequilla de cacahuate (2 cucharadas)	8.1 gramos
Mantequilla de almendra (2 cucharadas)	7 gramos
Lentejas (½ taza)	9 gramos
Guisantes (½ taza)	8.1 gramos
Frijoles (½ taza)	7.6 gramos
Semillas de ajonjolí (28 gramos)	7.5 gramos
Frijoles negros (½ taza)	7.5 gramos
Garbanzos (½ taza)	7.3 gramos
Chícharos (½ taza)	4.1 gramos

Que nunca le falten las grasas saludables en sus tres comidas

Las grasas saludables son absolutamente necesarias y cruciales para asegurar el buen balance de cada uno de sus platos. Yo les recomiendo a todos mis pacientes que en cada una de sus comidas incluyan entre dos y cuatro formas de grasas saludables. ¿Cómo? Le doy unos consejos; son solo ejemplos.

1 › En el desayuno, por ejemplo, prepare sus huevos con aceite de coco y, sin miedo, cómase medio aguacate –sí, en el desayuno–. Ahí tendrá tres grasas saludables: el huevo, el coco y el aguacate. Puede también combinar leche de coco o de almendras, con semillas de chía, y hacer un "pudín", que podrá complementar con nueces y canela.

2 › En el almuerzo cómase una gran ensalada con aceitunas, aguacate, aceite de oliva y unas nueces de la India.
¡Buenísimo, ahí tendrá cuatro grasas saludables!

3 › La cena se la dejo a su libre inventiva, porque, como se lo
dije, no pretendo darle un rígido esquema de alimentación.
Así que ánimo, prepárese algo rico y saludable.

Con la eficiente inclusión de las grasas saludables usted,
sin saberlo, estará logrando que estas sean las principales
estrellas de su alimentación. Sí, visualmente su plato tendrá
muchos vegetales de todos los colores y ellos dominan
el "paisaje" –buenos carbohidratos–. Junto a ellos habrá
un trozo de carne de res, o de pollo o pescado –el toque
proteínico–, pero en medio de todos estarán las grasas
saludables en sus diversas formas –el golpe maestro–. Y, si
lo examinamos bajo la óptica del aporte nutricional, lo que
usted estará comiendo en mayor cantidad son las grasas
saludables. Así se combinan los tres macronutrientes para
conservar su metabolismo en orden.

Sé que le gustan los números, entonces voy a darle unas
proporciones sugeridas. Le pido que calcule estos porcentajes
con el "ojímetro".

1 › Las grasas saludables deberían representar entre el 35 y
el 50 % de su esquema alimentario (nunca menos). En ese
margen hay un buen aporte.

2 › Las proteínas (animal o vegetal) no deberían superar el
20 % –así lo trabajo con mis pacientes–. Sin embargo, es
más fácil hallar la proporción de acuerdo con las pistas que
ya le di, teniendo como referencia su peso corporal ideal.

No le recomiendo un consumo inferior a 0.8 gramos por kilo de peso, ni más de dos.

3 › El porcentaje restante, dependiendo de la cantidad de grasas saludables y de proteínas, es para los vegetales, los cuales puede comer tranquilamente. Recuerde que la dieta de todos los seres humanos debe ser abundante y rica en las plantas de verdad.

4 › En números claros, si su porcentaje de grasas saludables es de 40 % y el de proteínas del 20 %, el restante 40 % es para los carbohidratos (verduras).

5 › Recuerde que esta no es una ciencia exacta, no se enloquezca haciendo cálculos, simplemente tenga en cuenta las indicaciones y trate de preservar dichas proporciones con la ayuda de su sentido común.

Las grasas son muy versátiles. Se pueden incorporar a la proteína –si prepara una mayonesa saludable, por ejemplo–. Las debería usar para complementar sus vegetales –le he dicho cómo– y, obvio, pueden ser su postre. "Ay, sí, doctor, ¡me tomo una taza de aceite de oliva y me imagino que es dulce de leche!", quizás me quiera gritar usted enfadado. Para nada. Compre chocolate oscuro cuyo porcentaje de cacao no sea inferior al 75 %, y dele un buen mordisco. Ojo, que no sean esas chocolatinas que ni siquiera tienen cacao y que venden en todos los rincones de los supermercados –solo lea la tabla de ingredientes de esos productos y entre en pánico–. Al final del libro le comparto la receta de uno de mis postres favoritos, que tiene leche de coco, aguacate y cacao, y lo corono con frambuesas –es un hit–. ¿Leyó bien? No tiene que renunciar a los postres. ¡Sí debe renunciar a aquellas opciones chatarra de sacarosa y químicos que no ayudan en nada a su cuerpo!

¿Por qué es recomendable una dieta alta en grasas saludables?

Porque tienen muchos beneficios para su organismo –qué lástima que eso no lo hubiera podido entender Ancel Keys–. Mientras que las dietas altas en carbohidratos y bajas en grasas resultan altamente inflamatorias (por las razones que ha leído en este libro), las contrarias, altas en grasas saludables y bajas en *carbs*, especialmente cuando se utilizan carbohidratos fibrosos como los vegetales –y con la ayuda, en ocasiones, de los almidones resistentes–, han demostrado ser altamente protectoras del metabolismo, del sistema cardiovascular, de las funciones cerebrales, neurológicas, cognitivas y antiinflamatorias, y contribuyen al desarrollo hormonal, entre otras ventajas. Este sistema de alimentación facilita que su cuerpo utilice como principal fuente de energía la grasa acumulada en él, sin ayuda de barritas energéticas, suplementos o dulces que aportan una "gasolina" pobre y poco duradera a su cuerpo.

La dieta mediterránea, que se ha empleado durante siglos, es un ejemplo de este régimen. Por otro lado está la dieta cetogénica –se la presenté en la segunda parte del libro, la del niño Charlie–, que encuentra su equilibrio en 70 % de grasas, 20 % de proteínas y 10 % de carbohidratos. La dieta cetogénica provoca que su cuerpo produzca los llamados "cuerpos cetónicos", que son muy buenos para la salud del cerebro y para controlar enfermedades como el párkinson, el alzhéimer e impedir la vida de las células tumorales. Se lo conté antes y me reafirmo: la dieta cetogénica es muy exigente; si usted no la cumple al pie de la letra no funciona. Si se come un trocito de pay de frambuesas la habrá echado a perder, así que, a pesar de sus beneficios, solo se la recomiendo a mis pacientes con ciertos tipos de cáncer, afecciones degenerativas, párkinson y epilepsia.

De los tres macronutrientes, las grasas son las que le producirán más saciedad de manera rápida y duradera, ¡esa es otra ventaja! Y son, además, las que menos estimulan la insulina. Si las elige bien, si las utiliza sin falta y en su medida, habrá dado un paso importante hacia su sanación. Suelo decirle a cada paciente: "Que tu cocina sea un restaurante y una farmacia", que sea deliciosa, que tenga buen sabor, que sea una celebración, pero que sea terapéutica. "Doctor, pero es que yo no estoy enfermo". Pues por eso, para evitar que llegue una enfermedad.

Sin embargo, no pierda de vista que, por el bien de su metabolismo, los tres macronutrientes son importantes, en las proporciones que ya hemos descrito. He atendido a muchos pacientes que incorporan una buena cantidad de grasas saludables, que consumen los carbohidratos adecuados, pero olvidan las proteínas y, obviamente, su organismo tiene un caos interno. El aporte proteínico debe ser adecuado siempre.

En resumen, y téngalo siempre presente...

No importa si usted es omnívoro(a), vegano(a), vegetariano(a), sigue la dieta "paleo" o la de los tragasables circenses, **si quiere corregir su metabolismo por medio de su alimentación, asegúrese de que su dieta tenga una buena cantidad de grasas saludables (superior al 35 %), un controlado aporte proteínico animal o vegetal (no mayor al 20 %) y un porcentaje restante que corresponda a los carbohidratos (vegetales fibrosos).** Recuerde que la proporción de la proteína que requiere su organismo depende de su peso ideal (de acuerdo con su estatura) –se lo expliqué hace poco–. Y que, por supuesto, es necesario contar con sus últimos exámenes médicos, que nos den pistas sobre cómo están sus indicadores metabólicos: el perfil lipídico, los niveles de insulina, glucosa, ácido úrico, tiroides, cortisol y leptina.

Bonus track

Muchos pacientes me preguntan desesperados sobre qué hacer para seguir una correcta alimentación cuando van a un restaurante y no tienen todos sus aceites, vegetales, nueces, vinagres y demás a su lado. Les suelo dar este consejo (yo lo aplico cuando salgo a comer con la Mona y mi pequeño hijo). Si va a ir a un restaurante con su pareja, pida un buen pedazo de carne y compártalo; si es vegetariano, busque alguna opción de proteína vegetariana y pida un buen plato de vegetales, y también comparta –como suelen hacerlo los españoles, por ejemplo–. Pídale al mesero que le traiga aceite de oliva, pregúntele si tiene nueces, pídale una porción de aguacate, agréguelo a sus vegetales y listo. Es una forma sencilla. "Doctor, es sábado, y en este restaurante venden ese volcán de chocolate del que tanto le hablé, es único e insuperable...". ¿Está esperando mi aprobación? ¡Cómaselo! Y mañana vuelva a su rutina. Dese un buen permiso de vez en cuando. No se sorprenda si algún día levanta la mirada y estoy yo en la mesa de al lado comiendo ese mismo postre. También lo hago, de forma responsable y controlada. Por cierto, si leyó el libro, acérquese a mi mesa y cuénteme si le sirvió o no. Yo estaré muy feliz de escucharlo.

Capítulo 11

¿Cuándo comer?

El doctor Jason Fung, a quien admiro mucho, suele decir que, primero, "todas las dietas funcionan" y, segundo, "todas las dietas fallan". No podría estar más de acuerdo con esas apreciaciones. Usted puede hacer la dieta más ridícula del mundo, la de la piña, por ejemplo, y seguro que al principio pierde peso. Puede haber obtenido los mismos resultados con el régimen de la grosella con agua oxigenada, por decir una barbaridad –"todas las dietas funcionan"–, pero al final, cuando su cuerpo se acostumbre, volverá a ganar peso –"todas las dietas fallan"–. Lo mismo sucederá con la dieta más planeada, hecha a su medida, aprobada por su especialistas y asesores ayurvédicos; incluso con la que le propongo en este libro. "¿Cómo así, doctor? ¿Entonces perdí mi dinero al comprar *El milagro metabólico*?". No. Se lo explicaré en detalle en este apartado.

El cuerpo humano se comporta igual que los negocios. La estrategia financiera que le trajo buenos resultados el año pasado, seguramente no será exitosa dentro de un lustro.

Lo mismo sucede con nuestro organismo. Usted tenía sobrepeso, había un desorden en su metabolismo, pero comenzó a aplicar los consejos que leyó en este libro. Se hizo los exámenes, revisó sus hormonas, cambió la dieta –se hizo amigo(a) de la lechuga–, incluyó grasas saludables, carbohidratos, la proteína justa, y su vida se transformó y, además, bajó de peso. Pero al cabo de un tiempo sintió que su cuerpo empezó a recuperar algunos kilos. ¿Qué pasó, si usted ha seguido el plan al pie de la letra ¡y este funcionó al inicio!? Pasó que, al igual que la estrategia financiera, al ser siempre la misma, falló. Su organismo, que al principio del proceso notó la sacudida y agradeció el cambio de hábitos, se acostumbró, se acomodó. Hay una frase muy famosa que puede describir esta situación muy bien: "Locura es hacer todos los días lo mismo y esperar resultados diferentes". Se la atribuyen a Albert Einstein, pero él nunca la dijo; quien sea que haya sido su creadora o creador, mi agradecimiento eterno.

¿Qué hacer entonces si siente que se "estancó" y que sus sanas rutinas ya no le sirven? Algo muy fácil: invente una nueva estrategia financiera; en otras palabras, saque a su cuerpo de la rutina y prepárese para dar el tercer paso de su sanación metabólica. El primero fue aprender qué dejar por fuera de su dieta y que sí incluir en ella (reaprender a comer); el segundo, comprender cómo combinar todos esos alimentos para controlar su metabolismo. Así, usted dejó de comer cinco o seis veces al día para hacerlo tres –y no murió de hambre–. Dejó un espacio de cinco horas entre el desayuno, el almuerzo y la cena, y esta última nunca la tuvo más allá de las 7:00 de la noche. Desayunó siempre después de las 7:00 de la mañana para que su cuerpo hubiera reposado 12 horas sin tomar alimento. ¡La insulina descansó!, porque el acto que más la estimula es comer. ¡El hígado trabajó de noche e hizo la tal gluconeogénesis! ¡Su cortisol durmió como un lirón! Además, con toda esta transformación enseñó a su cuerpo a usar la grasa acumulada en él como principal fuente de energía. Y usted perdió peso y todos comenzaron a decirle: "¡Cómo te ves de bien!".

Si repasa el proceso, usted hizo unas modificaciones valiosísimas y sacó a su cuerpo de la vieja rutina. Pero al cabo de un largo tiempo empezó a notar que había llegado a un límite, ya no perdía ni un kilo más, incluso la balanza le mostró un leve aumento, y gritó frente al espejo: "¡Me estanqué!". Y miró a su lechuga, a su leche de coco, a sus frutos secos y a su aceite de oliva extravirgen con desconfianza. Es normal: su organismo, como mecanismo de protección, siempre intentará volver al peso anterior, el que conoce, ese que usted tuvo durante tantos años, ese "punto fijo" que se conoce como *set point*. Es como el aire acondicionado de los hoteles. Están programados para conservar la temperatura a 23 grados Celsius –es un ejemplo–. Si usted abre la ventana y entra la brisa calurosa proveniente de la playa, el sistema tendrá que generar un aire más frío para compensar ese aumento de temperatura y volver a los mismos 23 grados. De la misma manera reacciona su cuerpo. Y ese es el conocido *set point*, que también depende de dos conceptos que abordamos antes: la tasa metabólica basal y el gasto energético en reposo, a los que estuvo acostumbrado el organismo durante un largo periodo.

Hay dos formas básicas de salir de ese estancamiento: 1) variar la frecuencia con la que come y 2) cambiar la calidad de lo que come. Concentrémonos en el punto uno, el de la frecuencia, que a su vez voy a dividirlo en dos momentos: a) cuándo comer de forma programada y b) cuándo comer por intuición. Ese es el máximo grado de sofisticación al que un ser humano puede llegar con su alimentación, es aquel momento en el que no se come por ansiedad, ni por impulso, ni por antojos. Pero hagamos una pausa y lea con atención el siguiente párrafo.

Este es un tema complejo. Para dar este paso mi primera recomendación es: asegúrese de haber llegado al "estancamiento".

Si está completamente seguro(a), no avance sin la asesoría de un profesional en la materia. ¿Por qué? Porque las indicaciones para hacer un ayuno son fáciles de identificar, pero solo un especialista conoce las contraindicaciones. Todos los seres humanos podemos ayunar, pero no en todos los momentos de la vida, y esos momentos solo los puede identificar un experto. No se deje guiar por los muchos *bloggers* y *youtubers* que han convertido el ayuno en moda de una manera irresponsable, sin tener en cuenta sus posibles efectos adversos. A mí me costó entenderlo con claridad. Lo conseguí después de haber revisado a fondo los modelos de alimentación en el mundo, de especializarme en inmunología y bioquímica, y de estudiar Medicina Funcional, para después dedicarme a la nutrición funcional y la nutrigenómica. Le hablo del ayuno intermitente, un término que muchos utilizan sin saber muy bien su significado, su alcance y sus beneficios reales.

"Ah, no, doctor. Esto sí ya es el fin del mundo. ¿Ahora quiere que me alimente de aire y vinagre de sidra de manzana con la madre aquella?", se quejará usted horrorizado. Pero no se trata de eso. Cuando usted se miró al espejo y dijo: "¡Me estanqué!", quizás no pensó en la razón principal de que eso hubiera sucedido: la costumbre, diría Rocío Dúrcal, la rutina, el hacer lo mismo todos los días. Entonces ha llegado el momento de variar la frecuencia con la que come. Pero si usted se encuentra en este punto es porque ha hecho todo bien (anótese un punto y dese muchos *likes*). El cambio metabólico es como una maratón: usted ya ha corrido un buen trecho de la ruta –de hecho, modificó su dieta y sus hábitos–; sin embargo, ahora encuentra una señal en el camino que le indica: "Gire aquí, a la izquierda".

Como le decía, el ayuno intermitente ha ganado visibilidad por cuenta de los *influencers* que quieren convertirlo en una moda. Lo que ni ellos ni mucha gente saben es que el ayuno siempre ha estado con nosotros. **Antes de convertirnos en *Homo iSapiens* de las redes sociales, fuimos recolectores y cazadores; si no había qué** comer, nuestros antepasados ayunaban. La comida no estaba disponible todo el tiempo. ¿Por qué no se morían si dejaban de alimentarse durante uno, dos o más días? Se lo he contado varias veces en este libro: el cuerpo, para compensar la ausencia de comida, comienza a producir energía a partir de la grasa que tiene guardada. Así que nuestros abuelos milenarios ayunaban, y cuando podían cazar y comer, celebraban. Por eso me parece detestable que algunos lo cataloguen como la nueva tendencia para adelgazar. Por favor, el ayuno intermitente no es nuevo, no es "moda" ni "tendencia", ha sido parte inherente del ser humano, como caminar o respirar.

Usted debería ayunar

Yo le voy a explicar por qué vale la pena hacerlo, pero si usted se siente listo para intentarlo, por favor, además de leer estas líneas, busque a un especialista, a un médico funcional *certificado* y que conozca a profundidad sobre nutrición funcional, o a algún médico que sea un experto en el tema, para que le indique si en realidad le conviene tomar ese giro hacia la izquierda, ¿de acuerdo? Lo que sigue es entender cómo puede sacar a su cuerpo del estancamiento, de su *set point* y de qué manera debería empezar a ayunar por 16, 24, 36 o 48 horas –de nuevo: siempre con la vigilancia de su especialista–.

El ayuno no debe ser entendido como un sacrificio o un acto religioso –aunque muchas comunidades de diversas religiones lo practican–. No olvide que muchos filósofos y pensadores han hablado de la claridad mental que les aporta el ayuno –¡no les da "la pálida"!–. Yo no creo que ni Dios, ni el campo cuántico, ni el azar, ni el destino, ni el Buda, ni la gran energía ni Elvis nos pusieron en este mundo para comer cada tres horas. Si ese debiera ser nuestro régimen alimentario, ¿por qué, con excepción de los países ecuatoriales, en la Tierra hay estaciones? ¿Podrían nuestros antepasados comer a diario en el invierno?

Yo creo que esto tiene sentido. Si lo revisamos con atención desde el punto de vista de la bioquímica, si volvemos a retomar todo ese "sermón" que le di en las primeras páginas de este texto, el problema de las enfermedades de síndrome metabólico en el mundo, como la diabetes, el colesterol y los triglicéridos altos, el acné, el sobrepeso, la obesidad, la hipertensión y hasta la infertilidad, es que son producidas por factores que estimulan la inflamación en el cuerpo y por alteraciones de la insulina y sus amigos. ¿Y qué es lo que estimula la insulina? ¡Comer! Repítalo conmigo: "Comer es lo que estimula la insulina".

Por eso si usted decide *no* comer, de manera consciente, programada y guiada, puede beneficiar a su cuerpo al permitir que la insulina entre en modo *off.* Al no encenderla, después de 24 o 36 horas de ayuno usted habrá consumido sus niveles de glucógeno del hígado y accederá a su grasa, y la "quemará" –algunos lo llaman "oxidar" grasa–, siempre y cuando haya seguido todos los pasos indicados a lo largo de esta edición.

¿Por qué se llama ayuno intermitente? Porque, como su nombre lo dice, se interrumpe, se retoma, se cambia. Supongamos que usted no me hizo caso, no consultó con su médico funcional o su especialista y decidió lanzarse solo y sin paracaídas al territorio del ayuno, con su propio método llamado NDM (No Desayuno Más). Era un lunes y su elección fue: "Solo comeré dos veces al día, almuerzo y cena". Poco tiempo después, como su cuerpo salió de la rutina, bajará de peso, romperá el estancamiento. Pero si continúa con el mismo régimen, su organismo volverá al punto fijo. Otra vez, se acostumbró. Es como el ejemplo de la reducción salarial de la que hablamos en la primera parte del libro. A usted le pueden bajar el sueldo muchas veces y siempre encontrará la manera de reacomodar sus gastos. Aquí se aplica de la misma forma. El cuerpo siempre se acostumbrará a vivir con la "paga" que le demos. ¿Por qué fracasó su creativo ayuno NDM? Porque no era intermitente. Siempre fue igual.

Para sacar a su organismo de ese *set point*, el ayuno debe ser variado. Le voy a contar mi experiencia con esta práctica. Cuando sé que se aproxima uno de eso días que requieren mi máxima energía y mi claridad mental, pues prefiero no comer. "¡Doctor, por Dios, ¿cómo se le ocurre? ¡Cuídese!". Gracias por pensar en mí, pero lo hago con pleno conocimiento de mi cuerpo, con-cien-cia (como suelo decir) y de manera voluntaria. He entrenado a mi cuerpo para eso. He pasado cuatro días sin comer. He tenido ayunos de una semana completa y no me pasa nada. No lo hago por temerario, yo no juego con mi salud, dejo descansar a mi cuerpo del acto de comer durante esos días porque sé las bondades de hacerlo. Mi cuerpo utiliza la energía de mi grasa; esa es una reserva muy amplia y además nuestro organismo, el mío, el suyo, tiene mecanismos de protección y empieza a producir hormona de crecimiento de forma natural para no "comerse" el músculo. La práctica del ayuno, en esas condiciones, puede ser muy benéfica para todos, pero es necesario conocer a fondo las cualidades y las desventajas de hacerlo, que son muchas.

Antes de pedirles a mis pacientes que comiencen un ayuno de 16, 24 o 36 horas, si es necesario, conozco muy bien sus casos. Sé que tienen su metabolismo controlado o al menos ya están en ese proceso. De lo contrario *jamás* se los recomendaría como *plan inicial.* De hecho, hay muchas contraindicaciones y no son tan fáciles de entender; por ejemplo, a las personas que tienen algún trastorno metabólico en la adaptación del cortisol no les sugiero ayunar, porque ese periodo sin comer les causará estrés y este generará más cortisol, entonces no tendría ningún tipo de provecho para su metabolismo. Es determinante identificar las razones para prohibir el ayuno o para saber cuándo introducirlo. Yo pienso que todos los seres humanos deberíamos ayunar. Sin embargo, con el ayuno pasa lo mismo que con el ajo y el café..., sí, ya se sabe esta estrofa: el ayuno es bueno para todos los seres humanos –y deberíamos practicarlo–, pero no en todos los momentos de la vida, debido a sus contraindicaciones. Sin embargo, una vez corregidos los desórdenes metabólicos, *todos* deberíamos ayunar.

"¡Pero en las mujeres embarazadas sí tiene que estar totalmente prohibido, doctor!". Qué curioso. En el embarazo parece que todo estuviera contraindicado. Yo, voy a ser muy sincero y algo incorrecto, creo que el estado en el que las mujeres –intuitivas por naturaleza– están más conectadas con sus cuerpos y sus requerimientos es durante la gestación. Lo viví con mi esposa. Hay momentos en que ellas dicen: "No, no quiero comer". Y no deberíamos obligarlas a hacerlo. Pero, por supuesto, llega algún familiar, alguna amiga, un pariente lejano del tío Pepe que es pediatra y le dan el sermón de rigor: "¡No sea irresponsable, usted está comiendo por dos, por usted y su hijo!". Y la pobre embarazada, aunque sabe que ni ella ni su bebé lo necesitan, comerá. ¿Para qué?

El ayuno no es una moda. No es nuevo. Siempre ha estado con nosotros. Y, para el control metabólico, en mi criterio, es la mejor manera de sacar el cuerpo de la rutina. **Si usted ya controla el paso uno –qué comer y qué no–, y el paso dos –cómo balancear su comida–, si ya está comiendo tres veces al día sin sacrificios y dejando descansar a su insulina 12 horas después de la cena, podría intentar uno o dos días de la semana evitar el desayuno a ver cómo reacciona su cuerpo. Si usted, querido(a) lector(a), no ha entrenado su organismo con los pasos señalados, por favor no lo intente.**

No escribí este capítulo para convencerlo de que ayune. Lo hice para que sepa que debería ayunar si su cuerpo está listo. De esta manera, simplemente, guarde silencio y escuche a su organismo. Aprenda a oírlo. Así, cuando llegue la hora de una de sus tres comidas usted podrá decir sabiamente qué hacer. Silencio. ¿Qué le dice el cuerpo? ¿Notó que ya no está ahí el espíritu que le pedía pan de chocolate con un *capuccino* doble? Escuche. Quizás su organismo le diga que no tiene hambre. Es probable. Y, si no tiene apetito, aunque sea la hora del desayuno –por ejemplo–, pues no coma. ¡Pero no haga esto para adelgazar! Hágalo porque, después todo su entrenamiento, está listo para tomar esta decisión desde su intuición.

Al inicio de este apartado le hablé de dos caminos a seguir para sacar su cuerpo de la rutina. Ya vimos el primero, el de variar la frecuencia con la que come –el ayuno intermitente y la manera intuitiva–; el segundo es cambiar la calidad de lo que come. ¿Cómo lograrlo? Esto no tiene tantas complicaciones, pero si quiere ponerlo en marcha también debe haber agotado los dos pasos que hemos mencionado. Si ya los domina, **si tiene su metabolismo controlado, pues varíe un poco, con su ojímetro y sentido común, los porcentajes de sus macronutrientes. Un día su dieta puede ser más alta en grasas y menor en carbohidratos, al siguiente puede subir los *carbs* y bajar las grasas; a esto se le llama *el ciclo de los carbohidratos*. Con estas variaciones está evitando que su cuerpo se acostumbre a lo mismo siempre.** Este "ciclo" les funciona a algunas personas y a otras no; a muchas les gusta, otras prefieren no hacerlo. Yo sugiero que los días más altos en carbohidratos incluya en una de las comidas algún almidón como la papa, la yuca o el plátano verde; o algún cereal, como la quinoa o el arroz integral. De esa manera está logrando que su plato tenga más *carbs*. Al siguiente día, los quita de su dieta y con eso ya está variando su alimentación.

Una muy buena estrategia para pacientes que tienen su metabolismo controlado es combinar todas las recomendaciones anteriores: ayunos intermitentes con ciclos de carbohidratos. Ahí se mezclan las dos variables: cuándo comer y la calidad de lo que se come. Si debo elegir, para mí el ayuno intermitente es mucho más poderoso y cercano a nuestra naturaleza e historia. No dejo de pensar en esos sabios abuelos milenarios que frente al fuego consumían la caza del día, concentrados en su comida, disfrutándola como si fuera la última, sin saber si mañana podrán contar con ella; sin pensar en tomarle una foto a su gran trozo de carne, o las frutas que recolectó ese día, para subirlas a Instagram. El ayuno les enseñó algo que nosotros hemos perdido, el celebrar y agradecer la maravilla de poder tener comida disponible.

El ayuno sana

Por último, recuerde que usted no ayuna para tratar de compensar la pobre información que le ha dado a su cuerpo con una mala alimentación. Ayunar tiene que ser un acto voluntario y consciente, una forma de hacer una pausa, de escapar de la espiral de la voracidad, en un mundo que no para de comer.

Sus beneficios sobre el metabolismo son invaluables: ayudará a alejar a su organismo de la diabetes, el hígado graso, los ovarios poliquísticos y muchas formas de infertilidad. Tiene positivos efectos mentales y neurológicos, que serán de gran ayuda en las enfermedades neurodegenerativas, autoinmunes y mitocondriales; también desempeña un papel importante en el antienvejecimiento, porque contribuye a modificar cientos de genes que nos hacen envejecer más rápido y peor. Tiene impacto sobre la concentración y el aprendizaje; sobre la meditación y los estados contemplativos.

Investigadores como el doctor Valter Longo –autor de *La dieta de la longevidad*, 2017– han descrito sus beneficios para la reversión de enfermedades como el cáncer y han hecho visibles procesos como la "autofagia", la capacidad del cuerpo de comerse a sí mismo. No se trata de una alocada práctica caníbal de nuestro organismo. Es todo lo contrario. Este proceso, mediado por el sistema inmune y descubierto por el profesor japonés Yoshinori Ohsumi –quien recibió el Nobel de Medicina en el 2016 por este hallazgo–, se encarga de seleccionar cuáles son las células que requiere su cuerpo y cuáles no. Así se promueve una suerte de renovación celular que será vital para su salud y su longevidad. De acuerdo con los estudios de Longo y sus colaboradores, ese estado se logra durante los procesos de ayuno prolongado (alrededor de 48 horas).

Una buena manera de explicarle fácilmente cómo funciona el ayuno en su cuerpo, y cómo contribuye a controlar su metabolismo, es a partir de los siguientes gráficos. Recuerde todos los conceptos sobre los que hemos hablado y especialmente el comportamiento de la hormona reina, la insulina. ¿Qué es lo único que la estimula? Comer. Si come durante todo el día va a fomentar la formación de grasa –innecesaria– en su cuerpo; en cambio, si tiene periodos sin comer, su cuerpo descansará. Mire este diagrama que recrea cómo se comporta la insulina en cualquier ser humano.

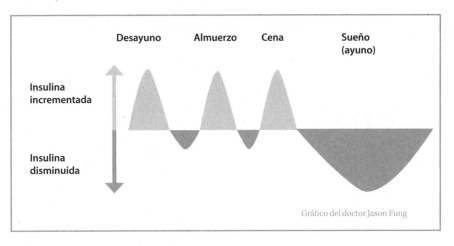

Gráfico del doctor Jason Fung

¿Lo notó? Cuando usted come se eleva la insulina. Cuando deja de estar disponible en su sangre el azúcar de los alimentos que consumió, la insulina baja. Este es el esquema ideal: tres comidas al día. Durante la noche la hormona real descansa. Ahora mire lo que sucede cuando usted come varias veces al día:

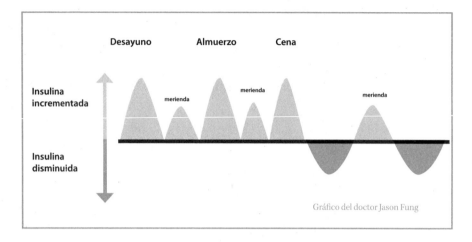

Fíjese como la insulina casi nunca descansa. Ahora piense en el mismo esquema con valles más grandes y menos picos.

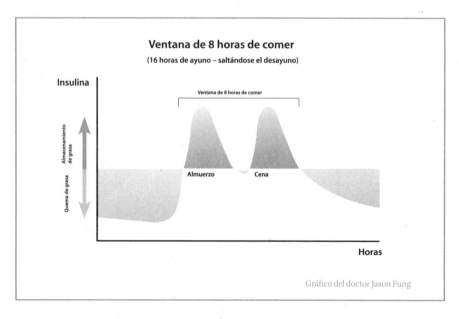

Durante todos los periodos en que su insulina esté en el *spa* metabólico tomándose un descanso, su organismo consumirá la glucosa contenida en el hígado en forma de glucógeno y luego accederá a su segunda turbina, la energía proveniente de la grasa, y comenzará a "quemarla".

Usted ya sabe la respuesta

Sé que ha sido un viaje extenso, que comenzó con las cifras desesperanzadoras del crecimiento de las enfermedades de síndrome metabólico y las víctimas mortales que producen estas en todo el mundo. Y estamos aquí, cerca de las frases finales, y terminamos con el extremo opuesto, el ayuno intermitente. Pasamos de la orgía irresponsable al plato vacío por elección. Espero que después de leer este libro haya comprendido que esos millones de muertes se pueden evitar con la mejor medicina de todas, la que tiene disponible todos los días en su casa: su comida. ¿Qué es la comida? Información. ¿Y qué tipo de información debe darle a su cuerpo? "Ay, doctor, ya comenzó otra vez con la preguntadera. ¡Pues hay que darle buena información! Buena comida. Tres veces al día y sin tarritos, ni polvitos, ni paquetitos, ni postrecitos en el desayuno". ¡Eso es! La solución está en la punta de su tenedor. Recuérdelo. Y si olvida algo, repáselo, para eso está este texto. Úselo cuantas veces lo necesite.

Alimentarse bien es la herramienta más poderosa, es capaz de modificar genes, inflamaciones y procesos nocivos para su cuerpo; alimentarse mal provocará todo lo contrario. Comer debe ser siempre un acto de respeto y amor hacia usted, hacia ese templo que es su cuerpo. Cuando usted comprenda cómo alimentarse de manera responsable, estará aprendiendo a modificar todo su universo interior y eso se reflejará en su exterior. La alimentación sana nos junta, nos reúne frente a una mesa, nos da un gran motivo de celebración. La nutrición consciente nos debe inspirar para unir a las familias y a sanar por siempre nuestras comunidades.

Justo en este momento, pocas líneas antes de ponerle punto final a este libro, recuerdo una conversación que tuve con mi gran maestro, el doctor Stanley Dudrick, creador de la nutrición parenteral y a quien he mencionado varias veces en este libro (¡un grande de la Medicina!). Cenando en su casa en Naugatuck (Connecticut) un día, yo le preguntaba por un tema que me despertaba muchísimas inquietudes: sí, la ciencia había logrado enormes avances en la nutrición de los pacientes hospitalizados, pero ¡la mala alimentación seguía matando a millones de personas en el mundo! "¿Qué podemos hacer para mejorar esa situación?", le pregunté. El guardó silencio, me miró fijamente, sonrío y respondió: "Carlos, yo ya hice mi parte, ahora tú debes hacer la tuya. Adelante". Con este texto que usted tiene en sus manos he dado el primer paso, he empezado a hacer "mi parte". A esto dedico y dedicaré mi vida.

Ahora usted dirá: "Le quedó bonito el libro, doctor, pero ¿y las recetas que dijo que me iba a dar? Ya es hora de comer y tengo hambre". Tiene razón. Han sido muchos capítulos hablando de comida; ya es justo que probemos algo sano, nutritivo y muy rico. Dentro de un par de páginas le tengo varias buenas opciones. "¿Y hay postre, doctor?". Sí. Lo prometido es deuda.

TEST
¿QUÉ APRENDIÓ DE ESTE LIBRO?

Este es el final, o más bien, el inicio de su nueva ruta alimentaria y de su nuevo estilo de vida. Si algunas preguntas le despiertan dudas, pues ya sabe que hallará las respuestas en las páginas anteriores. ¿Acepta el último reto metabólico? Conteste este test.

1 › ¿Se puede comer de todo con moderación?

2 › ¿Los endulzantes artificiales son buenos porque no tienen calorías?

3 › ¿Hay que ejercitarse más y comer menos?

4 › ¿Vale la pena contar cuántas calorías consume al día?

5 › Si elige la panadería sin gluten, ¿podrá perder peso?

6 › ¿Es necesario comer seis veces al día para mantener el metabolismo activo?

7 › ¿El investigador Ancel Keys tenía razón con su teoría sobre las grasas?

8 › ¿La sal es mala y es necesario evitarla en la dieta diaria?

9 › Si deja de comer a las horas exactas y además se "salta" comidas, ¿engordará?

10 › ¿El desayuno es la comida más importante del día?

11 › ¿Las grasas en la dieta son la causa de las enfermedades cardiacas y circulatorias, y las grasas saturadas tapan las arterias?

12 › ¿Comer huevo eleva el colesterol y es equivalente a fumarse un cigarrillo?

13 › ¿Usted tiene que comer cuando el cuerpo "se lo pide"?

14 › ¿Debe consumir muchas porciones de fruta al día y ojalá entre comidas?

15 › ¿La fructosa y el jarabe de agave son endulzantes ideales para los diabéticos?

16 › ¿Los jugos de fruta, y especialmente los de naranja y mandarina, son ideales en la dieta de cualquier persona?

17 › ¿Si se entrena o ejercita en ayunas se "comerá" sus músculos?

18 › ¿Solo con una dieta alta en proteínas y suplementos logrará tener los músculos de la Roca o de Arnold Schwarzenegger?

19 › ¿Las personas flacas tienen el metabolismo rápido y las gordas, el metabolismo lento?

20 › ¿Las enfermedades metabólicas son hereditarias e incurables?

21 › ¿Hay que consumir mucha azúcar para darle más gasolina al tanquecito corporal?

22 › ¿Todas las calorías son iguales y hay que estar en déficit calórico para ser feliz?

23 › ¿Los niños necesitan azúcar en su dieta para que esta les dé la energía que necesitan?

24 › ¿Las leches deslactosadas y descremadas son mejores que la leche entera?

25 › ¿Todos los seres humanos necesitamos los lácteos para que nos aporten calcio y no se rompan nuestros huesos?

RECETARIO

Con la colaboración de Denise Monroy
(@Denisemcook)

Déjeme aclararle que yo no soy un chef profesional, pero sí un aficionado a la gastronomía. De hecho, soy yo el que cocina en casa y mi esposa es quien lava los platos y me hace compañía mientras invento algo saludable y rico para llevar a la mesa.

Decidí incluir este recetario en *El milagro metabólico* para ayudarlo a usted, querido lector, a dar sus primeros pasos hacia una dieta saludable. Aquí encontrará variadas opciones para desayunar, almorzar y cenar. Son platos fáciles, basados en ingredientes frescos y naturales, y que no tienen azúcar; a veces usamos estevia –asegúrese de que la suya sea eso y no "endulzante *con* estevia"–, pero sí contienen mucho coco, cacao, aguacate, huevos, muchísimos vegetales, buenos aceites y vinagres, buenas proteínas –nada de tarritos–, y están preparados con mucho cariño, ¡un ingrediente adicional totalmente necesario!

Algunas de estas preparaciones han sido creadas en colaboración con mi buena amiga y fantástica cocinera Denise Monroy (le aconsejo que la siga en Instagram: @Denisemcook); otras, por mí, y en algunas ha participado la tía Bertha –quien a lo largo de este libro también ha cambiado su alimentación–. Podrá encontrar más recetas para usted y toda su familia en mi página web: drcarlosjaramillo.com.

Ahora sí... ¡a comer!

Desayunos

Waffles sin huevo

(1-2 PERSONAS)

INGREDIENTES

- 1 ½ TAZAS DE LECHE DE COCO HECHA EN CASA O COMERCIAL SIN AZÚCAR

- 1 CUCHARADA DE VINAGRE DE MANZANA

- ¼ DE TAZA DE GHEE

- VAINILLA AL GUSTO

- 1 ¾ TAZAS DE HARINA DE ALMENDRAS O DE COCO

- ½ TAZA DE AVENA

- 1 ½ CUCHARADITAS DE TÉ DE POLVO PARA HORNEAR

- PIZCA DE SAL DEL HIMALAYA

- NUECES PECANAS

- MANTEQUILLA DE MACADAMIA

PREPARACIÓN Y EMPLATADO

✿ Mezclar la leche de coco y el vinagre de manzana y dejar reposar por 5 minutos.

✿ Derretir el *ghee* y mezclar con la vainilla y la sal del Himalaya.

✿ En un *bowl* aparte mezclar bien todos los ingredientes secos. Agregar poco a poco la leche con el vinagre y el *ghee* a la mezcla, y revolver hasta obtener una masa uniforme.

✿ Verter cada porción en la wafflera por aproximadamente 5 minutos y dejar que cocine y tueste.

✿ De *topping*, ponerle nueces pecanas y mantequilla de macadamia.

Omelette con berenjenas, cebolla y albahaca

(1-2 PERSONAS)

INGREDIENTES

- 2 HUEVOS REVUELTOS

- ½ BERENJENA

- ¼ DE CEBOLLA

- ACEITE DE COCO

- ALBAHACA FRESCA

- SAL ROSADA DEL HIMALAYA

- PIMIENTA

- ACEITE DE OLIVA

PREPARACIÓN Y EMPLATADO

- ✿ Sofreír la berenjena y un poco de cebolla en julianas con aceite de coco.

- ✿ Adicionar los huevos revueltos y tapar durante 5-7 minutos a fuego lento.

- ✿ Adicionar la albahaca, la sal rosada del Himalaya, la pimienta y el aceite de oliva por encima.

Pudín de chía

INGREDIENTES

- 1 TAZA DE LECHE DE COCO SIN AZÚCAR
- ½ TAZA DE CREMA DE COCO
- 1 CUCHARADITA DE VAINILLA (OPCIONAL)
- 1 CUCHARADITA DE ESTEVIA
- 3 CUCHARADAS DE MANTEQUILLA DE ALMENDRAS
- 1/3 DE TAZA DE SEMILLAS DE CHÍA
- ARÁNDANOS FRESCOS (OPCIONAL PARA *TOPPING*)

PREPARACIÓN Y EMPLATADO

✿ En una licuadora mezclar a alta velocidad la leche y la crema de coco, la estevia, 2 cucharadas de la mantequilla de almendras y la vainilla (opcional), hasta que la mezcla esté cremosa.

✿ En un tazón agregar la chía y llevar a refrigeración por 30 minutos hasta que esta se hidrate.

✿ Antes de servir mezclar bien y dejar reposar por 5 minutos.

✿ Para servir, agregar una cucharada más de mantequilla de almendras y los arándanos.

Bowl de aguacate y coco

(1-2 PERSONAS)

...

INGREDIENTES

- 2 AGUACATES HASS GRANDES

- ½ TAZA DE LECHE DE COCO SIN AZÚCAR

- ESTEVIA AL GUSTO

- 1 CUCHARADITA DE EXTRACTO DE VAINILLA

- UNA PIZCA DE SAL

- 1 CUCHARADA DE *NIBS* DE CACAO

- 1 CUCHARADA DE COCO DESHIDRATADO

- ¼ DE TAZA DE FRUTOS ROJOS

- 1 CUCHARADA DE NUECES

PREPARACIÓN Y EMPLATADO

✪ Procesar el aguacate, la leche de coco, la vainilla, la estevia y la sal, hasta que el conjunto esté cremoso.

✪ Servir en un tazón y decorar con el cacao, el coco deshidratado, los frutos rojos y las nueces.

Arroz
con "leche"

(2-4 PERSONAS)

....

INGREDIENTES

- UNA COLIFLOR ENTERA

- LECHE DE COCO NATURAL O DE ALMENDRAS

- CANELA O CLAVOS DE OLOR AL GUSTO

- GOTAS DE ESTEVIA ORGÁNICA

- 1 CLARA DE HUEVO POR CADA 2 TAZAS DE BEBIDA DE COCO (OPCIONAL)

- CHIPS DE COCO (OPCIONAL)

PREPARACIÓN Y EMPLATADO

❖ Para quitar el sabor fuerte de la coliflor se cocina entera en agua hasta el primer hervor y luego se retira y se deja secar y escurrir completamente. Puede ser durante la noche anterior.

❖ En una olla agregar una taza de bebida de coco o de almendras por cada porción, 1 taza de coliflor rayada (que parezca arroz) por cada porción a preparar, canela o clavos al gusto.

❖ Cocinar a fuego medio mientras va reduciendo la preparación.

❖ Agregar opcionalmente 1 clara de huevo por cada 2 porciones a preparar y tapar bajando a fuego lento por unos minutos. Revolver con frecuencia. Dejar reposar y agregar las gotas de estevia. Se puede servir frío o caliente.

❖ Agregar arándanos y canela.

Huevos en cacerola con romesco

(4 PERSONAS)

INGREDIENTES

- 8 HUEVOS DE CAMPO

- 2 ½ TOMATES MADUROS

- ½ PIMENTÓN ROJO

- ½ TAZA DE ALMENDRAS

- ½ DIENTE DE AJO

- ¼ TAZA DE ACEITE DE OLIVA

- 5 HOJAS DE ALBAHACA

- 2 GOTAS DE ESTEVIA

- ¼ CUCHARADITA DE SAL MARINA

- PIMIENTA AL GUSTO

- ¼ DE TAZA DE YOGUR GRIEGO

PREPARACIÓN Y EMPLATADO

⚙ Precalentar el horno a 200 °C.

⚙ En una bandeja poner los tomates cortados por la mitad, junto con las almendras y el ajo. Con una brocha pasarles un poco de aceite de oliva. Llevar al horno durante 35 minutos.

⚙ Aparte, rostizar el pimentón directamente al fuego hasta que esté totalmente negro, dejar que se enfríe y retirar la piel y las semillas.

⚙ En una licuadora mezclar a velocidad media el pimentón, los tomates, las almendras, el ajo, la sal, la albahaca, la estevia y el aceite de oliva, hasta que todo esté bien mezclado.

⚙ En una cacerola honda, echar los huevos teniendo cuidado de no romper las yemas. Agregar 4 cucharadas de salsa.

⚙ Hornear por 8 minutos a 200 °C hasta que los huevos estén cocidos.

⚙ Terminar con pimienta y un poco de yogur griego.

Platos fuertes

Lomo con ensalada fresca

(2 PERSONAS)

....

INGREDIENTES

ENSALADA

- 4 REMOLACHAS MEDIANAS

- 2 CUCHARADAS DE ACEITE DE COCO

- 1 CEBOLLA CABEZONA PEQUEÑA PICADA

- 2 AGUACATES HASS

- 10 HOJAS DE HIERBABUENA

- 10 HOJAS DE MENTA

- 1/3 DE TAZA DE CILANTRO PICADO

- 1 BANDEJA DE ARÚGULA

VINAGRETA

- ¼ DE TAZA DE ACEITE DE OLIVA

- 2 CUCHARADAS DE VINAGRE DE SIDRA

- 1 CUCHARADITA DE ESTEVIA

- JUGO DE 1 LIMÓN GRANDE

- 1 CUCHARADITA DE SAL MARINA

Lomo

- 300 GR DE LOMO

- 1 CUCHARADITA DE PEREJIL

- 1 RAMA PEQUEÑA DE ROMERO FRESCO

- 1 RAMA PEQUEÑA DE TOMILLO FRESCO

- SAL AL GUSTO

- 1 CUCHARADA DE ACEITE DE PEPITA DE UVA

- Pelar las remolachas y cortarlas en trozos, masajearlas con aceite de coco y sal, llevar al horno a una temperatura de 200 °C por 40 minutos.

- En un tazón pequeño mezclar bien el aceite de oliva, el vinagre, el jugo de limón y la estevia. Reservar.

- Mezclar en un tazón grande la cebolla, la remolacha, el cilantro, la menta, la hierbabuena, el aguacate en cubos y la arúgula.

- Sazonar y masajear el lomo con las hierbas y la sal, cortar en julianas. En un sartén a fuego medio saltear el lomo; cuando esté jugoso, retirar del fuego y dejar reposar por unos minutos.

- En un tazón servir la mezcla de la ensalada con la vinagreta, y sobre esta poner el lomo.

Ensalada caliente de pechuga de pollo, espinaca y coco

(2 - 3 PERSONAS)

INGREDIENTES

ENSALADA

- 1 CEBOLLA

- 1 DIENTE GRANDE DE AJO (PICADO)

- ¼ DE CUCHARADITA DE SAL MARINA

- 1 CUCHARADA DE *GHEE*, MANTEQUILLA CLARIFICADA O ACEITE DE COCO

- ¼ DE CUCHARADITA DE SEMILLAS DE MOSTAZA AMARILLA

- ¼ DE CUCHARADITA DE SEMILLAS DE COMINO ENTERAS

- ¼ DE CUCHARADITA DE PIMENTÓN EN POLVO

- 1 TAZA DE ZANAHORIAS (PICADA EN JULIANAS)

- 2 TAZAS DE ESPINACAS, BIEN LAVADAS Y PICADAS

- JUGO DE 1 LIMÓN

- 1 ½ CUCHARADAS DE COCO DESHIDRATADO SIN AZÚCAR, LIGERAMENTE TOSTADO

PECHUGA DE POLLO

- 1 PECHUGA DE POLLO SIN HUESOS NI PIEL

- 1 CUCHARADA DE MOSTAZA DE DIJON

- 1 CUCHARADA DE MISO

- 1 CUCHARADITA DE SAL

- ½ CUCHARADA DE ACEITE DE PEPITA DE UVA

◎ En una tabla cortar finamente la cebolla y el ajo. Reservar en un tazón y espolvorearlos con un poco de sal.

◎ En una sartén con tapa calentar el *ghee* y poner a tostar las semillas de mostaza y comino por unos minutos. Agregar el pimentón hasta que suelte un poco. Después agregar las zanahorias, dejar que se cocinen durante aproximadamente un minuto más, luego agregar el ajo y la cebolla de la mezcla anterior y toda la espinaca. Continuar revolviendo hasta que la espinaca comience a cocinarse por un minuto.

◎ Terminar con un poco de jugo de limón fresco y el coco tostado.

◎ Cortar en finas tiras la pechuga, masajear con la mostaza de Dijon, el miso y la sal marina.

◎ Llevar a una sartén a fuego medio con un poco de aceite y dejar por unos minutos hasta que se vean los trozos cocidos.

◎ Agregar a la ensalada y disfrutar.

Curry de vegetales

INGREDIENTES

- ¾ DE TAZA DE ORELLANAS (PICADAS)

- 1 ZAPALLO (CALABAZA) PEQUEÑO(A) [PELADO(A)] Y EN CUBOS

- 3 CUCHARADAS DE ACEITE DE COCO

- 2 CEBOLLAS MEDIANAS (EN RODAJAS FINAS)

- 2 CUCHARADAS DE JENGIBRE FRESCO (RALLADO)

- 2 DIENTES DE AJO (PICADOS)

- 1 CUCHARADA DE CURRY MASALA EN POLVO

- 2 TAZAS DE COLIFLOR (PICADA)

- 2 LATAS DE LECHE DE COCO

- 3-4 TAZAS DE COL RIZADA O ESPINACA (PICADAS)

- 2 CUCHARADAS DE JUGO FRESCO DE LIMÓN

- ¼ DE TAZA DE NUEZ DE LA INDIA

- ½ TAZA DE GERMINADOS

PREPARACIÓN Y EMPLATADO

⚙ A fuego medio y en una olla honda agregar el aceite, la cebolla, el jengibre y el ajo. Saltear durante 2 a 3 minutos, revolviendo con frecuencia. Luego agregar el curry y cocinar por 1 a 2 minutos más. Añadir la coliflor y las orellanas, saltear hasta que se doren un poco. Agregar la leche de coco y revolver para combinar. Llevar a fuego lento y cocinar durante unos 5 minutos. Agregar la col rizada o las espinacas. Dejar reposar.

⚙ En una bandeja para horno agregar los trozos de zapallo con aceite durante 30 minutos a una temperatura de 250 °C. Cuando esté listo, agregar a la mezcla del curry.

⚙ Servir en un tazón. Adornar con la nuez de la India y los germinados, y añadir el jugo de limón.

Salmón sobre pesto de brócoli

(2 PERSONAS)

....

INGREDIENTES

PESTO

- 1 BRÓCOLI GRANDE (ALREDEDOR DE 2 TAZAS)

- 2 TALLOS DE ALBAHACA FRESCA O SALVIA.

- ½ CUCHARADA DE UN LIMÓN

- ½ TAZA DE ALMENDRAS

- 2 DIENTES DE AJO (PICADO)

- ½ TAZA DE ACEITE DE OLIVA

- 2 CUCHARADAS DE AGUA

- SAL Y PIMIENTA AL GUSTO

SALMÓN

- 300 GRAMOS DE FILETE DE SALMÓN, CON O SIN PIEL

- 1 CUCHARADA DE JUGO DE LIMÓN

- 2-3 DIENTES DE AJO GRANDES, RALLADOS

- ½ CUCHARADITA DE SAL

- ½ CUCHARADITA DE PIMIENTA NEGRA MOLIDA

- 1-2 CUCHARADITAS DE ACEITE DE AGUACATE

- 2 CEBOLLAS VERDES, FINAMENTE PICADAS

Fideos de zanahoria
con salmón

Salmón

- Mezclar en un tazón el jugo de limón, el ajo, la sal y la pimienta.
- Dividir el filete de salmón en dos porciones y en una bolsa grande hermética verter la mezcla anterior. Sellar la bolsa y procurar sacarle todo el aire. Mover suavemente los filetes alrededor de la bolsa para asegurarse de que todos estén uniformemente cubiertos. Ubicar el lado de la carne hacia abajo y dejar marinar durante 15 minutos.
- Precalentar una sartén a fuego medio y agregar aceite.
- Poner los filetes de salmón; cuando esté crujiente la piel, dar la vuelta y cocinar hasta que el filete esté jugoso en el centro.

Pesto

- En un procesador de alimentos, agregar el brócoli, la albahaca, las almendras, el ajo, el aceite y el agua. Mezclar hasta que la preparación esté uniforme.
- Cuando esté lista la mezcla, agregar el limón, la sal y la pimienta. Mezclar bien y reservar.
- En un plato agregar 4 cucharadas de pesto de brócoli y encima el filete de salmón.

Fideos de zanahoria con hongos

(2 PERSONAS)

INGREDIENTES

ENSALADA

- 6 ZANAHORIAS MEDIANAS (PELADAS)

- ¼ DE TAZA DE HOJAS DE CILANTRO FRESCO

- 4 CUCHARADITAS DE AJONJOLÍ TOSTADO

- 2 CEBOLLAS (EN JULIANAS)

- 4 DIENTES DE AJO FINAMENTE PICADOS

- 350 GRAMOS DE SHIITAKES (PICADOS)

- 400 GRAMOS DE ORELLANAS U HONGOS PORTOBELLO (PICADOS)

- 1 CUCHARADITA DE TOMILLO FRESCO

- 2 CUCHARADAS DE ACEITE DE COCO

- 2 HOJAS DE LAUREL FRESCAS

- 100 GRAMOS DE NUECES

ADEREZO

- LA RALLADURA DE UNA NARANJA

- 2 CUCHARADAS DE JUGO DE LIMÓN

- 4 CUCHARADAS DE ACEITE DE OLIVA

- 2 CUCHARADAS DE SEMILLAS DE AJONJOLÍ, TOSTADAS

- SAL MARINA

- PIMIENTA NEGRA RECIÉN MOLIDA

ENSALADA

⚙ Con una mandolina o máquina para fideos, cortar las zanahorias en lonjas largas y delgadas, tipo espagueti (al gusto). En un tazón mezclar la zanahoria, las hojas de cilantro y las semillas de ajonjolí. Reservar.

⚙ En una sartén grande, llevar el aceite a fuego medio, agregar la cebolla y el ajo durante unos 3 minutos, los hongos y las hojas de tomillo y laurel sin dejar de revolver por alrededor de unos 10 minutos hasta que los hongos suelten sus jugos.

⚙ Agregar las nueces y la mezcla de la zanahoria.

ADEREZO

⚙ Mezclar con ayuda de un batidor de mano la ralladura de naranja, el jugo de limón, el aceite de oliva, las semillas de ajonjolí, la sal y la pimienta, hasta que la mezcla esté uniforme.

⚙ Para servir, agregarle a la mezcla de zanahoria el aderezo al gusto.

Burritos verdes con carne de hongos y nueces

(4 PERSONAS)

INGREDIENTES

CARNE DE HONGOS Y NUECES

- 1 TAZA DE SHIITAKES (PICADOS)

- 5 TOMATES ROJOS

- 1 TAZA DE NUECES (PICADAS)

- 1 COLIFLOR MEDIANA (PICADA)

- 2 DIENTES DE AJO (PICADOS)

- 2 CUCHARADAS DE ACEITE DE OLIVA

- ½ CUCHARADITA DE SAL MARINA

- 1 CUCHARADA DE PIMENTÓN AHUMADO

- 1 CUCHARADA DE COMINO MOLIDO

- 1 CUCHARADA DE CHILE EN POLVO

- 1 RAMA DE TOMILLO

- 5 GOTAS DE ESTEVIA

- 1 CUCHARADITA DE SAL MARINA

CREMA DE NUEZ DE LA INDIA

- 1 ½ TAZAS DE NUECES DE LA INDIA (REMOJADAS)

- 1 TAZA DE AGUA

- ½ CUCHARADITA DE SAL MARINA

- ¼ CUCHARADITA DE AJO EN POLVO

- ½ CUCHARADITA DE COMINO EN POLVO

- 1 PIZCA DE CHILE EN POLVO

- 1 CHIPOTLE REMOJADO EN AGUA CALIENTE

- 1 CUCHARADA DE ACEITE DE OLIVA

MONTAJE DEL BURRITO

- ½ AGUACATE EN LONJAS

- CILANTRO AL GUSTO

- CEBOLLA ROJA AL GUSTO

- 8 HOJAS DE LECHUGA

- 1 CUCHARADITA DE JUGO DE LIMÓN

PREPARACIÓN Y EMPLATADO

CARNE DE HONGOS Y NUECES

- Rayar el tomate hasta obtener toda la pulpa. Reservar.
- En una sartén saltear el ajo, la coliflor y los hongos, y dejar cocinar a fuego medio, hasta que la coliflor comience a dorar; en ese momento, agregar las nueces picadas, el tomate rallado, el comino molido, el chile y el tomillo, y dejar cocinar durante unos minutos.
- Agregar sal y estevia.

CREMA DE NUEZ DE LA INDIA

- Llevar todos los ingredientes a la licuadora y mezclar hasta que la mezcla esté totalmente cremosa.
- Servir en un *bowl* aparte.

MONTAJE DEL BURRITO

- En una hoja de lechuga agregar dos cuchadas de carne de nueces, el aguacate, una cucharada de crema de nuez de la India, el cilantro, la cebolla y gotas de limón.
- Llevar todos estos ingredientes al centro de la hoja de lechuga, enrollarla como si fuera un burrito, ¡y a disfrutar!

Postres

Panqué *raw* de zanahoria con glaseado de nuez de la India

Ingredientes

Glaseado

- 2 TAZAS DE NUECES DE LA INDIA PREVIAMENTE REMOJADAS

- 2 CUCHARADITAS DE LIMÓN

- 2 CUCHARADITAS DE ACEITE DE COCO

- 1 DÁTIL (OPCIONAL)

- AGUA, SEGÚN NECESIDAD

Panqué

- 2 ZANAHORIAS TRITURADAS O RALLADAS (NO LICUADAS)

- 1 ½ TAZAS DE AVENA ENTERA SIN GLUTEN

- ½ TAZA DE DÁTILES

- 1 TAZA DE COCO DESHIDRATADO SIN AZÚCAR

- 1 CUCHARADITA DE CANELA EN POLVO

- 3 CUCHARADITAS DE ACEITE DE COCO

Glaseado

- ⚙ Poner todos los ingredientes en una licuadora y adicionar agua.
- ⚙ Licuar hasta obtener una contextura espesa.

Panqué

- ⚙ Triturar (no licuar) todos los ingredientes y mezclarlos hasta obtener una masa uniforme.
- ⚙ En un recipiente, adicionar la masa y presionar hasta compactar una primera capa. Adicionar glaseado y congelar durante 1 hora.
- ⚙ Compactar una segunda capa de masa y refrigerar durante 1 hora adicional.
- ⚙ Desenmoldar y añadir el resto del glaseado.
- ⚙ Rayar un poco de cáscara de limón.

Trufas

INGREDIENTES

- 250 A 300 GRAMOS DE CHOCOLATE CON MÁS DE 85% DE CACAO

- ¼ DE TAZA DE ACEITE DE COCO

- ¾ DE TAZA DE LECHE DE COCO ENTERA

- ¼ DE CUCHARADITA DE SAL MARINA

- VAINILLA AL GUSTO

- CACAO EN POLVO Y COCO PICADO

PREPARACIÓN

- Poner en baño María el chocolate y el aceite de coco hasta obtener uniformidad.

- Añadir leche de coco y retirar del fogón. Mezclar hasta obtener una consistencia uniforme.

- Añadir sal y vainilla (opcional).

- Dejar en refrigerador 1-2 horas. Luego, con una cuchara sacar porciones y con la mano hacer bolitas o cuadrados que luego se revuelcan en el cacao en polvo o en el coco picado.

- Refrigerar nuevamente por al menos 15 minutos.

- Guardar en un lugar fresco.

Mousse de chocolate

Ingredientes

- 2 huevos

- 1 barra (de 80 a 100 gramos) de chocolate de más de 85% de cacao

Preparación

- ⚙ Separar claras y yemas.
- ⚙ Llevar las claras a la nieve.
- ⚙ Revolver aparte las yemas.
- ⚙ Derretir en baño María el chocolate.
- ⚙ Añadir el chocolate a las yemas y revolver.
- ⚙ Ir añadiendo poco a poco las claras a la nieve y terminar de revolver hasta obtener uniformidad.
- ⚙ Refrigerar durante 4 horas y decorar al gusto.

AGRADECIMIENTOS

Ante todo, gracias a usted, querido lector, por comprar este libro, el primero de muchos que pienso escribir.

Gracias al Grupo Planeta y a mi editora, Marcela Riomalo, quien creyó firmemente en este proyecto. Gracias a Patxo Escobar, con quien compartí algunas cenas, un par de *single malts* e intercambié millones de correos electrónicos, llamadas y mensajes de Whats-App, incluso a deshoras, para poner a punto la escritura de este texto; en el proceso gané un gran amigo -y me alegra saber que él ha puesto en práctica muchas de las enseñanzas de este libro-.

Gracias a mi fiel perra Toña, que fue testigo de mis horas de lectura y escritura para concretar estos capítulos. Ella se nos fue, se despidió de nosotros terminando este libro.

Gracias a Dios, a mis padres, a mi prima y a mis amigos que siempre han creído en mí (ustedes saben quiénes son).

Y, por último, mi agradecimiento infinito a mi esposa, la Mona, mi mejor elección de vida; la persona que siempre me ha apoyado, ha confiado en mí, me ha acompañado en todos mis proyectos y quien leyó unas tres mil veces los borradores de los capítulos que iba escribiendo -fue mi editora *in house*-. A su lado y, desde nuestro hogar, con nuestro hijo Luciano y el pequeño bulldog Rocco, siento que todo lo puedo.

Educando con*ciencia

Referencias bibliográficas

Primera parte
El problema metabólico

Capítulo 1
La epidemia

- World Health Organization. *Global report on diabetes*. 2016. Disponible en: http://apps.who.int/iris/bitstre am/10665/204871/1/9789241565257_eng.pdf. Consultado el 6 de junio del 2017.
- Centers for Disease Control and Prevention. *Number (in Millions) of Civilian, Non-Institutionalized Persons with Diagnosed Diabetes, United States, 1980-2014*. Disponible en: https://www.cdc.gov/ diabetes/statistics/prev/national/figpersons.htm. Consultado el 6 de junio del 2017. Usado con autorización.
- Tabish, S. A. Is diabetes becoming the biggest epidemic of the twenty-first century? *Int J Health Sci*. 2007;1(2):5-8.
- Yudkin, J. Diet and coronary thrombosis hypothesis and fact. *Lancet*. 27 de julio de 1957;273(6987):155-162.
- Yudkin, J. The causes and cure of obesity. *Lancet*. 19 de diciembre de 1959;274(7112):1135-1138.
- Xu, Y. *et al*. Prevalence and Control of Diabetes in Chinese adults. *JAMA*. 2013;310(9):948-958.
- Menke, A. *et al*. Prevalence of and trends in diabetes among adults in the United States, 1988–2012. *JAMA*. 2015;314(10):1021-1029.

- Polonsky, K. S. The past 200 years in diabetes. *N Engl J Med* 2012;367(14):1332-1340.
- National Heart, Lung, and Blood Institute [Internet]. *Maintaining a healthy weight on the go.* Abril del 2010. Disponible en: nhlbi.nih.gov/health/public/heart/obesity/aim_hwt.pdf.

Capítulo 2
La gran mentira

- Brownell, K. D., Puhl, R. M., Schwartz, M. B. y L. Rudd (eds.). (2005). *Weight bias: Nature, consequences, and remedies.* Nueva York, NY: Guilford Publications.
- Ludwig, D. S. Weight loss strategies for adolescents: A 14-year-old struggling to lose weight. *JAMA.* 1.° de febrero del 2012;307(5):498-508.
- Ebbeling, C. B., Swain, J. F., Feldman, H. A., Wong, W. W., Hachey, D. L., Garcia-Lago, E. y D. S. Ludwig. Effects of dietary composition on energy expenditure during weight-loss maintenance. *JAMA.* 27 de junio del 2012;307(24):2627-2634. doi: 10.1001/jama.2012.6607. PubMed [citation] PMID: 22735432, PMCID: PMC3564212.
- Suminthran, P. Long-term persistence of hormonal adaptations to weight loss. *N Engl J Med.* 27 de octubre del 2011;365(17):1597-1604.
- Keys, A., Brožek, J., Henschel, A., Mickelsen, O. y H. L. Taylor. *The biology of human starvation* (2 volumes). MINNE ed. St. Paul, MN: University of Minnesota Press; 1950.
- O'Meara, S., Riemsma, R., Shirran, L., Mather, L. y G. Ter Riet. GA systematic review of the clinical effectiveness of orlistat used for the management of obesity. *Obes Rev.* Febrero del 2004;5(1):51-68.

- Torgerson, J. S. *et al.* Xenical in the Prevention of Diabetes in Obese Subjects (XENDOS) Study. *Diabetes Care.* Enero del 2004;27(1):155-161.
- Ladabaum, U. *et al.* Obesity, abdominal obesity, physical activity, and caloric intake in US adults: 1988 to 2010. *Am J Med.* Agosto del 2014;127(8):717-727.
- Sims, E. A. Experimental obesity in man. *J Clin Invest.* Mayo de 1971;50(5):1005-1011.
- Sims, E. A. *et al.* Endocrine and metabolic effects of experimental obesity in man. *Recent Prog Horm Res.* 1973;29:457-496.
- Shell E. R. *The hungry gene: The inside story of the obesity industry.* Nueva York: Grove Press; 2003.
- *Countries that exercise the most include United States, Spain, and France.* Huffington Post [Internet]. 31 de diciembre del 2013. Disponible en: huffingtonpost.ca/2013/12/31/country-exerci-se-most-_n_4523537.html. Consultado el 6 de abril del 2015.
- Dwyer-Lindgren, L., Freedman, G., Engell, R. E., Fleming, T. D., Lim, S. S., Murray, C. J. y A. H. Mokdad. Prevalence of physical activity and obesity in US counties, 2001–2011: A road map for action. *Population Health Metrics.* 10 de julio del 2013;11:7. Disponible en: biomedcentral.com/content/pdf/1478-7954-11-7.pdf. Consultado el 8 de abril del 2015.

Capítulo 3
Lo que nos enferma

- Guyton and Hall Textbook of Medical Physiology, 13.ª edición, 2016.
- Smith, C. J., Fisher, M. y G. A. McKay. Drugs for diabetes: part 2 sulphonylureas. *Br J Cardiol.* Noviembre del 2010;17(6):279-282.

- Domecq, J. P. *et al.* Drugs commonly associated with weight change: A systematic review and meta-analysis. *J Clin Endocrinol Metab.* Febrero del 2015;100(2):363-370.

- Kong, L. C. *et al.* Insulin resistance and inflammation predict kinetic body weight changes in response to dietary weight loss and maintenance in overweight and obese subjects by using a Bayesian network approach. *Am J Clin Nutr.* Diciembre del 2013;98(6):1385-1394.

- Martin, S. S., Qasim, A. y M. P. Reilly. Leptin resistance: A possible interface of inflammation and metabolism in obesity-related cardiovascular disease. *J Am Coll Cardiol.* 7 de octubre del 2008;52(15):1201-1210.

- Lustig, R. H. *et al.* Obesity, leptin resistance, and the effects of insulin suppression. *Int J Obesity.* 17 de agosto del 2004;28:1344-1348.

- Fauci, A. *et al.*, eds. Harrison's principles of internal medicine. 17.ª ed. McGraw-Hill Professional; 2008. P. 2255.

- Hirsch, K. R., Smith-Ryan, A. E., Blue, M. N. M., Mock, M. G. y E. T. Trexler. Influence of segmental body composition and adiposity hormones on resting metabolic rate and substrate utilization in overweight and obese adults. *J Endocrinol Invest.* Junio del 2017;40(6):635-643. doi: 10.1007/s40618-017-0616-z. Publicación electrónica: 16 de febrero del 2017.

- Yamanaka, Y., Motoshima, H. y K. Uchida. Hypothalamic-pituitary-adrenal axis differentially responses to morning and evening psychological stress in healthy subjects. *Neuropsychopharmacol Rep.* 27 de noviembre del 2018. doi: 10.1002/npr2.12042.

- Jensen, T., Niwa, K., Hisatome, I., Kanbay, M., Andrés-Hernando, A., Roncal-Jiménez, C. A., Sato, Y., García, G., Ohno, M., Lanaspa, M. A., Johnson, R. J. y M. Kuwabara. Increased Serum Uric Acid over five years is a Risk Factor for Developing Fatty Liver. *Sci Rep.* 6 de agosto del 2018;8(1):11735. doi: 10.1038/s41598-018-30267-2.

- Kuwabara, M., Kuwabara, R., Niwa, K., Hisatome, I., Smits, G., Roncal-Jiménez, C. A., MacLean, P. S., Yracheta, J. M., Ohno, M., Lanaspa, M. A., Johnson R. J. y D. I. Jalal. Different Risk for Hypertension, Diabetes, Dyslipidemia, and Hyperuricemia According to Level of Body Mass Index in Japanese and American Subjects.. *Nutrients.* 3 de agosto del 2018;10(8).

- King, C., Lanaspa, M. A., Jensen, T., Tolan, D. R., Sánchez-Lozada, L. G. y R. J. Johnson. Uric Acid as a Cause of the Metabolic Syndrome. *Contrib Nephrol.* 2018;192:88-102. doi: 10.1159/000484283. Publicación electrónica: 23 de enero del 2018.

- Johnson, R. J., Sánchez-Lozada, L. G., Andrews, P. y M. A. Lanaspa. Perspective: A Historical and Scientific Perspective of Sugar and Its Relation with Obesity and Diabetes. *Adv Nutr.* 15 de mayo del 2017;8(3):412-422. doi: 10.3945/an.116.014654. Versión impresa: mayo del 2017.

- Johnson, R. J., Nakagawa, T., Sánchez-Lozada, L. G., Shafiu, M., Sundaram, S., Le, M., Ishimoto, T., Sautin, Y. Y. y M. A. Lanaspa. Sugar, uric acid, and the etiology of diabetes and obesity. *Diabetes.* Octubre del 2013;62(10):3307-3315. doi: 10.2337/db12-1814.

- Lanaspa, M. A., Sánchez-Lozada, L. G., Choi, Y. J., Cicerchi, C., Kanbay, M., Roncal-Jiménez, C. A., Ishimoto, T., Li, N., Marek, G., Duranay, M., Schreiner, G., Rodríguez-Iturbe, B., Nakagawa, T., Kang, D. H., Sautin, Y. Y. y R. J. Johnson. Uric acid induces hepatic steatosis by generation of mitochondrial oxidative stress: Potential role in fructose-dependent and -independent fatty liver. *J Biol Chem.* 23 de noviembre 2012;287(48):40732-40744. doi: 10.1074/jbc.M112.399899. Publicación electrónica: 3 de octubre 2012. PMID: 23035112.

Capítulo 4
La ansiedad y la adicción a la comida

- Nutt, D. Development of a rational scale to assess the harm of drugs of potential misuse. *Lancet.* 24 de marzo del 2007;369(9566):1047-1053.
- Gearhardt, A. N. Food addiction: An examination of the diagnostic criteria for dependence. *J Addict Med.* Marzo del 2009;3(1):1-7.
- Colantuoni, C. Excessive sugar intake alters binding to dopamine and mu-opioid receptors in the brain. *Neuroreport.* 16 de noviembre del 2001;12(16):3549-3552.
- Volkow, N. D. "Nonhedonic" food motivation in humans involves dopamine in the dorsal striatum and methylphenidate amplifies this effect. *Synapse.* 1.° de junio del 2002;44(3):175-180.
- Lenoir, M. Intense sweetness surpasses cocaine reward. *PLoS One.* 1.° de agosto del 2007;2(8):e698.
- Wang, Y. C., Bleich, S. N. y S. L. Gortmaker. Increasing caloric contribution from sugar-sweetened beverages and 100 % fruit juices among US children and adolescents, 1988-2004. *Pediatrics.* Junio del 2008;121(6):e1604-1614. doi: 10.1542/peds.2007-2834.
- Fung, T. T. Sweetened beverage consumption and risk of coronary heart disease in women. *Am J Clin Nutr.* Abril del 2009;89(4):1037-1042. doi: 10.3945/ajcn.2008.27140. Publicación electrónica: 11 de febrero del 2009.
- Malik, V. S. Intake of sugar-sweetened beverages and weight gain: A systematic review. *Am J Clin Nutr.* Agosto del 2006;84(2):274-288.

- Forshee, R. A. Sugar-sweetened beverages and body mass index in children and adolescents: A meta-analysis. *Am J Clin Nutr.* Junio del 2008;87(6):1662-1671. Erratas en: *Am J Clin Nutr.* Enero del 2009;89(1):441-442.
- Wang, Y. C. y D. S. Ludwig. Impact of change in sweetened caloric beverage consumption on energy intake among children and adolescents. *Arch Pediatr Adolesc Med.* Abril del 2009;163(4):336-343. doi: 10.1001/archpediatrics.2009.23.
- Ludwig, D. S. Artificially sweetened beverages: Cause for concern. *JAMA.* 9 de diciembre del 2009;302(22):2477-2478. doi: 10.1001/jama.2009.1822.

Capítulo 5
La inflamación crónica

- Deng, Y. Adipokines as novel biomarkers and regulators of the metabolic syndrome. *Ann N Y Acad Sci.* Noviembre del 2010;1212:E1-E19. doi: 10.1111/j.1749-6632.2010.05875.x.
- Nimptsch, K., Konigorski, S. y T. Pischon, Diagnosis of obesity and use of obesity biomarkers in science and clinical medicine. *Metabolism.* 23 de diciembre del 2018. pii: S0026-0495(18)30266-X. doi: 10.1016/j.metabol.2018.12.006 [Publicación electrónica antes de la impresa].
- Jones, O. A., Maguire, M. L. y J. L. Griffin. Environmental pollution and diabetes: A neglected association. *Lancet.* 26 de enero del 2008;371(9609):287-288. doi: 10.1016/S0140-6736(08)60147-6.
- Atkinson, R. L. Viruses as an etiology of obesity. *Mayo Clin Proc.* Octubre del 2007;82(10):1192-1198.
- Shamriz, O. y Y. Shoenfeld. Infections: A double-edge sword in autoimmunity. *Curr Opin Rheumatol.* Julio del 2018;30(4):365-372.

- Ram, R. y G. Morahan. Effects of Type 1 Diabetes Risk Alleles on Immune Cell Gene Expression. *Genes* (Basilea). 21 de enero del 2017;8(6).

- Yuan, Y. Obesity-Related Asthma: Immune Regulation and Potential Targeted Therapies. *J Immunol Res.* 28 de junio del 2018;2018:1943497.

- Carpaij, O. A. y M. van den Berge. The asthma-obesity relationship: Underlying mechanisms and treatment implications. *Curr Opin Pulm Med.* Enero del 2018;24(1):42-49.

- Nirmalkar, K. Gut Microbiota and Endothelial Dysfunction Markers in Obese Mexican Children and Adolescents. *Nutrients.* 19 de diciembre del 2018;10(12).

- Bohan, R. Gut microbiota: A potential manipulator for host adipose tissue and energy metabolism. *J Nutr Biochem.* 10 de noviembre del 2018;64:206-217.

- Belizário, J. E. y J. Faintuch. Microbiome and Gut Dysbiosis. *Exp Suppl.* 2018;109:459-476.

- Wilders, M. IgG antibodies against food antigens are correlated with inflammation and intima media thickness in obese juveniles. *Exp Clin Endocrinol Diabetes.* Abril del 2008;116(4):241-245.

- DiNicolantonio, J. J. y J. H. O'Keefe. Importance of maintaining a low omega-6/omega-3 ratio for reducing inflammation. *Open Heart.* 26 de noviembre del 2018;5(2).

- Khadge, S. Immune regulation and anti-cancer activity by lipid inflammatory mediators. *Int Immunopharmacol.* Diciembre del 2018;65:580-592.

- Holick, M. F. Vitamin D: Importance in the prevention of cancers, type 1 diabetes, heart disease, and osteoporosis. *Am J Clin Nutr.* Marzo del 2004;79(3):362-371.

- Darroudi, S. Oxidative stress and inflammation, two features associated with a high percentage body fat, and that may

lead to diabetes mellitus and metabolic syndrome. *Biofactors.*
18 de diciembre del 2018.

- Battelli, M. G. Metabolic syndrome and cancer risk: The role
  of xanthine oxidoreductase. *Redox Biol.* 7 de diciembre del
  2018;21.

- De Jongh, R. T., van Schoor, N. M. y P. Lips. Changes in vitamin
  D endocrinology during aging in adults. *Mol Cell Endocrinol.*
  15 de septiembre del 2017;453:144-150.

- Mazidi, M., Michos, E. D. y M. Banach. The association of telomere length and serum 25-hydroxyvitamin D levels in US
  adults: The National Health and Nutrition Examination Sur-
  vey. *Arch Med Sci.* 1.° de febrero del 2017;13(1):61-65.

- Marcon, F. Telomerase activity, telomere length and hTERT
  DNA methylation in peripheral blood mononuclear cells from
  monozygotic twins with discordant smoking habits. *Environ
  Mol Mutagen.* Octubre del 2017;58(8):551-559.

- Malhotra, A. Saturated fat does not clog the arteries: Coronary
  heart disease is a chronic inflammatory condition, the risk of
  which can be effectively reduced from healthy lifestyle interventions. *Br J Sports Med.* Agosto del 2017;51(15):1111-1112.
  doi: 10.1136/bjsports-2016-097285. Publicación electrónica: 25
  de abril del 2017.

Segunda parte
Los mitos metabólicos

Capítulo 6
Los alimentos

Las proteínas

- Yin, J. Protein restriction and cancer. *Biochim Biophys Acta Rev Cancer.* Abril del 2018;1869(2):256-262. doi: 10.1016/j. bbcan.2018.03.004. Publicación electrónica: 26 de marzo del 2018.

- Stojkovic, V. The Effect of Dietary Glycemic Properties on Markers of Inflammation, Insulin Resistance, and Body Composition in Postmenopausal American Women: An Ancillary Study from a Multicenter Protein Supplementation Trial. *Nutrients.* 11 de mayo del 2017;9(5). pii: E484. doi: 10.3390/ nu9050484.

- Calton, E. K. Certain dietary patterns are beneficial for the metabolic syndrome: reviewing the evidence. *Nutr Res.* Julio del 2014;34(7):559-568. doi: 10.1016/j.nutres.2014.06.012. Publicación electrónica: 26 de junio del 2014.

- Bouvard, V., Loomis, D., Guyton, K. Z. *et al.* Carcinogenicity of consumption of red and processed meat. *Lancet Oncol.* Diciembre del 2015;16(16):1599-1600.

- Alexander, D. D. y C. A. Cushing. Red meat and colorectal cancer: A critical summary of prospective epidemiologic studies. *Obes Rev.* Mayo del 2011;12(5):e472-e493.

- Lin, J., Zhang, S. M., Cook, N.R. *et al.* Dietary fat and fatty acids and risk of colorectal cancer in women. *Am J Epidemiol.* 15 de noviembre del 2004;160(10):1011-1022.

- Sapkota, A. R., Lefferts, L. Y., McKenzie, S. *et al.* What do we feed to food-production animals? A review of animal feed ingredients and their potential impacts on human health. *Environ Health Perspect.* Mayo del 2007;115(5):663-670.

■ Centers for Disease Control and Prevention. *Salmonella and chicken: what you should know and what you can do.* https://www.cdc.gov/features/SalmonellaChicken/index.html. Actualizado el 11 de septiembre del 2017.

■ Food and Drug Administration. Department of Health and Human Services. *2012 Summary Report on Antimicrobials Sold or Distributed for Use in Food-Producing Animals.* https://www.fda.gov/downloads/ForIndustry/UserFees/AnimalDrugUserFeeActADUFA/UCM416983.pdf. Septiembre del 2014.

■ Consumer Reports. *Dangerous contaminated chicken.* http://www.consumerreports.org/cro/magazine/2014/02/the-high-cost-of-cheap-chicken/index.htm. Actualizado en enero del 2014.

■ Klein, S., Witmer, J., Tian, A. y C. S. deWaal. Center for Science in the Public Interest. *The Ten Riskiest Foods Regulated by the U.S. Food and Drug Administration.* 7 de octubre del 2009.

■ Johns Hopkins Bloomberg School of Public Health. *Global shift in farmed fish feed may impact nutritional benefits ascribed to consuming seafood.* http://www.jhsph.edu/research/centers-and-institutes/johns-hopkins-center-for-a-livable-future/news-room/News-Releases/2016/global-shift-in-farmed-fish-feed-may-impact-nutritional-benefits-ascribed-to-consuming-seafood.html. 14 de marzo del 2016.

■ Done, H. Y. y R. U. Halden. Reconnaissance of 47 antibiotics and associated microbial risks in seafood sold in the United States. *J Hazard Mater.* 23 de junio del 2015;282:10-17.

■ Fry, J. P., Love, D. C., MacDonald, G. K. *et al.* Environmental health impacts of feeding crops to farmed fish. *Environ Int.* Mayo del 2016;91:201-214.

■ Mozaffarian, D. y E. B. Rimm. Fish intake, contaminants, and human health: evaluating the risks and the benefits. *JAMA.* 2006;296(15):1885-1899.

- Del Gobbo, L, C., Imamura, F., Aslibekyan, S. *et al.* Ω-3 Polyunsaturated fatty acid biomarkers and coronary heart disease: Pooling project of 19 cohort studies. *JAMA Intern Med.* 1.° de agosto del 2016;176(8):1155-1166.
- Whiteley, P. Gluten- and casein-free dietary intervention for autism spectrum conditions. *Front Hum Neurosci.* 4 de enero del 2013;6:344. doi: 10.3389/fnhum.2012.00344. ecollection 2012.

Las grasas

- Siri-Tarino, P. W., Sun, Q., Hu, F. B. *et al.* Saturated fat, carbohydrate, and cardiovascular disease. *Am J Clin Nutr.* 2010;91(3):502-509.
- Volk, B. M., Kunces, L. J., Freidenreich, D. J. *et al.* Effects of step-wise increases in dietary carbohydrate on circulating saturated fatty acids and palmitoleic acid in adults with metabolic syndrome. *PLoS One.* 21 de noviembre del 2014;9(11):e113605.
- Chowdhury, R., Warnakula, S., Kunutsor, S. *et al.* Association of dietary, circulating, and supplement fatty acids with coronary risk: A systematic review and meta-analysis. *Ann Intern Med.* 18 de marzo del 2014;160(6):398-406.
- Aarsland, A. y R. R. Wolfe. Hepatic secretion of VLDL fatty acids during stimulated lipogenesis in men. *J Lipid Res.* 1998;39(6):1280-1286.
- Lorente-Cebrián, S., Costa, A.G., Navas-Carretero, S. *et al.* Role of omega-3 fatty acids in obesity, metabolic syndrome, and cardiovascular diseases: A review of the evidence. *J Physiol Biochem.* Septiembre del 2013;69(3):633-651.
- Carrie, L., Abellan van Kan, G., Rolland, Y. *et al.* PUFA for prevention and treatment of dementia? *Curr Pharm Des.* 2009;15(36):4173-4185.
- Loef, M. y H. Walach. The omega-6/omega-3 ratio and dementia or cognitive decline: A systematic review on human studies and biological evidence. *J Nutr Gerontol Geriatr.* 2013;32(1):1-23.

- Hibbeln, J. R. Depression, suicide and deficiencies of omega-3 essential fatty acids in modern diets. *World Rev Nutr Diet.* 2009;99:17-30.
- Simopoulos, A. P. The importance of the ratio of omega-6/omega-3 essential fatty acids. *Biomed Pharmacother.* Octubre del 2002;56(8):365-379.
- Eades, M. The Blog of Michael R. Eades, M.D. [Internet]. *Framingham follies.* 28 de septiembre del 2006. Disponible en: proteinpower.com/drmike/cardiovascular-disease/framingham-follies.
- Howard, B. V. *et al.* Low fat dietary pattern and risk of cardiovascular disease: The Womens' Health Initiative Randomized Controlled Dietary Modification Trial. *JAMA.* 8 de febrero del 2006;295(6):655-666.
- Willett, W. C. Dietary fat plays a major role in obesity: No. *Obes Rev.* Mayo del 2002;3(2):59-68.
- Sacks, F. M. *et al.* American Heart Association. Dietary Fats and Cardiovascular Disease: A Presidential Advisory from the American Heart Association. *Circulation.* 18 de julio del 2017;136(3):e1-e23.
- Malhotra, A. Saturated fat does not clog the arteries: Coronary heart disease is a chronic inflammatory condition, the risk of which can be effectively reduced from healthy lifestyle interventions. *Br J Sports Med* Agosto del 2017;51(15):1111-1112. doi: 10.1136/bjsports-2016-097285. Publicación electrónica: 25 de abril del 2017.
- Ramsden, C. E. *et al.* Re-evaluation of the traditional diet-heart hypothesis: Analysis of recovered data from Minnesota Coronary Experiment (1968-1973). *BMJ.* 12 de abril del 2016;353:i1246.
- Dehghan, M., Mente, A. Zhang, X. *et al.* Associations of fats and carbohydrate intake with cardiovascular disease and

mortality in 18 countries from five continents (PURE): A prospective cohort study. *Lancet.* 29 de agosto del 2017.

- Masterjohn, C. *Saturated fat does a body good.* Weston A. Price Foundation. 6 de mayo del 2016.
- National Cholesterol Education Program Expert Panel on Detection, Evaluation, and Treatment of High Blood Cholesterol in Adults (Adult Treatment Panel III). National Institutes of Health; National Heart, Lung, and Blood Institute. Septiembre del 2002. Disponible en: nhlbi.nih.gov/files/docs/resources/ heart/atp3full.pdf. Consultado el 12 de abril del 2015.
- Siri-Tarino, P. W. *et al.* Meta-analysis of prospective cohort studies evaluating the association of saturated fat with cardiovascular disease. *Am J Clin Nutr.* Marzo del 2010;91(3):535-546.
- Yamagishi, K. *et al.* Dietary intake of saturated fatty acids and mortality from cardiovascular disease in Japanese. *Am J Clin Nutr.* Publicado por primera vez el 4 de agosto del 2010. doi: 10.3945/ ajcn.2009.29146. Consultado el 12 de abril del 2015.
- Saslow, L. R. *et al.* An online intervention comparing a very low-carbohydrate ketogenic diet and lifestyle recommendations versus a plate method diet in overweight individuals with type 2 diabetes: A randomized controlled trial. *J Med Internet Res.* 13 de febrero del 2017;19(2):e36.
- Roberts, M. N. *et al.* A ketogenic diet extends longevity and healthspan in adult mice. *Cell Metab.* 5 de septiembre del 2017;26(3):539-546:e5.
- Liu, Y. M., Wang, H. S. Medium-chain triglyceride ketogenic diet, an effective treatment for drug-resistant epilepsy and a comparison with other ketogenic diets. *Biomed J.* Enero-febrero del 2013;36(1):9-15.

La fructosa

- Lustig, R. H. Fructose: Metabolic, hedonic, and societal parallels with ethanol. *J Am Diet Assoc.* 2010;110(9):1307-1321.

- Beck-Nielsen, H. *et al.* Impaired cellular insulin binding and insulin sensitivity induced by high-fructose feeding in normal subjects. *Am J Clin Nutr*. Febrero de 1980;33(2):273-278.

- Stanhope, K. L,.*et al.* Consuming fructose-sweetened, not glucose-sweetened, beverages increases visceral adiposity and lipids and decreases insulin sensitivity in overweight/obese humans. *JCI*. 2009;119(5):1322-1334.

- Bizeau, M. E. y M. J. Pagliassotti. Hepatic adaptations to sucrose and fructose. *Metabolism*. 2005;54(9):1189-1201.

- Faeh, D. *et al.* Effect of fructose overfeeding and fish oil administration on hepatic de novo lipogenesis and insulin sensitivity in healthy men. *Diabetes*. 2005;54(7):1907-1913.

- Basu, S. *et al.* The relationship of sugar to population-level diabetes prevalence: An econometric analysis of repeated cross-sectional data. *PLoS One*. 2013;8(2):e57873.

- Ridgeway, L. USC News. *High fructose corn syrup linked* to diabetes. 28 de noviembre del 2012. Disponible en: https://news.usc.edu/44415/high-fructose-corn-syrup-linked-to-diabetes/. Consultado el 6 de junio del 2017.

- Goran, M. I. *et al.* High fructose corn syrup and diabetes prevalence: A global perspective. *Glob Pub Health*. 2013;8(1):55-64.

- Grundy, S. M. *et al.* Diagnosis and management of the metabolic syndrome: An American Heart Association/National Heart, Lung, and Blood Institute Scientific Statement. *Circulation*. 25 de octubre del 2005;112(17):2735-2752.

- Ginsberg, H. N. y P. R. MacCallum. The obesity, metabolic syndrome, and type 2 diabetes mellitus pandemic: Part I. Increased cardiovascular disease risk and the importance of atherogenic dyslipidemia in persons with the metabolic syndrome and type 2 diabetes mellitus. *Cardiometab Syndr*. Primavera del 2009;4(2):113-119.

- Ibarra-Reynoso, L. D. R., López-Lemus, H. L., Garay-Sevilla, M. E. y J. M. Malacara. Effect of restriction of foods with high fructose corn syrup content on metabolic indices and fatty liver in obese children. *Obes Facts*. 5 de agosto del 2017;10(4):332-40.

■ Ruanpeng, D., Thongprayoon, C., Cheungpasitporn, W. y T. Harindhanavudhi. Sugar and artificially-sweetened beverages linked to obesity: A systematic review and meta-analysis. QJM. 11 de abril del 2017.

■ Greenwood, D. C., Threapleton, D. E., Evans, C. E. *et al.* Association between sugar-sweetened and artificially sweetened soft drinks and type 2 diabetes: Systematic review and dose-response meta-analysis of prospective studies. *Br J Nutr*. 14 de septiembre del 2014;112(5):725-734.

■ Wijarnpreecha, K., Thongprayoon, C., Edmonds, P. J. y W. Cheungpasitporn. Associations of sugar-and artificially sweetened soda with nonalcoholic fatty liver disease: A systematic review and meta-analysis. QJM. Julio del 2016;109(7):461-466.

■ Cheungpasitporn, W., Thongprayoon, C., O'Corragain, O. A., Edmonds, P. J., Kittanamongkolchai, W. y S. B. Erickson. Associations of sugar-sweetened and artificially sweetened soda with chronic kidney disease: A systematic review and meta-analysis. *Nephrology* (Carlton). Diciembre del 2014;19(12):791-797.

■ Vos, M. B. y J. E. Lavine. Dietary fructose in nonalcoholic fatty liver disease. *Hepatology*. Junio del 2013;57(6):2525-2531.

■ Bray, G. A., Nielsen, S. J. y B. M. Popkin. Consumption of high-fructose corn syrup in beverages may play a role in the epidemic of obesity. *Am J Clin Nutr*. Abril del 2004;79(4):537-543.

Los endulzantes artificiales

y los edulcorantes

■ Maher, T. J. y R. J. Wurtman. Possible neurologic effects of aspartame, a widely used food additive. *Environ Health Perspect*. Noviembre de 1987;75:53-57.

■ Wang, Q. P. , Lin, Y. Q., Zhang, L. *et al.* Sucralose promotes food intake through NPY and a neuronal fasting response. *Cell Metab.* 12 de julio del 2016;24(1):75-90.

■ Phillips, K. M., Carlsen, M. H. y R. Blomhoff. Total antioxidant content of alternatives to refined sugar. *J Am Diet Assoc.* Enero del 2009;109(1):64-71.

■ Clay, J. *World Agriculture and the Environment: A Commodity-By-Commodity Guide to Impacts and Practices.* Washington, DC: Island Press; 1.° de marzo del 2004.

■ Elizabeth, K. *UNCW professors study Splenda in Cape Fear River.* Star News Online. 10 de marzo del 2013.

■ Wu-Smart, J. y M. Spivak. Sub-lethal effects of dietary neonicotinoid insecticide exposure on honey bee queen fecundity and colony development. *Sci Rep.* 26 de agosto del 2016;6:32108.

■ Tey, S. L., Salleh, N. B., Henry, J. y C. G. Forde. Effects of aspartame-, monk fruit-, stevia- and sucrose-sweetened beverages on postprandial glucose, insulin and energy intake. *Int J Obes* (Londres). Marzo del 2017;41(3):450-457.

■ Swithers, S. E. y T. L. Davidson. A role for sweet taste: Calorie predictive relations in energy regulation by rats. *Behav Neurosci.* Febrero del 2008;122(1):161-173.

■ Feijó, F. de M., Ballard, C. R. , Foletto, K. C. *et al.* Saccharin and aspartame, compared with sucrose, induce greater weight gain in adult Wistar rats, at similar total caloric intake levels. *Appetite.* Enero del 2013;60(1):203-207.

■ Borges, M. C., Louzada, M. L., De Sa, T. H. *et al.* Artificially sweetened beverages and the response to the global obesity crisis. *PLoS Med.* 3 de enero del 2017;14(1):e1002195.

■ Hootman, K. C., Trezzi, J. P., Kraemer, L. *et al.* Erythritol is a pentose-phosphate pathway metabolite and associated with adiposity gain in young adults. *Proc Natl Acad Sci U S A.* 23 de mayo del 2017;114(21):E4233-E4240. doi: 10.1073/pnas.1620079114.

- Nettleton, J. A., Lutsey, P. L., Wang, Y. *et al.* Diet soda intake and risk of incident metabolic syndrome and type 2 diabetes in the Multi-Ethnic Study of Atherosclerosis (MESA). *Diabetes Care.* 2009;32(4):688-94.
- Soffritti, M., Belpoggi, F., Manservigi, M. *et al.* Aspartame administered in feed, beginning prenatally through life span, induces cancers of the liver and lung in male Swiss mice. *Am J Ind Med.* Diciembre del 2010;53(12):1197-1206.
- Suez, J., Korem, T., Zeevi, D. *et al.* Artificial sweeteners induce glucose intolerance by altering the gut microbiota. *Nature.* 2014;514(7521):181-186.
- Van Opstal, A. M. Dietary sugars and non-caloric sweeteners elicit different homeostatic and hedonic responses in the brain. *Nutrition.* 13 de septiembre del 2018;60:80-86. doi: 10.1016/j.nut.2018.09.004.
- Romo-Romo, A. Sucralose decreases insulin sensitivity in healthy subjects: A randomized controlled trial. *Am J Clin Nutr.* 1.° de septiembre del 2018;108(3):485-491.
- Kramer, H. The Millennial Physician and the Obesity Epidemic: A Tale of Sugar-Sweetened Beverages. *Clin J Am Soc Nephrol.* 7 de enero del 2019;14(1):4-6. doi: 10.2215/CJN.13851118. Publicación electrónica: 27 de diciembre del 2018.

Los lácteos

- Danby, F. W. Acne, dairy and cancer. *Dermatoendocrinol.* Enero-febrero del 2009;1(1):12-16.
- Duarte-Salles, T. Dairy products and risk of hepatocellular carcinoma: The European Prospective Investigation into Cancer and Nutrition. *Int J Cancer.* 1.° de octubre del 2014;135(7):1662-1672.

- Larsson, S. C. Milk, milk products and lactose intake and ovarian cancer risk: A meta-analysis of epidemiological studies. *Int J Cancer.* 15 de enero del 2006;118(2):431-441.
- Harrison, S. *et al.* Does milk intake promote prostate cancer initiation or progression via effects on insulin-like growth factors (IGFs)? A systematic review and meta-analysis. *Cancer Causes Control.* Junio del 2017;28(6):497-528.
- Günther, A. L. Early Diet and Later Cancer Risk: Prospective Associations of Dietary Patterns During Critical Periods of Childhood with the GH-IGF Axis, Insulin Resistance and Body Fatness in Younger Adulthood. *Nutr Cancer.* 2015;67(6):877-892.
- Chan, J. M. Dairy products, calcium, and vitamin D and risk of prostate cancer. *Epidemiol Rev.* 2001;23(1):87-92.
- Ludwig, D. S. y W. C. Willett. Three daily servings of reduced-fat milk: An evidence-based recommendation? *JAMA Pediatr.* Septiembre del 2013;167(9):788–789.
- Danby, F. W. Acne, dairy and cancer: The 5alpha-P link. *Dermatoendocrinol.* Enero del 2009;1(1):12-16.
- Bischoff-Ferrari, H. A., Dawson-Hughes, B., Baron, J. A. *et al.* Milk intake and risk of hip fracture in men and women: A meta-analysis of prospective cohort studies. *J Bone Miner Res.* 2011;26(4):833-839.
- Heyman, M. B. Lactose intolerance in infants, children and adolescents. *Pediatrics.* Septiembre de 2006;118(3):1279-1286.
- Berkey, C. S., Rockett, H. R., Willett, W. C. *et al.* Milk, dairy fat, dietary calcium and weight gain: A longitudinal study of adolescents. *Arch Pediatr Adolesc Med.* Junio del 2005;159(6):543-550.
- Mozaffarian, D., Hao, T., Rimm, E. B. *et al.* Changes in diet and lifestyle and long-term weight gain in women and men. *N Engl J Med.* 2011;364(25):2392-2404.
- The Dairy Practices Council. *Guideline for Vitamin A & D Fortification of Fluid Milk.* http://phpa.dhmh.maryland.gov/OEHFP/

OFPCHS/Milk/Shared%20Documents/DPC053_Vitamin_
AD_Fortification_Fluid_Milk.pdf. Julio del 2001.

- Dietitians for Professional Integrity. *How industry lobbying
  shapes the dietary guidelines.* http://integritydietitians.
  org/2015/11/18/how-industry-lobbying-shapes-the-
  dietary-guidelines/. 18 de noviembre del 2015.

- Lanou, A. J. Should dairy be recommended as part of a
  healthy vegetarian diet? Counterpoint. *Am J Clin Nutr.* Mayo
  del 2009;89(5):1638S-1642S.

- Feskanich, D., Willett, W. C., Stampfer, M. J. *et al.* Milk, dietary
  calcium, and bone fractures in women: A 12-year prospective study. *Am J Public Health.* 1997;87:992-997.

- Winzenberg, T., Shaw, K., Fryer, J. *et al.* Effects of calcium
  supplementation on bone density in healthy children: Meta-analysis of randomized controlled trials. *BMJ.* 14 de octubre del 2006;333(7572):775.

- Feskanich, D., Willett, W. C. y G. A. Colditz. Calcium, vitamin
  D, milk consumption, and hip fractures: A prospective study
  among postmenopausal women. *Am J Clin Nutr.* Febrero del
  2003;77(2):504-511.

- Friedrich, N., Thuesen, B., Jorgensen, T. *et al.* The association between IGF-1 and insulin resistance: A general population study in Danish adults. *Diabetes Care.* Abril del
  2012;35(4):768-773.

- Yakoob, M. Y., Shi, P., Willett, W. C. *et al.* Circulating biomarkers of dairy fat and risk of incident diabetes mellitus among
  men and women in the United States in two large prospective cohorts. *Circulation.* 26 de abril del 2016;133(17):1645-
  1654.

- Carroccio, A., Brusca, I., Mansueto, P. *et al.* Fecal assays
  detect hypersensitivity to cow's milk protein and gluten in
  adults with irritable bowel syndrome. *Clin Gastroenterol He-
  patol.* Noviembre del 2011;9(11):965-971.

- Howchwallner, H., Schulmeister, U., Swoboda, I. *et al.* Cow's milk allergy: From allergens to new forms of diagnosis, therapy and prevention. *Methods.* Marzo del 2014;66(1):22-33.

- Katta, R. y M. Schlichte. Diet and dermatitis: Food triggers. *J Clin Aesthet Dermatol.* Marzo del 2014;7(3):30-36.

- Lill, C., Loader, B., Seemann, R. *et al.* Milk allergy is frequent in patients with chronic sinusitis and nasal polyposis. *Am J Rhinol Allergy.* Noviembre-diciembre del 2011;25(6):e221-e224.

El gluten

- Serena, G., Camhi, S., Sturgeon, C., Yan, Sh. y Fasano, A. The Role of Gluten in Celiac Disease and Type 1 Diabetes, *Nutrients.* Septiembre del 2015;7(9): 7143-7162.

- Catassi, C. Diagnosis of Non-Celiac Gluten Sensitivity (NCGS): The Salerno Experts' Criteria. *Nutrients.* Junio del 2015;7(6):4966-4977.

- Sapone, A. Spectrum of gluten-related disorders: Consensus on new nomenclature and classification. BMC Med. 2012;10:13. Publicación electrónica: 7 de febrero del 2012.

- Catass, C. Non-Celiac Gluten Sensitivity: The New Frontier of Gluten Related Disorders. *Nutrients.* Octubre del 2013;5(10):3839-3853. Publicación electrónica: 26 de septiembre del 2013.

- Samsel, A. y S. Seneff. Glyphosate, pathways to modern diseases II: Celiac sprue and gluten intolerance. *Interdisciplinary Toxicology.* 2013;6(4):159-184.

- Samsel, A. y S. Seneff. Glyphosate's suppression of cytochrome P450 enzymes and amino acid biosynthesis by the gut microbiome: Pathways to modern diseases. *Entropy.* 2013;15:1416-1463.

- Hyman, M. *Food: What the Heck Should I Eat?* Little, Brown and Company. Edición Kindle.

- Jackson, J. R. Neurologic and Psychiatric Manifestations of Celiac Disease and Gluten Sensitivity. *Psychiatr Q.* Manuscrito de la autora; disponible en PMC, 2 de mayo del 2013.
- Rostami, K. Gluten-Free Diet Indications, Safety, Quality, Labels, and Challenges. *Nutrients.* Agosto del 2017;9(8):846.
- Uhde, M., Ajamian, M., Caio, G. *et al.* Intestinal cell damage and systemic immune activation in individuals reporting sensitivity to wheat in the absence of coeliac disease. *Gut.* 2016;65:1930-1937.
- Rubio-Tapia, A., Kyle, R. A., Kaplan, E. L. *et al.* Increased prevalence and mortality in undiagnosed celiac disease. *Gastroenterology.* Julio del 2009;137(1):88-93.
- Sturgeon, C. y A. Fasano. Zonulin, a regulator of epithelial and endothelial barrier functions, and its involvement in chronic inflammatory diseases. *Tissue Barriers.* 21 de octubre del 2016;4(4):e1251384.

Capítulo 7
La actividad física

Entrenar en ayunas

- Achten, J., Gleeson, M. y A. E. Jeukendrup. Determination of the exercise intensity that elicits maximal fat oxidation. *Med Sci Sports Exerc.* 2002;34(1):92-97.
- Goedecke, J. H., St Clair Gibson, A., Grobler, L., Collins, M., Noakes, T. D. y E. V. Lambert. Determinants of the variability in respiratory exchange ratio at rest and during exercise in trained athletes. *Am J Physiol Endocrinol Metab.* 2000;279(6):E1325-E1334.

- Venables, M. C., Achten, J. y A. E. Jeukendrup. Determinants of fat oxidation during exercise in healthy men and women: A cross-sectional study. *J Appl Physiol.* 2005;98(1):160-167.
- McKenzie, E., Holbrook, T., Williamson, K., Royer, C., Valberg, S., Hinchcliff, K., José-Cunilleras, E., Nelson, S., Willard, M., Davis, M. Recovery of muscle glycogen concentrations in sled dogs during prolonged exercise. *Med Sci Sports Exerc.* 2005;37(8):1307-1312.
- Phinney, S. *The Art and Science of Low Carbohydrate Performance.* Beyond Obesity LLC. Edición Kindle.
- McKenzie, E. C., Hinchcliff, K. W., Valberg, S. J., Williamson, K. K., Payton, M. E. y M. S. Davis. Assessment of alterations in triglyceride and glycogen concentrations in muscle tissue of Alaskan sled dogs during repetitive prolonged exercise. *Am J Vet Res.* 2008;69(8):1097-1103.
- Volek, J. S., Quann, E. E. y C. E. Forsythe. Low carbohydrate diets promote a more favorable body composition than low fat diets. *Strength and Conditioning Journal.* 2010;32(1):42-47.
- Cahill Jr., G. F. y T. T. Aoki. Alternate fuel utilization by brain. En: Passonneau, J. V. *et al.* (eds.). *Cerebral Metabolism and Neural Function.* Williams & Wilkins, Baltimore, 1980. Pp. 234-242.
- Forsythe, C. E., Phinney, S. D., Fernández, M. L., Quann, E. E., Wood, R. J., Bibus, D. M., Kraemer, W. J, Feinman, R. D. y J. S. Volek. Comparison of low fat and low carbohydrate diets on circulating fatty acid composition and markers of inflammation. *Lipids.* 2008;43(1):65-77.
- Jarrett, S. G., Milder, J. B., Liang, L. P. y M. Patel. The ketogenic diet increases mitochondrial glutathione levels. *J Neurochem.* 2008;106(3):1044-1051.
- Sahlin, K., Shabalina, I. G., Mattsson, C. M., Bakkman, L., Fernstrom, M., Rozhdestvenskaya, Z., Enqvist, J. K., Nedergaard, J., Ekblom, B. y M. Tonkonogi. Ultraendurance exercise increases the production of reactive oxygen species in isolated mitochon-

dria from human skeletal muscle. *J Appl Physiol.* 2010;108
(4):780-787.

Tercera parte
El milagro metabólico

- Foster-Powell, K., Holt, S. H. A. y J. C. Brand-Miller. Internatio-
  nal Table of Glycemic Index and Glycemic Load Values: 2002.
  American Journal of Clinicial Nutrition. Enero del 2002;76:5-56.
  http://ajcn.nutrition.org/content/76/1/5.full.pdf.
- Frei, B., Ames, B. N., Blumberg, J. B. y W. C. Willett. Enough
  Is Enough. *Annals of Internal Medicine.* 3 de junio del
  2014;160(11):807.
- Solon-Biet, S. M. The Ratio of Macronutrients, Not Caloric
  Intake, Dictates Cardiometabolic Health, Aging, and Longe-
  vity in Ad Libitum-Fed Mice. *Cell Metabolism.* 4 de marzo del
  2014;19(3):418-430.
- Levine, M. y V. D. Longo. Low Protein Intake Is Associated
  with a Major Reduction in IGF-1, Cancer, and Overall Mor-
  tality in the 65 and Younger but Not Older Population. Cell
  Metabolism. 4 de marzo del 2014;19(3):407-417.
- Song, M., Fung, T. T., Hu, F. B., Willett, W. C., Longo,V. D.,
  Chan, A. T. y Giovannucci E. L. Association of Animal and
  Plant Protein Intake With All-Cause and Cause-Specific Mor-
  tality. *JAMA Internal Medicine.* 2016;176(10):1453-1463.
- Pollack, M. Insulin and Insulin-Like Growth Factor Signaling
  in Neoplasia. *Nature Reviews Cancer.* Diciembre del
  2008;8(12):915-928.
- Yang, M. U. y T. B. Van Itallie. Composition of Weight Lost
  During Short-Term Weight Reduction: Metabolic Responses
  of Obese Subjects to Starvation and Low-Calorie Ketogenic

and Nonketogenic Diets. *Journal of Clinical Investigation.* Septiembre de 1976;58(3):722-730.

- Willett, W. C., Dietz, W. H. y G. A. Colditz. Guidelines for Healthy Weight. *New England Journal of Medicine.* Agosto de 1999;341:427-434.

- Pischon, T., Boeing, H., Hoffmann, K. *et al.* General and Abdominal Adiposity and Risk of Death in Europe. *New England Journal of Medicine.* 13 de noviembre del 2008;359:2105-2120.

- Barnosky, A. R., Hoody, K. K., Unterman, T. G. y K. A. Varady, Intermittent Fasting vs. Daily Calorie Restriction for Type 2 Diabetes Prevention: A Review of Human Findings. *Translation Research.* Octubre del 2014,164(4): 302-311.

- Bangalore, S., Fayyad, R., Laskey, R., DeMicco, D. A., Messerli, F. H. y D. D. Waters. Body Weight Outcomes in Coronary Disease. *New England Journal of Medicine.* 6 de abril del 2017;(376):1332-1340. doi: 10.1056/NEJMoa1606148.

- Hall, K. D. Diet Versus Exercise in "The Biggest Loser" Weight Loss Competition. *Obesity.* 21:957–959. doi: 10.1002/oby.20065.

- Colman, R. J., Anderson, R. M. *et al.* Caloric Restriction Delays Disease Onset and Mortality in Rhesus Monkeys. *Science.* 10 de julio del 2009;325(5937).

- Colman, R. J., Beasley, T. M. *et al.* Caloric Restriction Reduces Age-Related and All-Cause Mortality in Rhesus Monkeys. *Nature.* Abril del 2014;325(5937):201-204.

- Sofi, F., Macchi C. *et al.* Mediterranean Diet and Health Status: An Updated Meta-Analysis and a Proposal for a Literature-Based Adherence Score. *Public Health Nutrition.* Diciembre del 2014;17(12):2769-2782.

- Bendinelli B., Masala G. *et al.* Fruit, Vegetables, and Olive Oil and Risk of Coronary Heart Disease in Italian Women: The EPICOR Study. *American Journal of Clinical Nutrition.* Febrero del 2011;93(2):275-283.

- Buckland, G., Travier, N. *et al.* Olive Oil Intake and Breast Cancer Risk in the Mediterranean Countries of the European Prospective Investigation into Cancer and Nutrition Study. *International Journal of Cancer.* 2012;131:2465-2469.

- Bao, Y., Han, J. *et al.* Association of Nut Consumption with Total and Cause-Specific Mortality. *New England Journal of Medicine.* Noviembre del 2013;369:2001-2011.

- Bendinelli, B., Masala, G. *et al.* Fruit, Vegetables, and Olive Oil and Risk of Coronary Heart Disease in Italian Women: The EPICOR Study. *American Journal of Clinical Nutrition.* Febrero del 2011;93(2):275-283.

- Buckland, G., Travier, N. *et al.* Olive Oil Intake and Breast Cancer Risk in the Mediterranean Countries of the European Prospective Investigation into Cancer and Nutrition Study. *International Journal of Cancer.* 2012;131:2465-2469.

- Kerndt, P. R. *et al.* Fasting: The history, pathophysiology and complications. *West J Med.* Noviembre de 1982;137(5):379-399.

- Harvie, M. N. *et al.* The effects of intermittent or continuous energy restriction on weight loss and metabolic disease risk markers. *Int J Obes* (Londres). Mayo del 2011;35(5):714-727.

- Klempel, M. C. *et al.* Intermittent fasting combined with calorie restriction is effective for weight loss and cardio-protection in obese women. *Nutr J.* 2012;11:98. doi: 10.1186/1475-2891-11-98. Consultado el 8 de abril del 2015.

- Thomson, T. J. *et al.* Treatment of obesity by total fasting for up to 249 days. *Lancet.* 5 de noviembre de 1966;2(7471):992-996.